U0346454

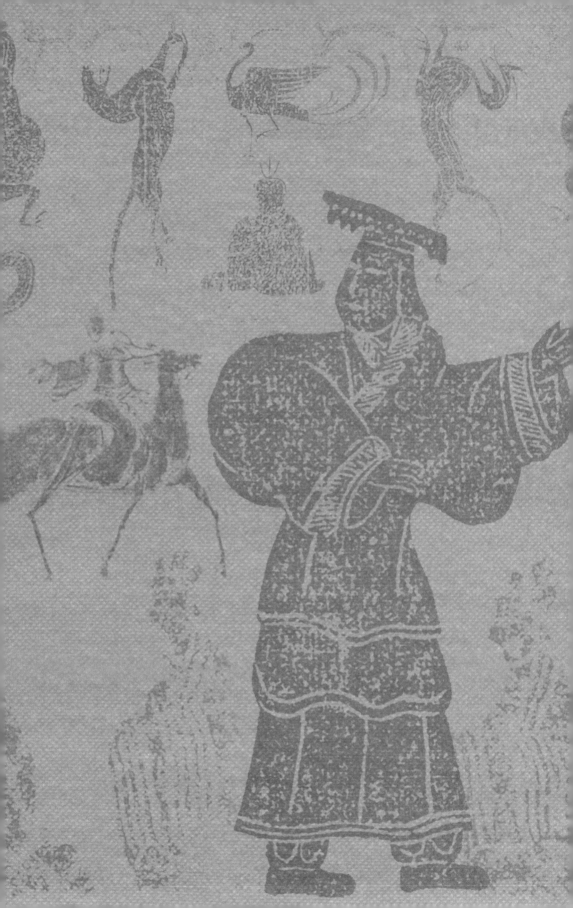

中国古医籍整理丛书

伤寒论特解

[日] 斋宫静斋　著

[日] 浅野徽　补注

吴中平　校注

中国中医药出版社

·北　京·

图书在版编目（CIP）数据

伤寒论特解/（日）斋宫静斋著；（日）浅野徽补注；吴中平校
注．—北京：中国中医药出版社，2016.12
（中国古医籍整理丛书）
ISBN 978 - 7 - 5132 - 3259 - 3
Ⅰ.①伤…　Ⅱ.①斋…　②浅…　③吴…　Ⅲ.①《伤寒论》-
研究　Ⅳ.①R222.29

中国版本图书馆 CIP 数据核字（2016）第 066251 号

中国中医药出版社出版
北京市朝阳区北三环东路 28 号易亨大厦 16 层
邮政编码　100013
传真　010 64405750
保定市中画美凯印刷有限公司印刷
各地新华书店经销
*
开本 710×1000　1/16　印张 20　字数 206 千字
2016 年 12 月第 1 版　2016 年 12 月第 1 次印刷
书　号　ISBN 978 - 7 - 5132 - 3259 - 3
*
定价　88.00 元
网址　www.cptcm.com

如有印装质量问题请与本社出版部调换
版权专有　侵权必究
社长热线　010 64405720
购书热线　010 64065415　010 64065413
微信服务号　zgzyycbs
书店网址　csln.net/qksd/
官方微博　http://e.weibo.com/cptcm
淘宝天猫网址　http://zgzyycbs.tmall.com

国家中医药管理局
中医药古籍保护与利用能力建设项目
组织工作委员会

前 言

　　中医药古籍是传承中华优秀文化的重要载体，也是中医学传承数千年的知识宝库，凝聚着中华民族特有的精神价值、思维方法、生命理论和医疗经验，不仅对于传承中医学术具有重要的历史价值，更是现代中医药科技创新和学术进步的源头和根基。保护和利用好中医药古籍，是弘扬中国优秀传统文化、传承中医学术的必由之路，事关中医药事业发展全局。

　　1949 年以来，在政府的大力支持和推动下，开展了系统的中医药古籍整理研究。1958 年，国务院科学规划委员会古籍整理出版规划小组在北京成立，负责指导全国的古籍整理出版工作。1982 年，国务院古籍整理出版规划小组召开全国古籍整理出版规划会议，制定了《古籍整理出版规划（1982—1990）》，卫生部先后下达了两批 200 余种中医古籍整理任务，掀起了中医古籍整理研究的新高潮，对中医文化与学术的弘扬、传承和发展，发挥了极其重要的作用，产生了不可估量的深远影响。

　　2007 年《国务院办公厅关于进一步加强古籍保护工作的意见》明确提出进一步加强古籍整理、出版和研究利用，以及

"保护为主、抢救第一、合理利用、加强管理"的方针。2009年《国务院关于扶持和促进中医药事业发展的若干意见》指出，要"开展中医药古籍普查登记，建立综合信息数据库和珍贵古籍名录，加强整理、出版、研究和利用"。《中医药创新发展规划纲要（2006—2020)》强调继承与创新并重，推动中医药传承与创新发展。

2003~2010年，国家财政多次立项支持中国中医科学院开展针对性中医药古籍抢救保护工作，在中国中医科学院图书馆设立全国唯一的行业古籍保护中心，影印抢救濒危珍本、孤本中医古籍1640余种；整理发布《中国中医古籍总目》；遴选351种孤本收入《中医古籍孤本大全》影印出版；开展了海外中医古籍目录调研和孤本回归工作，收集了11个国家和2个地区137个图书馆的240余种书目，基本摸清流失海外的中医古籍现状，确定国内失传的中医药古籍共有220种，复制出版海外所藏中医药古籍133种。2010年，国家财政部、国家中医药管理局设立"中医药古籍保护与利用能力建设项目"，资助整理400余种中医药古籍，并着眼于加强中医药古籍保护和研究机构建设，培养中医古籍整理研究的后备人才，全面提高中医药古籍保护与利用能力。

在此，国家中医药管理局成立了中医药古籍保护和利用专家组和项目办公室，专家组负责项目指导、咨询、质量把关，项目办公室负责实施过程的统筹协调。专家组成员对古籍整理研究具有丰富的经验，有的专家从事古籍整理研究长达70余年，深知中医药古籍整理研究的重要性、艰巨性与复杂性，履行职责认真务实。专家组从书目确定、版本选择、点校、注释等各方面，为项目实施提供了强有力的专业指导。老一辈专家的学术水平和智慧，是项目成功的重要保证。项目承担单位山东中医药大学、南京中医药大学、上海中医药大学、福建中医药大学、浙江省中医药研究院、陕西省中医药研究院、河南省中医药研究院、辽宁中医药大学、成都中医药大学及所在省市中医药管理部门精心组织，充分发挥区域间互补协作的优势，并得到承担项目出版工作的中国中医药出版社大力配合，全面推进中医药古籍保护与利用网络体系的构建和人才队伍建设，使一批有志于中医学术传承与古籍整理工作的人才凝聚在一起，研究队伍日益壮大，研究水平不断提高。

本着"抢救、保护、发掘、利用"的理念，该项目重点选择近60年未曾出版的重要古医籍，综合考虑所选古籍的保护价值、学术价值和实用价值。400余种中医药古籍涵盖了医经、基础理论、诊法、伤寒金匮、温病、本草、方书、内科、外科、女科、儿科、伤科、眼科、咽喉口齿、针灸推拿、养生、医案医话医论、医史、临证综合等门类，跨越唐、宋、金元、明以迄清末。全部古籍均按照项目办公室组织完成的行业标准《中医古籍整理规范》及《中医药古籍整理细则》进行整理校注，绝大多数中医药古籍是第一次校注出版，一批孤本、稿本、抄本更是首次整理面世。对一些重要学术问题的研究成果，则集中收录于各书的"校注说明"或"校注后记"中。

"既出书又出人"是本项目追求的目标。近年来，中医药古籍整理工作形势严峻，老一辈逐渐退出，新一代普遍存在整理研究古籍的经验不足、专业思想不坚定等问题，使中医古籍整理面临人才流失严重、青黄不接的局面。通过本项目实施，搭建平台，完善机制，培养队伍，提升能力，经过近5年的建设，锻炼了一批优秀人才，老中青三代齐聚一堂，有效地稳定了研究队伍，为中医药古籍整理工作的开展和中医文化与学术的传承提供必备的知识和人才储备。

本项目的实施与《中国古医籍整理丛书》的出版，对于加强中医药古籍文献研究队伍建设、建立古籍研究平台，提高古籍整理水平均具有积极的推动作用，对弘扬我国优秀传统文化，推进中医药继承创新，进一步发挥中医药服务民众的养生保健与防病治病作用将产生深远影响。

第九届、第十届全国人大常委会副委员长许嘉璐先生，国家卫生计生委副主任、国家中医药管理局局长、中华中医药学会会长王国强先生，我国著名医史文献专家、中国中医科学院马继兴先生在百忙之中为丛书作序，我们深表敬意和感谢。

由于参与校注整理工作的人员较多，水平不一，诸多方面尚未臻完善，希望专家、读者不吝赐教。

国家中医药管理局中医药古籍保护与利用能力建设项目办公室

二〇一四年十二月

许 序

"中医"之名立，迄今不逾百年，所以冠以"中"字者，以别于"洋"与"西"也。慎思之，明辨之，斯名之出，无奈耳，或亦时人不甘泯没而特标其犹在之举也。

前此，祖传医术（今世方称为"学"）绵延数千载，救民无数；华夏屡遭时疫，皆仰之以度困厄。中华民族之未如印第安遭染殖民者所携疾病而族灭者，中医之功也。

医兴则国兴，国强则医强。百年运衰，岂但国土肢解，五千年文明亦不得全，非遭泯灭，即蒙冤扭曲。西方医学以其捷便速效，始则为传教之利器，继则以"科学"之冕畅行于中华。中医虽为内外所夹击，斥之为蒙昧，为伪医，然四亿同胞衣食不保，得获西医之益者甚寡，中医犹为人民之所赖。虽然，中国医学日益陵替，乃不可免，势使之然也。呜呼！覆巢之下安有完卵？

嗣后，国家新生，中医旋即得以重振，与西医并举，探寻结合之路。今也，中华诸多文化，自民俗、礼仪、工艺、戏曲、历史、文学，以至伦理、信仰，皆渐复起，中国医学之兴乃属必然。

迄今中医犹为国家医疗系统之辅,城市尤甚。何哉?盖一则西医赖声、光、电技术而于20世纪发展极速,中医则难见其进。二则国人惊羡西医之"立竿见影",遂以为其事事胜于中医。然西医已自觉将入绝境:其若干医法正负效应相若,甚或负远逾于正;研究医理者,渐知人乃一整体,心、身非如中世纪所认定为二对立物,且人体亦非宇宙之中心,仅为其一小单位,与宇宙万象万物息息相关。认识至此,其已向中国医学之理念"靠拢"矣,虽彼未必知中国医学何如也。唯其不知中国医理何如,纯由其实践而有所悟,益以证中国之认识人体不为伪,亦不为玄虚。然国人知此趋向者,几人?

国医欲再现宋明清高峰,成国中主流医学,则一须继承,一须创新。继承则必深研原典,激清汰浊,复吸纳西医及我藏、蒙、维、回、苗、彝诸民族医术之精华;创新之道,在于今之科技,既用其器,亦参照其道,反思己之医理,审问之,笃行之,深化之,普及之,于普及中认知人体及环境古今之异,以建成当代国医理论。欲达于斯境,或需百年欤?予恐西医既已醒悟,若加力吸收中医精粹,促中医西医深度结合,形成21世纪之新医学,届时"制高点"将在何方?国人于此转折之机,能不忧虑而奋力乎?

予所谓深研之原典,非指一二习见之书、千古权威之作;就医界整体言之,所传所承自应为医籍之全部。盖后世名医所著,乃其秉诸前人所述,总结终生行医用药经验所得,自当已成今世、后世之要籍。

盛世修典,信然。盖典籍得修,方可言传言承。虽前此50余载已启医籍整理、出版之役,惜旋即中辍。阅20载再兴整理、出版之潮,世所罕见之要籍千余部陆续问世,洋洋大观。

今复有"中医药古籍保护与利用能力建设"之工程，集九省市专家，历经五载，董理出版自唐迄清医籍，都400余种，凡中医之基础医理、伤寒、温病及各科诊治、医案医话、推拿本草，俱涵盖之。

噫！璐既知此，能不胜其悦乎？汇集刻印医籍，自古有之，然孰与今世之盛且精也！自今而后，中国医家及患者，得览斯典，当于前人益敬而畏之矣。中华民族之屡经灾难而益蕃，乃至未来之永续，端赖之也，自今以往岂可不后出转精乎？典籍既蜂出矣，余则有望于来者。

谨序。

第九届、十届全国人大常委会副委员长

许嘉璐

二〇一四年冬

王 序

中医学是中华民族在长期生产生活实践中，在与疾病作斗争中逐步形成并不断丰富发展的医学科学，是中国古代科学的瑰宝，为中华民族的繁衍昌盛作出了巨大贡献，对世界文明进步产生了积极影响。时至今日，中医学作为我国医学的特色和重要医药卫生资源，与西医学相互补充、相互促进、协调发展，共同担负着维护和促进人民健康的任务，已成为我国医药卫生事业的重要特征和显著优势。

中医药古籍在存世的中华古籍中占有相当重要的比重，不仅是中医学术传承数千年最为重要的知识载体，也是中医为中华民族繁衍昌盛发挥重要作用的历史见证。中医药典籍不仅承载着中医的学术经验，而且蕴含着中华民族优秀的思想文化，凝聚着中华民族的聪明智慧，是祖先留给我们的宝贵物质财富和精神财富。加强对中医药古籍的保护与利用，既是中医学发展的需要，也是传承中华文化的迫切要求，更是历史赋予我们的责任。

2010 年，国家中医药管理局启动了中医药古籍保护与利用能力建设项目。这既是传承中医药的重要工程，也是弘扬优秀民族文化的重要举措，不仅能够全面推进中医药的有效继承和创新发展，为维护人民健康做出贡献，也能够彰显中华民族的璀璨文化，为实现中华民族伟大复兴的中国梦作出贡献。

相信这项工作一定能造福当今，嘉惠后世，福泽绵长。

国家卫生和计划生育委员会副主任
国家中医药管理局局长
中华中医药学会会长

王国强

二〇一四年十二月

马 序

新中国成立以来，党和国家高度重视中医药事业发展，重视古籍的保护、整理和研究工作。自1958年始，国务院先后成立了三届古籍整理出版规划小组，分别由齐燕铭、李一氓、匡亚明担任组长，主持制订了《整理和出版古籍十年规划（1962—1972）》《古籍整理出版规划（1982—1990）》《中国古籍整理出版十年规划和"八五"计划（1991—2000）》等，而第三次规划中医药古籍整理即纳入其中。1982年9月，卫生部下发《1982—1990年中医古籍整理出版规划》，1983年1月，中医古籍整理出版办公室正式成立，保证了中医古籍整理出版规划的实施。2002年2月，《国家古籍整理出版"十五"（2001—2005）重点规划》经新闻出版署和全国古籍整理出版规划领导小组批准，颁布实施。其后，又陆续制定了国家古籍整理出版"十一五"和"十二五"重点规划。国家财政多次立项支持中国中医科学院开展针对性中医药古籍抢救保护工作，文化部在中国中医科学院图书馆专门设立全国唯一的行业古籍保护中心，国家先后投入中医药古籍保护专项经费超过3000万元，影印抢救濒危珍、善、孤本中医古籍 1640 余种，开展了海外中医古籍目录调研和孤本回归工作。2010 年，国家财政部、国家中医药管理局安排国家公共卫生专项资金，设立了"中医药古籍保护与利用能力建设项目"，这是继 1982～1986 年第一批、第二批重要中医药古籍整理之后的又一次大规模古籍整理工程，重点整理新中国成立后未曾出版的重要古籍，目标是形成并普及规范的通行本、传世本。

为保证项目的顺利实施，项目组特别成立了专家组，承担咨询和技术指导，以及古籍出版之前的审定工作。专家组中的许多成员虽逾古稀之年，但老骥伏枥，孜孜不倦，不仅对项目进行宏观指导和质量把关，更重要的是通过古籍整理，以老带新，言传身教，培养一批中医药古籍整理研究的后备人才，促进了中医药古籍保护和研究机构建设，全面提升了我国中医药古籍保护与利用能力。

作为项目组顾问之一，我深感中医药古籍保护、抢救与整理工作的重要性和紧迫性，也深知传承中医药古籍整理经验任重而道远。令人欣慰的是，在项目实施过程中，我看到了老中青三代的紧密衔接，看到了大家的坚持和努力，看到了年轻一代的成长。相信中医药古籍整理工作的将来会越来越好，中医药学的发展会越来越好。

欣喜之余，以是为序。

中国中医科学院研究员

马继兴

二〇一四年十二月

校注说明

　　本书由日本人斋宫静斋著、浅野徽补注而成，于日本宽政二年（1790）出版。现将校注原则说明如下：

　　1. 本次整理以日本宽政二年（1790）拙庵藏版为底本。

　　2. 本书集原注、补注、续注于一体。凡所补者，一般均前缀"补"字（阴文），但230条之后均为浅野徽所注，故不缀"补"字。

　　3. 本书尽管明说依宋版和成注本辑成，但自行删减、修改者尤多，或许又有语言上的差别。本次校注除非影响原义之外，文字基本不作改动。如文中"若微恶寒者，去芍药，方中加附子汤主之"，宋本《伤寒论》作"若微寒者，桂枝去芍药加附子汤主之"，则保持原貌，不作改动。

　　4. 凡属于《伤寒论》原文中字、词，本次整理一般不作注释。

　　5. 底本每卷题头均有卷数、著者名、注者名和校对者名，卷尾有"伤寒论特解卷之×"字样。今只保留卷数，余皆删除。序二原有"重松骥书"、序三有"山呋书"字样，今亦删。

　　6. 在原书中，作者自认为《伤寒论》条文属伪章者，低一字。本次整理，考虑排列低一格仍可能干扰阅读。为使读者明析，前缀以"〇"符号。如有方药者，除条文外，方名前也缀以"〇"符号，而组成及煎煮法不缀"〇"符号。原书中也有几处"〇"符号，但不知明确意义。为与伪章"〇"符号区别，故改为"●"符号。

　　7. 原书为竖排，今改为横排，方位字"右"径改为"上"。

8. 由于中日文之间的差异，本书中的某些词义解释如下：

通篇：指通行的版本，非指整本书。

本篇：指本书。

章：所谓一章，多数情况是对应宋本《伤寒论》之一条文，但有时指多条文合而成章，如五苓散章。

本章：并非指当前章，而是指原来的章，正式的章，主要的章，日文"本"义保留着中文原义。

是为：两个字意思相同，理解为"是"或"为"。

9. 底本为繁体字，今改为简体字；底本中有些字明显属于笔画或常识性之误，径改，如"括蒌"，"复中雷鸣"等；异体字、古字径改，不出注；通假字保留，出校记。

10. 在本次整理过程中，山东中医药大学马传江教授、王振国教授、刘更生教授对草书序文的辨识给予了大力支持，在此表示感谢。

序　一

　　安艺人斋大礼氏者，移家于京都，即讲道焉。其学渐博，无书不读，一时称大师。其塾中医生诸说张仲景《伤寒论》，则自作注解以授焉。既而罹病，溘焉没矣，其注之成十而遗一二云。我友浅野元甫氏者，府下世医也，使其子良辅问道大礼氏有年矣，而深惜其注泯灭不传，自补注其所遗，梓之以布于世，将使后学有所滋益焉。事详于其自序，又请予序。予固于岐黄家之言，面墙而已，亦何之而为世之昧者，将一一言焉。昧者或云此举也，似因人为功宗，于元甫氏也有嫌处乎？予谓不然。尝闻汉郑康成注《春秋传》未了，偶听服子慎与人说己注《传》，意多与己同，因以所注与子慎，遂为服氏注。若夫大礼氏复生，为郑康成之所为，亦不可知也。语曰：君子成人之美，元甫氏有焉。是为序。

　　　　　　　　　　　　　宽政二年（庚）戌孟春
　　　　　　　　　　　　　尾张　千利诸成撰

序 二

　　静斋先生姓斋，讳必简，字大礼，安艺①人也。为人敦大重厚，其学专在沉思焉。是故道极精微，文造秦汉，所著有《神道》《解大学小传》及文集也。其他《诗》《书》《易》《论语》《仪礼》，傍及老子、孙子，皆作注解，而不以著述为汲汲。每讲，口授注文，使书生笔受而不复省视，曰："学者尚日新，安知吾之今之所是，非它日之所非也？"盖将积以岁月，集而大成矣，而年至知命，忽焉易箦②，是以皆中途而废也。若《伤寒论》为塾中医生而发，亦一时之口授也。家君惜其遂湮灭不见③，修续遗稿以为成书也。弼从事④先生数年焉，而不肖不能赞⑤家君而继先生之思，其谓之何？呜呼！天假⑥之年而卒其业，其于圣人之道有大可观也，岂啻《伤寒论》而已？予虽汙⑦也，非阿所好云。

宽政二年戌孟春
浅野弼谨跋

---

　①　安艺：今日本广岛一带。
　②　易箦：更换床席，指人将死。出《礼记·檀弓上》。
　③　见：同"现"。
　④　从事：追随。
　⑤　赞：帮助，辅佐。
　⑥　天假：上天授与。
　⑦　汙：同"污"。

序 三

古昔黄帝与岐伯之徒论定医道，以建万世之法矣。于是象脏腑，分经络，定三焦，品五志，而配之以阴阳五行，验之以证候色脉，使后人参互而施治法也。乃笔而传于后者，《内经》是也。班固曰"《黄帝内经》十八卷"，说者以为征焉。或曰《内经》出于战国之伪撰，又残缺，至唐王冰补缀行之，且附益运气七篇，是以篇章异体，议论殊旨，杂而不雅，荡而不约。孔安国曰"伏牺、神农、黄帝之书，谓之三坟"，而《内经》不与。皇甫谧曰"《内经》多失亡而少切审矣。"夫秦焚六艺古文，医卜之书得免，而其所传者果而今之《内经》邪？抑别有所谓医卜之书邪？何其无定论乎！后汉张仲景氏著《伤寒论》也，其意谓载之空言不如见之于行事之亲切著明也。故分人身为六部，三阳为阳病焉，三阴为阴病焉。而画病位，系脉证，包括万病之阴阳、表里、逆顺于其中，使学者得据病位、按脉证而处治法也。简而明，繁而不紊，昭昭如日月，离离①若星辰。皇甫谧曰"仲景推广伊尹之《汤液》作《伤寒论》"。由此观之，免秦火者其在兹邪！呜乎！死者不可起，谁知具真也哉？《伤寒论》既亡散于汉，王叔和重编次于晋，而不得其道，杂以他言。于是玉石为伍，骥驽为群。隋·巢元方《病源候论》，唐·孙思邈《千金方》、王焘《秘要方》，概皆仍叔和之旧贯，滔滔相承千有余年。夫人知为其至宝，无眼观连城，泛名玄

---

① 离离：繁多。

黄①，无识相神骏。悲夫！仲景氏之道荒矣。我先师静斋斋先生，以命世②之资，修《诗》《书》《易》《论语》《大学》，旁及老子、孙子。谓诸子之文，《五千言》③为最，次之者《孙子》，而颉颃④二编者，《伤寒论》也。辞约而旨优，道博而法密，其文才四千余言，统综万病之阴阳表里逆顺于其中。非上古之人谁能之？其撰盖在殷周之际乎？抑仲景氏因古之遗编而论定其道邪？其未可知也。于是斥伪章，芟烦芜⑤，拨一百有三章为正文，作注文数万言，举宏纲，撮机要，使仲景氏之道粲然明白，足以垂世立教者，实自先生始，可谓前无古人矣。惜矣哉！其业未卒而下世，弟子花孟一者修遗业，亦不幸而逝。其徒拾孟一之遗稿梓之，名曰《伤寒论微辞辨》也。曩儿弱负笈从事先生，亲笔受其占授，予亦执弟子之礼，退而学焉有年，于是取笔受与梓本校之。梓本误脱数百字，不成义者多，不可以为全书。故徽不敢自揣，修续遗阙，正其缪误，而又通编伪章，《微辞辨》悉拔去之，非所以好古也。它山之石攻玉者不可不存也。乃今分注各章，谓之苟完，名曰《伤寒论特解》也。学者若能习熟此编，据病位、按脉证而处其治法，则将知与以阴阳五行载之空言者不可同日而语，而后皇甫谧之言可以征焉矣。若夫刘、张、李、朱⑥之徒新义创说，玄武腾蛇⑦之阴阳龙

---

①　玄黄：比喻外表，无实质内容。

②　命世：著名于当世。

③　五千言：即《道德经》。

④　颉颃（xiéháng 斜杭）：不相上下。

⑤　烦芜：繁杂。

⑥　刘、张、李、朱：指刘完素，张从正，李杲，朱丹溪。

⑦　玄武腾（téng 腾）蛇：此指幽微难明。玄武，北方神龟，一说是龟蛇合称；腾蛇，一种会飞的蛇。汉·张衡《思玄赋》："玄武缩于壳中兮，腾蛇蜿而自纠。"

雷二火①，皆自五运六气发，空言虚辞，追风捕影，曼衍自恣②，无有底止也，岂轩岐之遗也哉？学者以为如何？

宽政己酉③仲冬

尾张　浅野徽撰

---

① 龙雷二火：寄藏于肝肾等处的相火，明清时期医家多阐发。作者贬其胡诌。

② 曼衍自恣：指凭空想像，肆意发挥。

③ 宽政己酉：即宽政元年，1789年。

凡　例

——《伤寒论》之旧文三百九十章，静斋先生拔为正文者一百有三章也。夫张仲景氏之旧文，当时既亡散，晋·王叔和重编次，而唐①·高继冲②亦编录焉，是以伪章杂而法度废矣，异言混而名称乱矣，后世诸家不能阐发仲景氏之道者，职③此之由。夫所贵《伤寒论》者，非唯为有其方，以名称森然，法度严然，包括万病之阴阳变化于其中也。是古之道而与隋唐以降之方书所大有径庭也。夫法者，所以辨阴阳而定病位者也；方者，所以随阴阳而处其治者也。故法明而后方有验也，犹规矩备而后奇工百出也。故讲《伤寒论》之道在先得其法，得其法在先正其旧文，正其旧文在征诸文章也。夫文章之异体犹人面也，故具眼④之人，观之如火。先生尝曰：《伤寒论》之文，总四道焉：其一道，简劲而正大者，是为正文。似正文而拙者一道；徐畅者一道；烦碎冗杂者一道。此三道者，皆后人之所加托也，是以名称乱而法度废矣。故先生撰一百有三章为定本，而后仲景氏之道明而古之法著。此先生之所以有大功于此道也。

——《伤寒论》之建病道也，列六部以分病位，而包括万病之表里、上下、浅深、剧易于其中，以明辨阴阳变化者也。六部者，所谓三阳三阴也。太⑤阳为其首也，见其证于总体之

---

① 唐：据宋本《伤寒论》序当为"宋"。
② 冲：原作"仲"，据宋本《伤寒论》序改。
③ 职：由于。
④ 具眼：有眼力。
⑤ 太：原作"大"，通"太"。本书大阳、大阴俱改。

表阳，谓之太阳病也。而其轻易者为中风，其有根据而深剧者为伤寒。又，非中风非伤寒者，则以部名称之为太阳病也。然三者皆表证也，故总称谓之太阳病也。其次为阳明也，见其证于腹部，谓之阳明病也。其次为少阳也，见其证于胸胁以上，谓之少阳病也。此三阳者，阳病也，而太阳为阳病之大本①也。太阴次于少阳也，又见其证于腹部，谓之太阴病也。而阳明热实在胃中，太阴冷阴在胃中，阴阳各别，而见证亦大异也。其次为少阴也，见其证于总体之里阴，谓之少阴病也。厥阴为其尾也，见其证于心胸，谓之厥阴病也。此三阴者，阴病也。而少阴为阴病之大本也。夫中风则终于大阳，无复变迁于他部也。唯伤寒变化迁转，贯穿于六部，而其证纯一于其部，则以部名称之。若不纯一于其部，则皆谓之伤寒也。凡此三阳三阴者，阴阳二证之大别②也，而三阳有变阴，三阴有变阳，自彼往此，自此交彼，内外上下，合并转属。凡病之千态万状，无有定位、浅深、剧易，变化无常，不可端倪也。然而统之者阴阳也，故吾画病位而系以脉证，彼为阳，此为阴，或带阴，或变阳，内外上下，合并转属。凡病之千态万状，无逃吾彀③中。取诸左右逢其原也，是所以辨阴阳而处其治者，即乃古之道，而先生发之。凡学《伤寒论》者不由此路，则不能至仲景氏之道也，学者其思旃④！

——《伤寒论》所称三阳三阴者，即所谓六经也，是仲景氏所以标病位而分阴阳者也，而后世以为经络，其义不通。朱

① 大本：根本。
② 大别：大类上区分。
③ 彀（gòu够）：犹"笼"，指掌控的范围。
④ 旃（zhān沾）：同"旃"，相当于"之"。

肱遂唱①伤寒传于手六经之说，王好古、陶华之辈翕然②和之。呜乎！背作者，建新义，以济其说，其违道可见矣。夫以六经为经络，则《素问》之义，彼自有理，此则标病位而分阴阳，彼此固别也。今称之六经，则恐学者之惑，故称六部也。若其名义，则解各篇首。

——仲景氏之建言于阴阳，非《内经》所谓阴阳二气之义也。是《伤寒论》之一大节，不可不讲明焉。夫阳者何？暄暘③是已。阴者何？寒冷是已。是阴阳之本义也。外此说微妙不测，非仲景氏所谓阴阳也。夫天地间，自人身至万物，凡有生者，得阳则生，失阳则死。万物生生不息，皆阳为之主宰也。故《伤寒论》之例，阳之和也，为常；其不和也，为病；至于其尽也，是谓死矣。故其建治道④也，一以和阳为本而已矣。而其为病也，千证万候固不可究极，然要之不出于阴阳二证也。不和在于热为阳证，在于寒为阴证，故热证谓之阳病，寒证谓之阴病，即主阳一气而建言者，而非《内经》所谓阴阳二气之义也。然间指表里称阴阳者，假借之辞，而又一例也。

——先生之注释至阳明篇小柴胡汤章而止，自是而下至终篇及通编伪章之注，皆予之所补续也。但狗尾续貂，其不类也固矣。然拟而巧，不如拙而实，窃效朱文公⑤《大学补传》之例也。

——《微辞辨》注释先生绝笔以下，花孟一之所续也。盖

---

① 唱：同"倡"。

② 翕然：一致。

③ 暄暘（wēnyì 温易）：温暖。暄：日暖，暘，日出。

④ 治道：治病之对策。

⑤ 朱文公：即朱熹的谥号。

孟一未脱稿而逝，多不成章，其间可观者乃受先生之成说也，故略采旧文。孟一侍欢有日，是以有异闻云。

——《微辞辨》之注文，恢博致密，一章动至数百千言，初学苦望洋无津涯，故节裁旧文，嵌注本文，使见者晓然，间有章节断续，不便嵌注，则随旧文而已。

——《伤寒论》之次序诸章，非苟焉，以此照彼，以彼发此，牵联错综，使微意含蓄于次序之际者也。故非通融读之，则不能得作者之本旨也。今分章节，解每节之后，以示一端。

——《伤寒论》之列方药也，先经方而后变方焉。其先经方者，病位之浅深与治法之大本也，其后变方者，病位之分岐，与治方之变化也。学者因此精思，则于其方药可得通变之道矣。

——中古知《伤寒论》为方祖，而不知其备万病之治法，近世稍知备万病之治法，而不知其所以备之名义，诸说纷纷，终无归一也。夫人身之疾病，固无究极。然所见其证，未曾有周六部者也。唯伤寒之为病，阴阳表里，无不周遍，变化逆顺，无有定位。而吾域六部，系脉证而后阴阳表里，变化逆顺，犹视诸掌。凡病之分阴阳取脉证，无出于六部者也，是仲景氏之所以原于伤寒而寓万病之治法于其中，而名曰《伤寒论》者也，是诸家所不能窥而先生发之，实千古之愉快也。

——《伤寒论》之所以称备万病之治法者，以统综凡病之阴阳、脉证、表里、逆顺而包括之于六部，而使学者变化在己，处治无穷也。若其众方，则琐琐焉者，不必备焉。与后世方书一病一证必举方药胶柱鼓瑟者，天壤不啻也。学者若能熟此道，则一方可以治百病，新方可以为古方，不必拘拘方药之古今，唯运之如何已。今好用古方者不然，视《伤寒论》如方书，故其法则置而不讲，唯方是用。乃欲以论中之方尽治万病，是以牵强拘泥。方之与病不对，其不取误逆，亦幸免耳。夫不能以无穷之法而变化应之，而欲以有涯之方而治无涯之病，不思之甚矣。今学古文者采古书之成语连缀成篇，乃语脉不接，体段不分，何以文为哉？不知学文之法在体裁章节，而不啻造语也。彼好用古方者何异于此，学者不可不察焉。

——张仲景氏之自序体裁议论与正文大异，其为伪撰明矣，故不取。又《伤寒例》《平脉辨脉》，及《痉湿暍》《霍乱》《阴阳易》《差后劳复》《不可发汗吐下篇》，皆后人所加托，于本编无关涉，故此编不收录焉。

——此编以宋版与成本对校，从其善者，若其可疑者，傍取《千金翼》，以备参考也。

上所录者，讲《伤寒论》之枢要也。初学反复熟读，则于仲景氏之道，思过半也矣。古人曰：大匠与人以规矩，而不能使人工也。信哉！予也幸遭遇先生，受《伤寒病论》，沉潜数年，自顾似有稍得于心，于是乎修续遗编，注伪章。而至于施事动手，则或失机会，得罪于冥冥①多焉，乃知非读书之难，而应事之难也。赵括之败，岂独可非笑②哉。虽然，得之于心而后可以应于手也，至其应于手，则才之与不才各言其天质已，而未有不得于心而能应于手者也。小子深察焉。

浅野徽识

---

① 冥冥：阴间鬼神。此指误治死亡之人。
② 非笑：讥笑。

目 录

卷之一

太阳病篇第一

㊜张仲景氏建六部，设病位之例，部①阳病于三阳，部阴病于三阴，是阴阳二证之大别也。而太阳者，为三阳之大本；少阴者，为三阴之大本也。夫太阳者，犹云大表也，故其位在总体之大表也。又大者，隆盛也；阳者，阳病也，故其证主盛热也。是以其于表，则自头项强痛，发热，汗出，恶风，至身疼，腰痛，骨节疼痛，恶寒，无汗，烦躁。凡表证而非少阴者，皆系之太阳也。而其病之浅深剧易则大异矣，故分为三等：曰中风，曰太阳病，曰伤寒。而区别其脉证，使学者随其浅深而得处治法也。然综之则一太阳病也，故篇中称太阳中风，或单称中风伤寒者，不必拘焉。其于里则自胸胁苦满，心痞，结胸，热结，大渴引饮，至腹满，腹痛，小便不利，下利，谷食不化，血证。凡阳病而非阳明、少阳者，皆属之太阳也。又医治犯误逆，则间多变阴者，故篇中亦具②论焉。夫少阴虽为三阴之大本，然其证一归虚寒。唯太阳广博如此。凡阳病主热，阴病主寒也。

太阳之为病，是明太阳病大表证发病之状也。太阳者，标其病之所在之地位而言之也。太阳犹云大表也。太阳之为病，犹云于太阳一体之地位为病者也。脉浮，大表证之脉也。头项强痛，头痛，项背强痛也。而恶寒。头项强痛，举其浅；恶寒，

---

① 部：布置。
② 具：详尽。

举其深，故曰而也。云恶寒，则发热可知也。若终不发热，而但恶寒，则是阴证也。而不云发热者，一则避下文中风伤寒俱是以发热为本也。一则明太阳病其始发病之时，多是缓而不暴急，以别中风伤寒发病之暴急也。此将明太阳病之地位，故置彼暴急之病，特举太阳病之缓发，以示太阳之地位也。太阳病，其发病之候，猝然头痛，而后恶风发热脉浮者，及猝然项背强痛，而后恶寒发热脉浮者，皆其证属缓发。此为太阳病发病之本候也。其实中风伤寒，皆为太阳病中之一歧也。但以其发病暴急，故特设其名，以别太阳病也。太阳病亦有汗出者，亦有无汗者。要之，似中风而非中风，似伤寒而非伤寒者，亦冠以太阳病。故此云脉浮头项强痛而恶寒者，特举太阳病发病之证候也。言以头痛为本，而后恶风发热脉浮者，及以项背强痛为本，而后恶寒发热脉浮者，皆其发病缓，此为太阳病发病之本候也。

太阳病，发热，是明中风发病之状也。先举发热者，以别太阳病发病不发热而缓也。汗出，言其大表证也。中风亦有汗出者，亦有无汗者，其汗出者为常证，其无汗者为变证也。恶风，示其浅也。脉缓者，伤寒脉阴阳俱紧之反也，所谓阳浮阴弱者也。名为中风。中者，伤之浅也。风者，寒之易也。言以发热为本，而汗出，恶风，脉缓者，是太阳病也。但以其发病颇暴急而浅易，故姑设其名，曰中风也。中风发病之候，其鼻中鸣，咽喉不和，而发热，汗出，恶风，脉缓者，此为中风发病之本候也。中风、伤寒俱是太阳病，而其发病之时亦俱暴急也。而伤寒剧而深，中风易而浅。今欲明斥①中风、伤寒之别，

① 斥：指出。

故中风极举其缓，伤寒极举其急，欲其的然①别之，是言之势也。

太阳病，或已发热，或未发热，是明伤寒发病之状也。先举发热者，亦以别太阳病发病不发热而缓也。必恶寒，言其深也。体痛，呕逆，其热深也。既云或已发热，又云或未发热，又云必恶寒，体痛，呕逆，是明其始发病之时，必先恶寒。又以太暴急，而其邪又剧深也。脉阴阳俱紧者，反于阳浮阴弱者，亦言其邪深也。名曰伤寒。伤者，中之深也。寒者，风之剧也。言以发热为本，其始发病之时，必先恶寒。又已太暴急，其邪既深，发热，恶寒，体痛，呕逆，脉阴阳俱紧者，是又太阳病也。但以其发病极暴急而尤太深剧，故姑设其名曰伤寒也。伤寒亦有汗出者，亦有无汗者，其无汗者为常证，其汗出者为变证也。正伤寒发病之候，必先深挚②恶寒，而后发热，体痛，呕逆，脉阴阳俱紧者，此为正伤寒发病之本候也。伤寒发病其变虽多，而学者必认此以为本标，以求其变证，则必知阴阳之所在也。上举中风，极略其证，又极其缓。此举伤寒，极详其证，又极其剧者，是中风不要必审而别之，而伤寒欲必审其证而别之，慎处其治，故设中风之名，以的别伤寒之证，是立言之本意也。

太阳病及中风及伤寒，合而举之，则一太阳病也，故中风、伤寒俱冠以太阳病。而头项强痛而恶寒者，独云太阳之为病，总统而冠之，以笼罩中风伤寒于其中。中风、伤寒俱是病于太阳之地位，故中风亦有头痛者，伤寒亦有头痛者，中风亦有恶

---

① 的然：明显的样子。
② 深挚：此指症状严重。极，顶点。

寒者，伤寒亦有恶风者。要之，中风、伤寒病于太阳之地位，则有太阳之证，固其所也。凡称太阳病者以头项强痛为本，而其始发病之时缓也，其邪有深者，又有浅者。故称太阳病者，一再发汗而后见阴证者有之；又渐而见阴证者有之；又终不见阴证者有之。中风、伤寒俱以发热为本，而其始发病之时暴急也。而中风其邪浅而易，伤寒其邪深而剧。故中风其发病暴急，而其邪无根据也。伤寒其发病暴急，而其邪亦深于根据也。故伤寒其发病虽有似缓者，其邪之根据亦深也。故中风始于大表桂枝汤之证，而终麻黄汤、大青龙汤之证。故中风其始犹无有带阳明证者也，故终无有带阴证者也。故中风其发病之时，虽云暴急而其邪反浅。其称太阳病者，发病之时，虽似缓者而其邪反深，此不可不辨者也。伤寒始于麻黄、大青龙而至于白虎汤，其始发病之时，已有带阴证者，又渐而带阴证者有之，又终始不带阴证者有之。故伤寒虽有终始不带阴证者，亦甚少也。何则？以伤寒发病之时，已处阴阳交也。故苟失其治，则必促其命期。是以伤寒之治，不可不审谛①其证也。故此篇设中风之名者，中风、伤寒其始发病之时，其证暴急则同，其邪浅深则大异。故设中风之名，以辨其疑似者，使人审谛伤寒之证，无误其治也。故立中风之名，其意专在别伤寒之证，此立言之本志也！然而伤寒之证，其变最多，而不可先传者也。故详举太阳病及中风之证，以辨其疑似者，使人自知。除此之外，多是伤寒也。故自太阳桂枝之证，以至大小青龙汤，终不的举伤寒之正证，要在使人自开悟其真证也。故自非②夫覃思③研精

① 审谛（dì 帝）：仔细审别。
② 自非：倘若不是。
③ 覃（tán 谈）思：深思。

者，则不能窥其趣，是伤寒之大节也，不可忽略之矣。然而总览其所论列之前后，斟酌其归趣①，称太阳病者及中风伤寒，其发病之候，其数可概而言也。然而称太阳病者及中风伤寒，俱病于太阳之地位，故称太阳病者，有疑于中风者，有疑于伤寒者。又中风有疑于称太阳病者，有疑于伤寒者。又伤寒有疑于中风者，有疑于称太阳病者。故审谛其证之道，欲必得其要领而不迷其细歧也。审谛其证之道，在视其始发病之概略。故今总览其所论列之前后，斟酌其归趣，姑举其发病之数，以发明作者之所寓意者，明示学者，凡称太阳病者，发病之证其别有四焉：一曰正太阳病，二曰浮太阳病，三曰中太阳病，四曰深太阳病。所谓正太阳病者，是称太阳病者之正面目也，以头痛，项背强为本，寻②而发热恶寒者，是正太阳病，而不涉疑路者也。所谓浮太阳病者，其证最在大表也，以头痛为本，寻而发热、汗出、恶风者有之；又以项背强为本，寻而发热、汗出、恶风者有之，此二途者，浮太阳病也，而疑似于中风者也。所谓中太阳病者，比浮太阳病，其证深一等者也。项背强几几，发热，汗出，恶风者，是中太阳病也。所谓深太阳病者，比中太阳病，其证深又一等者也，以头痛为本，寻而发热、恶寒、身疼、腰痛、无汗而喘者有之；又以头痛为本，寻而发热、恶寒、骨节疼痛、无汗而喘者有之，此二途者，深太阳病也，而疑似于伤寒者也。此四道者，特其常证耳，或头痛，发热而不恶寒者有之；或项背强，无热而恶寒者有之，其变不可胜言也。凡称太阳病者，其所别于中风、伤寒者，其发病之时缓也。其

---

① 归趣：宗旨。
② 寻：不久。

证或以前后至，其证或渐渐而见之。中风、伤寒则不然也。其于中风者，发病之时，其别有五焉：一曰浮中风，二曰中中风，三曰深中风，四曰疑中风，五曰伏中风。所谓浮中风者，其证最在大表者也，其始发病之时，以发热恶风为本，而其恶风渐渐，发热翕翕，鼻鸣，汗出，其脉阳浮而阴弱者，是浮中风也。所谓中中风者，比浮中风，其证深一等者也。啬啬恶寒，翕翕发热，汗出，干呕，其脉阳浮而阴弱者，是中中风也。此二途者，正中风而不涉疑路者也。所谓深中风者，比中中风其证深又一等者也。翕翕发热，渐渐恶风，头痛，身疼，无汗而喘，脉浮缓者有之；翕翕发热，啬啬恶寒，头痛，骨节疼痛，无汗而喘，脉浮缓者有之。此二途者，深中风也，而疑似于伤寒者也。此二途者，其异于伤寒者，特其脉浮缓耳。然而及其施治，则不问伤寒与中风，但①随其现证以处其方者也。所谓疑中风者，是其热半发半伏者也，故谓之疑中风也。发热恶寒，汗不出，而身不疼但重，乍有轻时，脉浮缓者，是疑中风也，而疑似于伏伤寒者也。所谓伏中风者，其热皆伏者也。发热恶寒，发汗而不汗出，烦躁，其脉浮紧者，是伏中风也，而疑似于深伤寒者也。此二途者，以权时之治法发之。发之而后知为是②伤寒，为是中风，以正处其方者也。凡此五道者，特其常证耳，其变不可胜言者也。中风、伤寒发病之时，俱是暴急。中风其异于伤寒者，伤寒则剧，中风则易也。是医人之所当注意者也。其于伤寒者，发病之时，以恶寒为先，以发热为本而暴急，其证亦已慹悍③者也，其别有六焉：一曰正伤寒，二曰浅伤寒，三

---

① 但，原作"佀"，据文义改，下同。
② 为是：抑或，还是。
③ 慹（zhí执）悍：形容病情急剧严重。慹，恐惧；悍，凶猛。

曰深伤寒，四曰伏伤寒，五曰阳脉伤寒，六曰阴脉伤寒。所谓正伤寒者，其证在伤寒中则不甚深者，但有阳证而无阴证，全病于太阳之地位，是伤寒之正证，故姑别为正伤寒也。或已发热，或未发热，必恶寒体痛呕逆，脉阴阳俱紧者，是正伤寒也，其证已在太阳极深之地也。所谓浅伤寒者，其证非与正伤寒有浅深，但以疑似于深太阳病、深中风之故，姑别为浅伤寒也，以其证发汗而汗出也。发热，恶寒，身疼，腰痛，头痛，脉紧，无汗而喘者，是浅伤寒也，亦是正伤寒之一类也。所谓深伤寒者，其热比于前证深一等，发汗而不汗出，其证疑似于伏中风者也。发热恶寒，脉浮紧，发汗不汗出而烦躁者，发之知此伤寒是深伤寒也，亦是正伤寒之正变也。所谓伏伤寒者，其热皆伏而疑似于疑中风者也。发热恶寒，脉浮缓，发汗不汗出，而身不疼但重，乍有轻时者，亦发之知此伤寒是伏伤寒也。此深伤寒、伏伤寒二途者，以权时之治法发之。发之而后知为是伤寒，为是中风，以正处其方者也。所谓阳脉伤寒者，其始发病之时，见阳脉而似带阴证者也。脉浮，发热，恶寒，体痛，自汗出，小便数，心烦，微恶寒，脚挛急者，阳脉伤寒也，其证似易而太剧者也。所谓阴脉伤寒者，其始发病之时，以阴脉而带阳证者也。脉微弱，发热，恶风，身疼痛，汗出者，是阴脉伤寒也，其证亦似易最太剧者也。凡此伤寒六道者，特其常证耳，其变不可胜言也。上此称太阳病者四道，中风五道，伤寒六道，皆在其始发病之时，故及其施治处方，但随其现证，而不问其所由来。故称太阳病者之方，可施之于中风，中风之方亦可施之于伤寒。无他，随其现证，而不问其所由来故也。论皆具于各方之下，故不具于此也。及其既发汗之后，虽随其现证，必问其病之所由来，然后施其治，而处其方，是称太阳病者及中风、伤寒之所以殊也。故其发汗之后，大抵称太阳病者，以其表不和而入及其里，以为其治法，故其入阴证犹少也；中风以其热无根据为主，故其发汗之后，以表热已尽，更引余证，以为其治法，故中风终无有入阴证者也；伤寒以其热有根据为主，故其发汗之后，以其现证为盛热内攻之所致，以为其治法，故伤寒入阴证者最多也。故中风之变，自五苓散之水逆，至小柴胡汤之证，以终栀子豉汤之阳虚也；称太阳病者，其变至于少阳阳明，终于太阴少阴也；伤寒或带少阴，或自白虎汤表热之极，终入厥阴也，故伤寒独贯穿六部者也。此其大概也，未必尽然，要使人知其归耳，及其施治处方，则其变不可胜言者也。

问曰：本经之文，云太阳之为病，脉浮，头项强痛而恶寒，而不云发热。下章云，太阳病，头痛，发热，汗出，恶风。又云太阳病，头痛，发热，身疼，腰痛，均①之皆本经之言也，而何先后之相矛盾乎？答曰：此欲就太阳病之中标出中风伤寒，以明其别也。何以知之？曰：夫太阳病其证最博，而实病热病为其本证。此本证之中，发病之时，其证有缓发者，又有暴发者，又有以前后至者，又有并至者。若以一太阳病号之，则于施治处方，使人漫然无所下手，而致误其治法。故就太阳发病之时，标出其缓发暴发之二途，以辨明中风伤寒及太阳病之异也。中风伤寒皆其发病之时，以发热为主而暴急也。除此之外，以头痛为主。而发热恶寒，以项背强为主。而发热恶风，或其证以前后至，其发病缓者，皆归之于一途，号曰太阳病也。本经将明中风伤寒以发热为主，其发病暴急，故总目太阳病之文，

① 均：衡量、比较。

姑略发热而举恶寒，是欲使人审认中风伤寒是发病暴急也。然而称太阳病者，亦以发热为其本证，特其缓发，是其异耳。要之，亦为发热病，但其发病之时，不必发热耳，故总目太阳病之文，姑略发热独举恶寒。而于下章，始举发热，欲明此意也。又熟味①总目太阳病之文，云太阳之为病，脉浮，头项强痛而恶寒，是包二义也。其云太阳之为病，而用之为二字者，言头项强痛以至中风伤寒总通而号之，则一太阳病也。而云中风伤寒者是太阳病中之一歧也。故用之为二字，以为其总冠之言。又其下章俱冠以太阳病，欲明此义，是其一也。其云头项强痛而恶寒，必用"而"字者，言除中风伤寒之外，诸称太阳病者，其浅证者，头项强痛以至发热，汗出，恶风；其深证者，或至发热，恶寒，体痛，呕逆也。故用"而"字，以明此义，是其二也。故麻黄汤证，曰头痛，发热，身疼，腰痛，骨节疼痛，恶风，无汗而喘者是也。何以知之？其文头项强痛，举其易证；而恶寒，举其剧证。又用一"而"字，以间其上下。又其下中风章，先云恶风，以举其易证；次伤寒章，云必恶寒，以举其剧证。是其文之次序，自头项强痛之浅证，中至恶风发热汗出，终至必恶寒，体痛，呕逆。然则总目太阳病之文，头项强痛之下，包发热，汗出，恶风者；而恶寒之下，包体痛，呕逆者。若不然者，其文为不成也。然则称太阳病者及中风伤寒之别：中风伤寒其发病暴急也；称太阳病者，其发病缓也。又有其证以先后至者，故此篇称太阳病者，有似中风伤寒者；称中风伤寒者，有似太阳病者，其别皆在此也。

又问曰：何以知中风伤寒为是太阳病中之一歧乎？对曰：

① 熟味：仔细体会。

经文必欲明其义，故于此篇总目之文，云太阳之为病，而先标太阳病，次举中风伤寒，管①之于太阳病中，是太阳病为本，而中风伤寒为一歧也。中风伤寒既病于太阳之地位，而太阳病亦病于其地位，故中风伤寒，管之于太阳病中也。又中风总目章曰：名为中风，是就于太阳病中，特设其名也。桂枝汤证曰：太阳中风，阳浮而阴弱；大青龙汤证曰：太阳中风，脉浮紧；十枣汤证曰：太阳中风，下利呕逆。凡此中风，皆带太阳称之者，是就于太阳病中，特假其名，以别太阳病也。又伤寒总目章配之于中风曰："名曰伤寒"，是明异物同类，而其证有剧易也。又小柴胡汤证曰：伤寒五六日中风，往来寒热；甘草泻心汤证曰：伤寒中风，医反下之。是虽以伤寒为主，而中风附之，而亦以为异物同类，而其证有剧易也。又总目章，中风云恶风，脉缓；伤寒云恶寒，脉紧，必举其反类，以明同类异物，而皆为一歧之证。此所以中风伤寒为太阳病中之一歧之明征也。曰：必明见外为风寒所中伤而后号之乎？曰：不然也，谓之法语②，此作者苦心之所存也。太阳病中风伤寒，其证大率③相同，而其病之剧易与其治之缓急则大不同也。误则有害，故姑立其名，以为中风伤寒，而的审其别也。其为风寒所中伤与否皆所不问也。我但据其所异，以致其的别而已。故曰名为中风伤寒，而非实云为风寒所中伤也。凡云名为中风伤寒者，皆设法之语也。凡法语者，假设此语，使人以的审其证之所异者也。犹如清谷下利，必称里寒外热也。里寒外热，此为法语也。

又问曰：何以知太阳病其发病缓，中风虽云其发病暴急也，

---

① 管：管领，统领。
② 法语：合乎礼法的言语，此指通行之语。
③ 大率：大致。

而其邪毒反浅易乎？太阳病总目章曰：头项强痛而恶寒，先用"而"字，以缓其言，以示太阳发病之缓也。桂枝汤证曰：太阳病，头痛发热；葛根汤证曰：太阳病，项背强几几；麻黄汤证曰：太阳病，头痛，发热，身疼，腰痛。此皆先举头痛，项痛而后及发热。是头痛，项痛，其状缓者也；发热，其状躁暴者也。故其文必以头痛，项痛为主，而明太阳病发病之缓也。曰以中风为浅易，何征也？桂枝汤之证，先举中风，次举太阳病，是中风之易证最在表。而太阳病则虽是易证，犹其地位一层深于一层。故举其所病之浅深之顺，则中风在首，而太阳病在后。以其地位之本末举之，则太阳病在首，管中风伤寒也。若不然者，则是太阳病篇也。当先举太阳病而后举中风，于六部之大例为顺也。今先以中风置之于太阳病之上者，所以是其中风最在表，而浅易之明征也。

又问曰：何以知中风伤寒，其发病之时，俱是暴急就其中，中风其暴急颇缓而又易，伤寒其暴急愈暴急而又热悍乎？曰：中风总目章曰：发热，汗出，恶风，是太缓也；伤寒总目章曰：或已发热，或未发热，必恶寒，体痛，呕逆。中风则云脉缓者，伤寒则云脉阴阳俱紧者，亦是中风太缓，而伤寒太暴急。又桂枝汤中风章曰：啬啬恶寒，渐渐恶风，翕翕发热。其次章曰：太阳病，头痛，发热，汗出，恶风者，是中风则太暴急，太阳病则太缓。今通观此四章，其总目二章，欲极明伤寒发病之暴急，故中风极明其缓；其桂枝汤二章，欲极明太阳病发病之缓，故中风极明其暴急也。要此①二途之所归，伤寒中风，其发病俱是暴急也。但中风比伤寒其暴急颇缓也。比太阳病则大暴急

---

① 要此：总之。

卷之一

一一

也。又中风总目章曰：发热，汗出，恶风，脉缓者，极平浅其言，是欲明其证为易故也。伤寒总目章云或已，云或未，又复云必，极艰涩其言，是欲明其证为劼悍故也。故曰：中风伤寒其发病俱是暴急。就其中，中风其暴急颇缓而又易，伤寒其暴急愈暴急而又劼悍以此明征言之也，太阳病、中风、伤寒发病之别也。

又问曰：何以知为欲使人审识伤寒发病之状，故姑设中风之名乎？答曰：伤寒总目章曰：或已发热，或未发热，必恶寒，体痛，呕逆。此云或已，云或未，又云必恶寒，是皆形状①其发病之言。而中风总目章曰：发热，汗出，恶风，脉缓者，是不必为其发病作言，而于桂枝汤之证，始形状中风之发病。是作者之所属意②者，专在借中风，以审定伤寒发病之状，以伤寒中风，其发病之状相似故也。故此中风伤寒总目章，略中风发病之状，特详伤寒发病之状，是设中风之名，使人审识伤寒发病之状故也。又曰：非唯使人审识中风伤寒发病之状也，又欲使人先定其邪毒之剧易，而不为其现证所惑也。又欲使人先定其邪毒之剧易，遂推原其病因，以审处其治而不误也。故中风总目章极言其平易而缓。而伤寒总目章极言其剧易而劼悍者，其意欲明中风诸证，其剧虽有类伤寒者，其邪毒反平易而缓，是不足为深患也；伤寒诸证，其易虽有类中风者，其邪毒反剧急而劼悍也。是使夫施其治者，必先固占其所处，而不为其现证所惑，以先定其邪毒剧易之地位也。既先定其邪毒剧易之地位，遂随其现证，以处其方，则不至取大灾。故先定中风伤寒

① 形状：描摹。
② 属意：着意，意向集中。

邪毒剧易之地位，以定夫施其治者之本志也。凡中风伤寒之地位，中风其易者，以桂枝汤为始；而其剧者，至于麻黄大青龙，其证皆如其地位也，以中风邪毒平易而缓故也。伤寒以麻黄大青龙为其地位之正，而其证反有与中风桂枝证之易者相似也，又有与中风麻黄大青龙汤之证相似者，是伤寒地位太深，而其证则有深浅，亦唯以伤寒邪毒之热悍故也。是伤寒之证所以难辨也。故伤寒有其证似易，而其邪毒太深者；又有其证太剧，而其邪毒似易者；又有其证剧急热悍，而微见阴证者，是足误人，尤可畏者也。又有其证剧急热悍，而不见阴证者，是不足误人，故未为深患也。伤寒先明此四道，而后可以从政也。故桂枝汤之末，先明伤寒其证虽如易者，而其地位是深也。曰：何谓也？曰：桂枝汤始之以中风发病之易，先明中风桂枝证之地位，终之以伤寒发病之似易者，以明伤寒终无桂枝证之地位。曰：何以也？曰：桂枝汤先举中风发病之状，次至于太阳病桂枝加葛根汤之证，终之以用桂枝汤法，以明其地位。其次遂举太阳病发汗若下后，已见阴证者，终又结之以伤寒发病似中风桂枝证之易者，其意犹如云伤寒其证，虽似中风桂枝证之易者，而其病之地位则大不同，固不可与中风桂枝证同一口而论之也，故先结桂枝汤之地位也。既结中风桂枝证之地位，而后欲明此伤寒发病，似中风桂枝证者之地位，故其次举太阳病发汗若下后已见阴证者，其终却举伤寒发病似中风桂枝证者，其意犹如云此伤寒发病，似中风桂枝证者，其证虽如易且在发病，而其病之地位，犹如太阳病之引日，发汗若下后已见阴证者，其地位大深也。曰：何以征之？曰：中风桂枝之证，以至大青龙汤之证，例皆举太阳病、中风、伤寒发病之状，而未及发汗下后之证。今此独举太阳病发汗下后之证，为欲明此伤寒发病，似中风桂枝证者之地位故也。非独止此，又欲明伤寒发病诸凡见易证者，多与中风相乱者，而误其治，使人必察阴阳之证，以审识其地位；而无为①辄见其易证，遽处其方，以引大灾。故曰：反与桂枝汤欲攻其表是误也，是云与桂枝汤，明伤寒似中风桂枝证者也；云欲攻其表，亦明其病之地位深也；云此误也者，明伤寒发病，诸凡见易证者，多与中风相乱而误其治也。又中风桂枝之证，云桂枝汤主之，明处其方；而此伤寒但云此误也，而不处其本证之方者，欲使人审识中风之证，以慎重伤寒之治也；若处其方，则以一约之也。夫伤寒之变无穷，其证又剧急热悍，而以一约之，则大灾于人也。故伤寒不处其方者，欲使人开悟伤寒之证，慎处其方，以不误其治也。是审识伤寒之证者，在先审识中风之证也，是伤寒与中风桂枝证之易者相似也。又伤寒与中风麻黄大青龙汤之证相似者，大青龙汤之证，对举中风而似伤寒者，与伤寒似中风者，是欲使人审识中风伤寒之证也。而中风大青龙之证，云不汗出而烦躁者，先与麻黄汤其热深剧，不使汗出，而致此烦躁也，不与无汗同也。是中风发病以无烦躁为正，而伤寒则发病或有之，是中风伤寒浅深之别也。故大青龙汤之证，中风则脉浮紧，发热，恶寒，先与麻黄汤不汗出，而后烦躁者，虽是似伤寒，犹大青龙汤攻之而不疑，故云主之也。凡云主之者，皆攻之而不疑之辞也。伤寒则发病脉浮缓，发热，恶寒，体不疼但重，乍有轻时，而无阴证者，虽是似中风，犹用权宜之法，以观其后证，故曰发之也。凡云发之者，用权宜之法，以观其后证之辞也。又伤寒则脉浮紧，发热恶寒，先与麻黄汤不汗出，而后烦躁者，虽是无阴证，

---

① 无为：不要。

犹用权宜之法，大青龙汤发之，以观其后证也。又伤寒发病，脉浮紧，发热恶寒，无汗烦躁者，虽是无阴证，又用权宜之法，大青龙汤发之，以观其后证也。故中风则云大青龙汤主之，而作攻之而不疑之辞者，中风终无带阴证者故也；伤寒则云大青龙汤发之，而作用权宜之法以观其后证之辞者，伤寒虽似易者，犹或有带阴证者故也。凡此大青龙汤之证必举中风似伤寒与伤寒似中风者：一则欲明中风伤寒，难于审识其证而使人注意辨之，慎重伤寒之处方也；二则欲明中风伤寒无见阴证者，皆随其现证处方也；三则欲明使人必审识阴阳之证，而不误其治也。是审识伤寒之证者，在先审识中风之证也，是伤寒与中风大青龙汤证之剧者相似也。何谓伤寒之正？曰：伤寒是为太阳之病，故无阴证者为正，而在太阳中最为深剧，则当审识其证，慎重其治，不可为一定之方，以灾于人也。是以麻黄汤章，举太阳病而包中风，其伤寒易者亦在其中也。而太阳病剧者，其发病颇缓，不与伤寒相乱，故云太阳病麻黄汤主之，以为一定之方。中风剧者，与伤寒相乱，故慎重其治，于大青龙汤始云主之，以为一定之方也。无他，与伤寒相乱也。伤寒易者，法当与麻黄汤。而麻黄汤章不举伤寒之处方；大青龙首章犹不举伤寒之处方；至于大青龙末章，始举伤寒似易证者，犹不处一定之方，而作权宜之言，慎重伤寒处方之至也。故中风剧者与麻黄汤，虽或不汗出烦躁，而其地位已定，故大青龙汤主之。伤寒与麻黄汤，虽或不汗出烦躁，而其地位未可定也，已与大青龙汤，而后其地位始定，故至于小青龙汤始云主之也。故中风大青龙汤，则中风发病一转之后方也；伤寒小青龙汤，则伤寒发病一转之后方也，然而亦皆犹如其发病也。凡伤寒或已发热，或未发热，必恶寒，体痛，呕逆，脉阴阳俱紧者，是为伤寒之正证，其地位在麻黄大青龙汤之中间。其易证者，与麻黄汤；其剧证者，与大青龙汤，以观其后证。又脉浮紧，发热，恶风，身疼，腰痛，骨节疼痛，无汗而喘者，是浅于正证者也。又脉浮紧，发热恶寒，身体疼痛，无汗而烦躁者；又发热恶寒，脉浮缓，发汗，汗不出，而身不疼但重，乍有轻时者，此二者是深于正证者也。此四者，伤寒阳证而发病之正也。又脉浮，自汗出，小便数，心烦，微恶寒，脚挛急者有之；又脉微弱，发热恶风，汗出，身疼痛，烦躁者有之。此二者，伤寒有阴证而发病之变也。凡此六道者，伤寒发病之大梗也，不可不审识其证者也。

　　补问曰：中风伤寒俱是太阳病中之一歧也。而篇中，中风则称太阳中风，伤寒则单称伤寒，去太阳二字者，何也？对曰：是所以大别中风、伤寒也。夫太阳者，纯阳之标名也，而中风亦纯阳证而无有带阴证者也。故称太阳中风者，标①无阴证也。伤寒则不然，其如总目章所举，则虽纯阳证也，然至其变证，十中七八，多带阴证者，故称太阳伤寒，则名不正也。名不正，则学者或误认带阴，以为纯阳，则大灾于人也。故去太阳二字，单称伤寒者，所以大别中风、伤寒，而作者之所寓深意者也。

　　以上三章，为太阳病篇之总目也，大明太阳病、中风、伤寒发病之别，以照中风桂枝之证至大小青龙汤，使人审识太阳病、中风、伤寒发病之正变也。

　　○伤寒一日，太阳受之，脉若静者，为不传；颇欲吐，若躁烦，脉数急者，为传也。补《素问》传经之法，一日传一经，故二日当传阳明。颇欲吐，若躁烦，脉数急者，为传阳明之征也。

---

　　① 标：表明。

〇伤寒二三日，阳明、少阳证不见①者，为不传也。⧈是与前章同议论也。

上二章，后人伪章而非本编之义也。本编中风桂枝汤证，有干呕；伤寒总目章，有呕逆；又中风大青龙汤证，有烦躁，其他呕吐，脉数等，太阳证犹多矣。而今颇欲吐，若躁烦，脉数急者，何为必传阳明少阳乎？且本编之例，太阳病与阳明或少阳并病，则二部之证并起者也；合病则太阳病二三日或四五日，而合于阳明或少阳者也。除此之外，太阳特证，大抵自五六日至十余日，见阳明少阳之证者多矣。其传与不传，未可以二三日论之也，是今征事实不差者也。可见以空理建论者，迂阔②已甚，与本编天渊不啻已，学者察焉。●凡通编空上一字，书围中者，后人之伪章也，后皆效之。

〇太阳病，发热而渴，不恶寒者为温病。若发汗已，身灼热者，名曰风温。风温为病，脉阴阳俱浮，自汗出，身重，多眠睡，鼻息必鼾，语言难出。若被下者，小便不利，直视失溲；若被火者，微发黄色，剧则如惊痫，时瘛疭，若火熏之。一逆尚引日，再逆促命期。⧈本编建六部，而区别万病之阴阳脉证表里逆顺，以论定病道之大本。而中风伤寒之外，无立病名而论，是所以为医圣之书者也。而今举温病一道者，于本编为悬疣③也，其出于后人审矣。且文章冗杂无统理也。

〇病有发热恶寒者，发于阳也；无热恶寒者，发于阴也。发于阳者，七日愈；发于阴者，六日愈。以阳数七、阴数六故也。⧈是以风伤卫，为发于阳；以寒伤荣，为发于阴者，非本

---

① 见：同"现"。
② 迂阔：不切合实际。
③ 悬疣：比喻累赘无用之物。

编建六部，分阴阳之例也。又以火成数七，水成数六故，云七日、六日愈者，阴阳生旺之说已。且世间安有六日、七日必愈之病乎？

○太阳病，头痛至七日已上自愈者，以行其经尽故也。若欲作再经者，针足阳明，使经不传则愈。🈑是针家之说，非本编之义也。

○太阳病欲解时，从巳至未上。🈑六经各以旺时解，太阳旺巳午未也。是阴阳生旺之说，不足取。

○风家，表解而不了了者，十二日愈。🈑了了，犹惺惺也。云十二日愈者，亦传经之说也。

○病人身大热，反欲得衣者，热在皮肤，寒在骨髓也；身大寒，反不欲近衣者，寒在皮肤，热在骨髓也。🈑本编举脉证辨寒热表里，至矣尽矣！此章以欲衣与不辨之，其术亦疏矣。

太阳中风，阳浮而阴弱，太阳中风者，中风即病于太阳之地，故中风必带太阳言之也。阳浮而阴弱，形容其脉浮缓之状也。阳浮者，热自发；阴弱者，汗自出，此二句为法语也。凡作法语者，非云必有之，要使人审视其病证之本，因而施治处方以出其奇也。言阳浮者，于法为不须药力而热自发也；阴弱者，于法为不须服热药汤而汗自出也。又有热不自发，汗不自出，必须药力者，是明中风汗出之义也。啬啬恶寒，啬啬谓如束湿薪①也。淅淅恶风，淅淅谓如洒冷水也。翕翕发热，翕翕谓如炎气之发也。啬啬、淅淅、翕翕明其猝然之病也，又明其暴急也。鼻鸣谓鼻中不和而鸣也，举其浅证也。干呕者，举其深证也。桂枝汤主之。此章有五义：一则明中风，发病暴急而

---

① 束湿薪：穿着湿衣服，这里指啬啬恶寒感。

狩然之病也。二则明中风发病，其证有剧易先后也。三则明中风与伤寒易者相乱也。四则明中风专是表热而无里证也。五则明中风之病，桂枝汤之所主之地域之始终也。所谓明中风发病暴急而狩然之病者，恶寒云啬啬，恶风云淅淅，发热云翕翕，是皆其发病暴急之状而狩然之形也。然其邪毒不热悍者也，中风总目章对伤寒者也，故极举其缓。此章明发病之状，故极其暴急之形。中风虽有其发病比之于太阳病之发病，颇是暴急也，比之于伤寒之发病则为缓也，是太阳病中中风伤寒发病之别也。故曰一则明中风发病暴急而卒然之病也。所谓明中风发病，其证有剧易先后者，此云热自发汗自出者，即总目章所谓发热，汗出，恶风，脉缓者，是中风之易证也。又有恶风汗出，其热后发者；又有恶风发热，其汗后出者，是其证有先后者，何以言之？阳浮者，热自发；阴弱者，汗自出，此二句以法言之，故知有此三证也。又有恶风，恶寒，发热，干呕并发者，是中风之剧证也。故曰二则明中风发病，其证有剧易先后也。所谓明中风与伤寒易者相乱者，恶寒，发热，干呕，而啬啬，淅淅，翕翕汗出者，是中风之剧证也；恶寒，恶风，发热，呕逆，汗出者，是伤寒之易证也。而其中风伤寒异者，中风者鼻中不和而鸣，其汗出干呕者，是中风也；伤寒者呕逆汗出者，是伤寒也。又其恶风，恶寒，发热，干呕，与桂枝汤无汗者，是中风也；恶寒，恶风，发热，呕逆，无汗，身不疼但重，乍有轻时，是伤寒也。其中风伤寒异者，中风者，干呕无汗；伤寒者，呕逆无汗，身重乍有轻时，是中风剧证、伤寒易证之别也。故曰三则明中风与伤寒易者相乱也。所谓明中风专是表热而无里证者，中风自阳浮而阴弱，热自发、汗自出之易证，以至恶寒，恶风，发热，干呕之剧证，犹无有阳明之里证也，而况阴证乎？

而太阳病始有带阳明证者，故桂枝汤及桂枝加葛根汤与葛根汤有之，是太阳病其方以其证之渐次迁焉。而中风至阳浮阴弱，热自发，汗自出之易证，以至恶寒，恶风，发热，干呕之剧证，一是①以桂枝汤而不迁焉。中风解表热之外，更无其治法故也。若中风有里证，则表里各异其治，先治其表，然后及其里证也。故此章自阳浮阴弱，热自发，汗自出，以至恶寒，恶风，发热，干呕之剧证，总举其两端，而以一桂枝汤主之。故曰四则明中风专是表热而无里证也。所谓明中风之病，桂枝汤所主之地域之终始者，凡中风之病，其候之之法，恶寒，恶风，发热，鼻中不和而鸣，是中风之候法也。而其汗出与汗不出，则不可一定，故以法言之。然而中风为表热，故其汗出者，十居七八而为常证。其汗不出者，是为变证也。凡中风发热，汗出，恶寒者；及恶风，汗出，其热后发者；及发热，恶寒，汗不出者；及恶寒，恶风，发热，干呕者，其证虽有浅深，皆桂枝汤所主也。故中风发热，汗出，恶风，以至恶寒，恶风，发热，干呕者，皆为桂枝汤所主之地域也。故曰五则明中风之病，桂枝汤所主之地域之终始也。其干呕以往②者，非复③桂枝汤所主之地域，即是麻黄大青龙汤之所主也。故中风无葛根汤之证，而太阳病独有葛根汤之证也。凡中风之治法，桂枝之证，先与桂枝汤而汗不出者，直以麻黄大青龙汤发之。若有表里两证，则先与桂枝汤以解其表，而后攻其里证，是皆中风之治法也。故中风桂枝之证，既与桂枝汤以发其汗，而后喘而汗出者，非复中风，是太阳病也，故以葛根黄连黄芩汤主之。若与桂枝汤，汗

---

① 一是：一概。

② 以往：以后。

③ 非复：不再是。

不出而喘者，仍是为中风麻黄大青龙汤主之也。凡中风之候法，先候其鼻中不和而鸣，咽喉不和也。既有此候，或发热，恶风，汗出者；及恶风，汗出者，及发热，恶风，汗不出者；及恶寒，恶风，发热，干呕者，而皆无阳明里证，则即为中风也。其有阳明里证，则表里各别也。若恶风，恶寒，发热，汗出而无鼻鸣，咽喉不和之候，又加头项强痛，及阳明里证者，则即为太阳病也。凡桂枝汤证云汗出者，是有二途：一则身经躁动，或食热食，或炎蒸之时，其汗自出者，是不须药力者也。二则不与汤药之前，汗不出，及服汤药之后，或须温覆而汗出者，是须药力者也。若无故而其汗漏不止，此谓漏汗，非桂枝汤之证也。凡桂枝汤之证云汗出者，非为中风太阳病之证设此言也，而为明桂枝汤之地位设此言也。又明其证在大表而浅易也，故桂枝汤非发其汗者，是以其证非汗自出者，则不能除其病也。故用桂枝汤之法，先与桂枝汤以和其表，然后温覆以发其汗，于是其病得除也。故中风发热，汗出，恶风，以至恶寒，恶风，发热，干呕，其证虽有浅深，皆为桂枝汤之地域也。然而其深证，恶寒，恶风，干呕者，或其鼻中不鸣者，多是无阳明里证者也，是中风太阳病之辨也。

桂枝汤方

桂枝三两　芍药三两　甘草二两　生姜三两　大枣十二枚

上五味，咬咀，以水七升，微火煮取三升，去滓，适寒温，服一升。●服已须臾，啜热稀粥一升余，以助药力。温覆令一时许，遍身染染微似有汗者益佳，不可令如水流漓，病必不除。若一服汗出病差，停后服，不必尽剂。若不汗，更服依前法。又不汗，后服小促其间。半日许，令三服尽。若病重者，一日一夜服，周时观之。服一剂尽，病证犹在者，更作服。若汗不出者，乃服至二三剂。禁生冷、粘滑、肉面、五辛、酒酪、臭恶等物。㊟上"服已"以下，所谓烦碎冗长，与正文大不类，其出于后人审矣。且本编云太阳病三日已发汗，则桂枝汤发汗之法既具，服法亦自备其中。而今所论于此，如歠热稀粥、温覆及服法，琐细肤浅，不足建以为法也。又自服一剂尽以下，其意与上段重沓无异义矣。读者察焉！

太阳病，头痛，发热，汗出，恶风者，桂枝汤主之。此章明太阳病疑于中风者。凡云太阳病者，不与中风之证同也。太阳病其发病之时，以头痛为本，而后发热恶风，或身经躁动而汗出，或食热食而汗出，或炎蒸之时而汗出，或服汤药后，必须温覆而汗出者，是其证为在大表也。若有此证，而又候其鼻中不鸣，则即为太阳病之最浅者也。故太阳病头痛而恶风，汗出者；及头痛，发热，恶风而汗出者；及头痛，发热，恶风，汗出，而少见阳明证者；及头痛，恶风，汗出，不发热，少见阳明证者，若鼻中不鸣，则即太阳病之浅证，而皆桂枝汤之所主也。

太阳病，项背强几几，是明太阳病深于头痛，发热，汗出，恶风一等者也。项背强几几者，于法为其证颇深也。反汗出恶风者，是其证颇深者，其邪不在大表，法当无汗，今反汗出恶风，是犹在大表，而颇及其浅里门也。凡太阳病及中风，发病汗出者，皆为其证在大表而浅者，故云反也。恶风、恶寒之别：恶风其邪浅而易者也，恶寒其邪深而剧者也，是其大概也。然而亦有恶风、恶寒并至者，亦有恶寒而不恶风者，观其余证与脉，以视其邪之浅深而处治方也。桂枝加葛根汤主之。是太阳病以项背强几几为本，反汗出恶风，又其鼻中不鸣，则为太阳病深于大表之证一等者，桂枝加葛根汤主之也。若项背强几几，反汗出，恶风，发热者，亦桂枝加葛根汤主之。若项背不强，汗出，恶风，而有阳明下利之证者，此为表少里多，亦桂枝加葛根汤主之。若项背强几几，无汗，恶风，恶寒，而有阳明下利之证者，此为表多里少，非复桂枝加葛根汤之所主，是葛根汤之所发也。

太阳病及中风治方之别：中风者，自阳浮阴弱，热自发、汗自出之浅证，以至恶风，恶寒，发热，干呕之深证。苟有其汗出者，皆以一桂枝汤主之。过之以往，直为麻黄汤之所主也。太阳病者，其最在大表者，桂枝汤主之；又其深一等者，桂枝加葛根汤主之；又复其深一者，葛根汤主之；又复其益深一等者，麻黄汤主之。何则？太阳病其证一转者，其邪亦一转而深，故其治方随证而迁者也。中风者，独主表热，故但以汗之有无迁其治方。其方独在解其表热而已，是太阳病及中风治方之别也。

桂枝加葛根汤方

桂枝汤方中加葛根四两。水煮与本方同法。🔵宋板所举桂枝加葛汤方大误，故今正之。

○太阳病，下之后，其气上冲者，可与桂枝汤，方用前法。若不上冲者，不可与之。🔵言太阳病服桂枝汤，其表不解，医以为此表不解者，为腹中不和之故也，于是下之。而其表仍不解，其气上冲者，可复与桂枝汤方，其服法亦如前，以发汗则愈。云前法者，斥桂枝汤之服法也。

上不知本编之例者也。太阳病服桂枝汤，其表不解者，假令有腹部之证，当犹解表而后攻里也。若不解表而先下之，则例当云太阳病不解而反下之也。又下之，表热幸不入于里，仍有头痛，发热，恶寒等，则例当云太阳病不解而反下之，表证仍在，其气上冲者也。何则？不足以其气上冲一证，征表证仍在也。且太阳病表证，头痛，发热，呕逆等，皆其上冲之所为，而葛根汤、麻黄汤、大青龙汤证皆然，则不可特举之，以为桂枝汤一方之主证也。又若太阳病表证仍在，而反下之，胃中空虚，表热入于里，其气上冲，则固非桂枝之证，是不待辩也。又以服法插入于正文中者，非本编严正之体也。要之，后人苟且之文，其义不备如此，通编伪章，皆此类也。

太阳病三日，已发汗，凡太阳病发汗之法，太阳病始得之之日，先发其汗，周时观之。若病不除，则明日再发其汗。又病仍不除，则明日三发其汗。既已三发其汗，而表证仍不除者，虽似是太阳病大表之证，而非复大表之证，此为坏病。故太阳病发汗之法，以三日为度，故曰太阳病三日已发汗是也。此章有四义：一则明太阳病多有表里证者也。二则明太阳病发汗解其表，而有吐下之证犹在者也。三则明内有吐下之证之故，外见似太阳病大表之证者也。四则明太阳病深证，而反见似大表证者也。言太阳病，头痛，项背强，发热，恶风，恶寒，汗出，而胸中如烦，腹中如不和者，与桂枝汤及桂枝加葛根汤，而表里之证俱解者有之也。是虽有里证，而为大表证之所致也，是所谓一则明太阳病多有表里之证者也。又太阳病，大表之证，既与桂枝汤及桂枝加葛根汤，表证已解，或胸中之证犹在者有之，或腹中之证犹在者有之，是非复大表之证，观其部位，随证治之，是所谓二则明太阳病发汗解其表，而有吐下之证犹在者也。若吐、若下、若温针，此云温针者，例当在吐下之上，今反在下者，明大表之证仍未解而吐下之也。太阳病发病之时，胸中如烦窒，而其表头痛，项背强，发热，恶风，恶寒者有之。太阳病发病之时，腹中如不和，而头痛，项背强，发热，恶风，恶寒，汗出者有之。太阳病表如感寒冷，而头痛，项背强，发热，恶风，恶寒，汗出者有之。治此三证者，于法当治其大表之证，与桂枝汤而发其汗也。既与桂枝汤而发其汗，头痛，项背强，发热，恶风，恶寒仍不解，而胸中犹烦窒者，是其本证在胸中而一时停滞之故，致此头痛，项背强，发热，恶风，恶寒也，法当吐之而除其表证。既与桂枝汤而发其汗，头痛，项背强，发热，恶风，恶寒仍不解，而腹中犹不和者，是腹中有所痞塞而致此表证也，法当下之而除其表证也。既与桂枝汤而发其汗，头痛，项背强，发热，恶风，恶寒仍不解者，是以表感寒冷之故，致此表证也，法当以温针而除其表证也。既经吐、下、温针，仍有余证者，并观其脉与证，先举其证，以脉合之而处其方，是非犯其逆，所谓余证也。此皆所谓三则明内有吐下之证故，外见似太阳病大表之证者也。仍不解者，此为坏病，桂枝不中与也。太阳病本是缓病之故，其发病之时，先见大表之证，头痛，项背强，发热，恶风，恶寒，汗出，并少见胸中烦窒，先与桂枝汤而发其汗。既与桂枝汤而发其汗，表证仍不和，胸中烦窒如故，则法当吐之而除其表证也。既已吐之，表证仍不除者，其脉证必有变动，是虽似太阳病大表之证，而非复大表之证，是即太阳深证也。其有变动者，此为医以药撞坏其本证，以致此病也。虽桂枝证仍在，而桂枝不中与也。太阳病发病之时，先见大表之证，头痛，项背强，发热，恶风，恶寒，汗出，并少见腹中不和者，先与桂枝汤而发其汗。既与桂枝汤而发其汗，表证仍不解，腹中如故，则法当下之，而除其表证也。既已下之，表证里证仍不解者，虽似是太阳病大表之证，而非复大表之证，是即太阳病深证也。其脉证有变动者，此为坏病，桂枝不中与也。太阳病发病之时，但见大表之证，头痛，项背强，发热，恶风，恶寒，汗出而无余证者，先与桂枝汤发其汗。既与桂枝汤而发其汗，表证仍不解者，此为表感寒冷，则当以温针而除其表证也。既已温针而表证仍不解者，虽似是太阳病大表之证，而非复大表之证也，是即太阳病深证也。其脉证有变动者，此为坏病，桂枝不中与也。是四则明太阳病深证，而反见似大表证者也。观其脉证，不得专以其现证处其方，并观其今脉与今证也。知犯何逆，审知犯吐逆、下逆、温针逆，以合之于本证，斟酌其脉证也。随证治之。谓先举其证，而后以脉合之，以处其治也。凡太阳坏病，见其变动之证者，纯阳之证，分为三等：曰大表证，曰间证，曰里证。有表间并者，有表里并者，有表多间少者，有表少里多者，有表间里均等者。又有见阴阳之证者：有阳多阴少者，有阳少阴多者，有阴阳均等者。故并观其脉与证，审知吐、下、发汗、温针犯何逆。先举其证，以脉合之，以处其治也。此举太阳病之逆治也。凡称逆治者，医与其汤药，而其脉证反变动而剧者也。中风太阳病治法之别，中风与桂枝汤，终非是逆治，是所谓误治也。太阳病有似浅而深者，故时有逆治也。太阳病见大表之证者，其人体必强壮，故其有胸中之证，当以瓜蒂散类吐之。凡吐之者，于治法，其汤药虽剧，而为不成虚寒阴证，故十中七八用剧药，未为误治也。太阳病见腹部之证，当以调胃承气汤、小承气汤类下之。凡下之者，于治法，为成虚寒阴证。故下而治之之法，常须识此。然明常法而已，非尽然，其承误逆之后而治之，亦以此为法，此学者之用心①也。若发汗后见桂枝加附子汤及桂枝去芍药加附子汤类之诸证者，虽有吐下之证，必

---

① 用心：小心，注意。

先治其大表证及阴证，而后吐下之证仍在者，始吐下之，是治方先后之大概也，而不必拘，要学者之用心于此也。桂枝本为解肌，此以下举太阳病之误治，而中风亦在其中也。言太阳病既已三日发汗，若病在肌表则当解也。既已三日发汗，表证仍不解者，虽似大表桂枝之证，非复桂枝之证，当以温针吐下解之；若在中风，则为其热之深者，非复桂枝之证，麻黄、大青龙汤之所主也。故曰桂枝本为解肌，非复为深证也。若其人脉浮紧，发热汗不出者，不可与也。若其人脉浮紧，发热，虽似桂枝大表之证，非复桂枝大表之证也。若其人似桂枝大表之证而发热，先与桂枝汤而汗不出者，其证虽云是似复桂枝之证，桂枝汤不可与也。此二证者，最当为慎重也。常须识此，勿令误也。须者，不许无此之辞也。识此者，眼识此也，心识此也。必须眼识、心识者，不得遽然过之。必须眼观其证，而审识此汗不出者；必须心谛其脉，而审识此浮紧者；必须审识表解否，勿为现证所惑①，以致误治也。若其误治，则使病反深也。凡称误治者，既与汤药后，前证犹依然者也。必须眼识、心识者，使学者不为现证所惑，而审识浅深、阴阳之证，以处其治也。故若于中风之治非桂枝汤，则麻黄、大青龙汤也。太阳病异于此，必随其证浅深之分寸而治之，各异其方，是中风太阳病治方之辨也，不可不知也。

以上本论四章，明太阳病中风治方之别也。始一章，明中风之易证也。其次一章，明太阳病似中风而最在大表者也。其次一章，明太阳病深于最在大表者一等。终一章，明逆治误治，以审桂枝汤之地位也。是太阳病篇也，例当举太阳病而及中风，

---

① 惑：据下文"使学者不为现证所惑"改为"惑"，形近而误。

而今先举中风，后举太阳病者，以明中风其证最在表，而太阳病虽似中风，其证稍深也。中风治方主解其热，故非桂枝汤，则麻黄大青龙汤也。太阳病其地位一层深于一层者也。其未①章举逆治、误治者，以明桂枝汤之地位，其于表热者，但为解肌，非复发汗剂也，故须其汗出者也。

○若酒客病，不可与桂枝汤，得汤则呕，以酒客不喜甘故也。㈡此章肤浅不足取。

○喘家，作桂枝汤，加厚朴、杏子佳。㈡此章与本编桂枝加厚朴、杏仁汤同，而彼则有所主，此则漫然②之言不足取。

○凡服桂枝汤吐者，其后必吐脓血也。㈡服桂枝汤吐者，何必其后吐脓血也？假有一人之变证，可例推乎？

太阳病，发汗，遂漏不止，其人恶风，小便难，此举太阳病表证仍在而少见阴证，其病在下而上冲者也。小便难，非云小便不利也，小便虽利而难涩也。四肢微急，云四肢之急微深也，非云四肢挛急之类也。难以屈伸者，虽可屈伸，难于容易也，非谓不可屈伸也。桂枝加附子汤主之。其人恶风小便难者，是表证仍在，而其病在下而上冲者也。发汗，遂漏不止，四肢微急，难以屈伸者，阴证在里而内不能摄外者也。言太阳病虽在发汗后，而其人恶风，小便难，知是犹有桂枝汤证。又阴证在里，而不能摄其下，故使小便难也。又不能摄外，加之四肢微急，难以屈伸者，故加附子挽起虚寒阴证，而桂枝汤以治之，故曰桂枝加附子汤主之也。若太阳病发汗，遂漏不止，其人恶风，小便数，四肢微急，难以屈伸者，是为阴证在上，不能摄

---

① 未：据上下文，当为"末"，形近而误。
② 漫然：随便。

下，而下不和也，甘草附子汤主之。若发汗，遂漏不止，其人不恶风，微恶寒，小便数，心烦，四肢挛急，不可屈伸，其脉浮者，此阳虚在上，而不能摄下，故使小便数，先与甘草干姜汤，以复其阳；四肢仍挛急者，与芍药甘草汤也。

桂枝加附子汤方

桂枝汤方中加附子一枚，水煮与本方同法。

太阳病，下之后，此举阳证在上而无腹部之证者，与阴阳证并在上而无腹部之证者也。云下之后者，一明无腹部之证也，一明致虚寒之故也。脉促胸满者，桂枝去芍药汤主之。太阳病下之后，脉促，胸满者，是为阳证在上也。以下之故，腹中空虚，其气上冲使之然也，非复腹部不和而致此证，故桂枝去芍药汤主之也。若微恶寒者，去芍药方中加附子汤主之。若下后，脉促，胸满，微恶寒者，此为阴阳两证并在上者也。以下之故，引虚寒阴证也，去芍药方中加附子汤主之。若不差，身体疼痛，不能自转侧，此为阴证多阳证少而深者，桂枝附子汤主之。若太阳病下之后，脉浮，胸满，微恶寒者，此为阳虚在上，以脉与证知之，甘草附子汤主之也。

桂枝去芍药汤方

桂枝汤方中去芍药，水煮，与本方同法。

桂枝去芍药加附子汤方

桂枝汤方中去芍药加附子一枚，水煮与本方同法。

○太阳病，得之八九日，如疟状，发热恶寒，热多寒少，其人不呕，清便欲自可，一日二三度发。脉微缓者，为欲愈也；脉微而恶寒者，此阴阳俱虚，不可更发汗、更下、更吐也；面色反有热色者，未欲解也，以其不能得小汗出，身必痒，宜桂枝麻黄各半汤。㊟此章分三节：始一节，言太阳病得之八九日，表热当入于里而不入，寒热如疟，其热多寒少，一日二三度发，则表证将解也。且其人不呕，则心胸中无事也。清便自可，则腹中无事也。而其脉微而缓，则表里和也，是为欲愈也。中一节，言若无寒热，其脉微而恶寒者，是阴阳俱虚也，不可更发汗、吐、下也。终一节，是接始节为欲愈也，言虽其脉微缓者为欲愈，然面色反有热色，则以不能得小汗出，故其热怫郁而未欲解也。其身必痒，是其征也，宜以桂枝麻黄各半汤少发其汗也。

上以病名论证者，非本义也。本编建六部区别万病而论脉证者，于其病之状情。本证、旁证具备其中，无复所遗。而今以病名论者，举一隅而遗三隅者也。又清便者，即清谷下利，本编以为里寒之候也。今此章“清”为“圊”义，而论阳证者，亦非本编之字例也。又此句突然出之，无所上接之，但削去欲字则可。又一日二三度发句，当在于热多寒少下，不然则不通。又云阴阳俱虚者，非本编阴阳之义。本编之例，阳者言实热阳证，阴者言虚寒阴证，故云阴阳俱虚者，为不通也。今脉微而恶寒者，依本编之例，则阳虚之证也。又面色反有热色之“反”字，为不通，何则？寒热如疟而面有热色者，其常证则不得云“反”也。又若脉微而恶寒者，既是阳虚，则假令面色反有热色，亦当从事于阳虚之治例也，岂可复与桂枝麻黄各半汤乎？不知本编之治例也。

○桂枝麻黄各半汤方

桂枝一两十六铢　芍药一两　甘草一两　生姜一两　麻黄一两
杏仁二十四个大枣四枚

上七味，以水五升，先煮麻黄一二沸，去上沫，内诸药，煮取一升八合，去滓，温服六合。㊜按桂枝汤、麻黄汤各取三分之一，非各半也，暂存旧耳。且此方及桂枝二麻黄一汤、桂枝二越婢一汤，皆合二方为一方者，苟且无卓见，亦出于后人之一征也。

○太阳病，初服桂枝汤，反烦不解者，先刺风池、风府，却与桂枝汤则愈。㊜服桂枝汤而反烦不解者，阳气涩重不得汗之所为，而麻黄汤之地位也。且桂枝汤证，以汗出为主，则无阳气涩重之证也，是不知本编之治例也。

○服桂枝汤，大汗出，脉洪大者，与桂枝汤如前法。若形如疟，日再发者，汗出必解，宜桂枝二麻黄一汤。㊜服桂枝汤，虽大汗出，然其脉洪大者，则是表证仍在也。当复与桂枝汤，服法亦如前，则再汗出脉和愈也。若形如疟，日再发者，大势既杀，余邪将出之兆，再得小汗则必解，宜桂枝二麻黄一汤。

桂枝汤之证，虽以汗出为主，然无大汗出之证，且其脉浮弱或浮缓者也。今服桂枝汤而大汗出，其脉洪大者，是邪不为汗衰，恐有亡阳之机，是误逆而搞坏桂枝之本证者，法当审谛其脉证，而救误逆也。岂可复与桂枝汤，误上加误乎？况用桂枝之服法，歠热稀粥，温覆一时，则其变不可图也，可谓卤莽甚矣。且本编举治后之变证者，必并举其本证与方剂，而照今之证，以推其变之所由，而使学者得治法之变化于其际者也，未曾有突然举方剂如斯者也。又不举冒首①，则无知病之大本。故此章依本编之例，当云太阳病服桂枝汤，反大汗出，脉洪大者也，是一定之例也。

凡冒首者，举病之大本者也。故不举之，则不可知病道之

---

① 冒首：题头，此指太阳病提纲。冒为"帽"的古字。

阴阳。故本编必先举之，而后说其证候，是一大例也。凡通编无冒首者，皆后人之伪章也。

○桂枝二麻黄一汤方

桂枝一两十七铢　芍药一两六铢　麻黄十六铢　生姜一两六铢　杏仁十六个　甘草一两二铢　大枣五枚

上七味，以水五升，先煮麻黄一二沸，去上沫，内诸药，煮取二升，去滓，温服一升，日再服。㲼按桂枝汤取四分八之二，麻黄汤取四分四之一，以为一方也。

○服桂枝汤，大汗出后，大烦渴不解，脉洪大者，白虎加人参汤主之。㲼服桂枝汤，大汗出后，其脉洪大者，虽是表证仍在，然大烦渴不解，则里热亦盛也，故宜白虎加人参汤主之也。

前章服桂枝汤，大汗出，脉洪大者，以为表证仍在，而与桂枝汤。此章因加大烦渴不解一证，以为里热盛，而与白虎加人参汤也。然则此章之证，表里并在也。夫本编白虎加人参汤之证，以热结在里而无表证为主候者也。又有其表不解者，不可与白虎汤之诫。今此证虽有大烦渴一证，然未备口干舌燥，欲饮水数升，脉滑等，则不可以为热结在里也。其脉洪大以为表脉，则不可以为无表证也。是表则犯不可与白虎汤之诫，里则无热结在里之主证，而与白虎加人参汤者，非啻不知本编之治例，表里且不分者也。且太阳病发汗后，脉浮数，烦渴者，本编五苓散之所主也。学者当讲明焉。

○太阳病，发热恶寒，热多寒少，脉微弱者，此无阳也，不可发汗。宜桂枝二越婢一汤。㲼不可以麻黄汤、大青龙汤直发汗也，但宜以桂枝二越婢一汤和之也。

上太阳病轻证，而方证相对，然脉状与方证相矛盾也，何则？微弱者，阴脉也。故大青龙汤章云：若脉微弱，汗出，恶风者，不可服也。此章发热，恶寒，而其脉果然微弱，则阳证阴脉，当从事于阴证之治例，岂可复与桂枝二越婢一汤哉？夫微脉之为阴也，不待辩，况微而弱乎？而以此章之微弱，及桂枝麻黄各半汤章之微脉为阳证候者，可谓杜撰甚矣，遗大害于后人者也。又云无阳者，于本编之例为不通也，说见凡例。

○桂枝二越婢一汤方

桂枝十八铢　　芍药十八铢　　甘草十八铢　　生姜一两三铢　　大枣四枚　　麻黄十八铢　　石膏二十四铢

上七味，㕮咀，以五升水，煮麻黄一二沸，去上沫，内诸药，煮取二升，去滓，温服一升。⊕按桂枝汤取八分之二，越婢汤取八分之一，以为一方也。越婢汤方编中无矣，后人之加托亦可见焉。

○服桂枝汤，或下之，仍头项强痛，翕翕发热，无汗，心下满微痛，小便不利者，桂枝去桂加茯苓白术汤主之。⊕太阳病，头项强痛，无汗者，服桂枝汤不解。医以为腹部不和，故不解，乃下之，则水证上冲，心下满微痛，小便不利，则虽表证仍在，当弃表治里也，桂枝去桂加茯苓白术汤主之。

五苓散证，虽有表里，然以其人既汗出，而水证为本，故弃表治水证，则表里俱解也。此章虽有水证，然表证未全解，则当效小青龙汤之例，齐治表里也。而今弃表而治里者，不知本编之例也。

伤寒脉浮，自汗出，小便数，心烦，微恶寒，脚挛急，此举伤寒发病，似有大表证而无大表证，似有阴证而无阴证，而无腹部之证，而或有腹部之证，其本病是为阳虚者也。脉浮，汗出，恶寒，是似大表证者也。自汗出，心烦，小便数，微恶寒，是似阴证者也。脚挛急，是以阳虚之故，致此挛急也。又时有腹部胃中不和，而致此挛急者也。此章命为阳虚者也。反与桂枝汤欲攻其表，此误也。自汗出，小便数，心烦，微恶寒，虽是似阴证，而其脉浮者，是其证为不深也。而脚挛急，非胃中不和者，则其阳证不和者也。此二者，皆为阳证。故此章之证，命为阳虚也。即此阳虚，于法不可专攻表也，故云"反"，又复云"误也"也。得之便厥，咽中干，烦躁，吐逆者，作甘草干姜汤与之，以复其阳；若厥愈足温者，更作芍药甘草汤与之，其脚即伸；若胃气不和，谵语者，少与调胃承气汤；本是阳虚反攻其表，此犹适彼所欲厥，而我成其厥，故曰得之便厥也。脚挛急，本是阳虚之所为也。今先与甘草干姜汤，以复其阳。而后更与芍药甘草汤，则其脚即伸也。脚挛急，亦有胃中不和而致之者，故与调胃承气汤也。若重发汗，复加烧针者，四逆汤主之。若与桂枝汤一攻其表，而犹未厥，再发其汗，而犹未厥，则非复阳虚也。三加烧针而后厥者，其证虽同阳虚咽中干，烦躁，吐逆，而是阴证无疑也。凡云与者，姑与此药，以观其后证之辞也。此章再云与之者，既是伤寒，又似有阴证，故云与之，以作观其后证之辞，深恐误阴证以为阳证也。其慎重阴证之治者如此，学者不可不察也！误阳证以为阴证，犹可也；误阴证以为阳证，大引其灾，故四逆汤独云主之也。凡云主之者，攻之而不疑之辞也，言病人发病卒然深挚。恶寒，其恶寒所谓微恶寒，而心烦，自汗出，小便数，脚挛急，其脉浮者，此为伤寒阳虚之证在上者，与甘草干姜汤，以观其后证。若诸证不罢，脉浮变滑，无大热者，白虎汤主之。若与甘草干姜汤，诸证皆罢，仍脚挛急者，更与芍药甘草汤，则其脚即伸，以甘草干姜汤先复其阳故也。若与芍药甘草汤，其脚不伸者，此为胃中不和之所致，少与调胃承气汤以和胃气，却①与芍药甘草汤，则其脚即伸也。其脉浮，自汗出，小便数，心烦，微恶寒，脚挛急者，此为阳虚之证在上者，法当咽中干，烦躁，吐逆，今无之者，适未发此证耳。故其脉浮，自汗出，小便数，心烦，微恶寒，脚挛急，咽中干，烦躁，吐逆者，亦犹先与甘草干姜汤，以复其阳；更与芍药甘草汤，以伸其脚也。若医见其发病脉浮，自汗出，微恶寒者，误以为大表之证脉浮，汗出，恶寒者，而不知是阳虚里证，反与桂枝汤欲攻其表，此误也，得之便厥。始见阳虚在上之证，咽中干，烦躁，吐逆者，故先作甘草干姜汤与之，以复其阳。若厥不愈，诸证如故，则是厥阴证也，当归四逆加吴茱萸生姜汤主之。若作甘草干姜汤与之，而其厥愈足温者，非是阴证，更作芍药甘草汤与之，其脚即伸。若作芍药甘草汤与之，而其脚不伸、挛急者，是以胃中不和之故，致此挛急也，少与调胃承气汤以和胃气，却与芍药甘草汤，则其脚即伸。是以先和胃中之故，其脚即伸也。若伤寒脉浮，自汗出，小便数，心烦，微恶寒，脚挛急，反与桂枝汤而攻其表，一发其汗而犹未厥，再发其汗而犹未厥，是非阳虚，三加烧针而致其厥，此为阴厥无疑，四逆汤主之。若致此阴厥，咽中干，烦躁，吐逆者，此为厥阴证，当归四逆加吴茱萸生姜汤主之也。此类举桂枝加附子汤及桂枝去芍药加附子汤及甘草干姜汤之证者，明伤寒发病似桂枝之证者，使学者审谛其异也。太阳病发病，卒然深挚，恶寒，发热，其人恶风，自汗出，小便难，四肢微急，难以屈伸，其脉浮者，此为伤寒太阳表证，与阴证并在，其病在下而上冲者，与桂枝加附汤。若见厥者，

---

① 却：后。

四逆汤主之。若太阳病发病，卒然深挚，恶寒，发热，其脉促，胸满，微恶寒，此为伤寒阴阳两证并在上，而无腹部之证者，与桂枝去芍药加附子汤。若见其厥者，为厥阴之证，当归四逆加吴茱萸生姜汤主之。若此证而见其厥，咽中干，烦躁，吐逆者，亦为厥阴之证，当归四逆加吴茱萸生姜汤主之。若太阳病发病，卒然深挚，恶寒，发热，其脉浮，自汗出，小便数，心烦，微恶寒，脚挛急，咽中干，烦躁，吐逆者，此为伤寒阳虚之证，而无阴证者也，与甘草干姜汤。若见其厥者，当归四逆加吴茱萸生姜汤主之也。是伤寒发病之所当审谛者也。

以上本文三章，以明伤寒发病之易者，犹与太阳病引日，发汗下后，颇见阴证者同其地位也。而伤寒章反举阳虚证者，是以发病故举阳虚，以示举学者治法之用心也。虽复伤寒其发病见阴证者，非其常故也。其云反与桂枝汤欲攻其表，此误也者，明伤寒之证，虽复发病，而绝无桂枝汤证之地位也。此处尤难辨识，故曰误也，以示其辨识之法也。始一章明太阳大表之证，与阴证并在者；中一章明太阳间证与阴证并在者。终一章明似大表证而非大表证，似有阴证而无阴证，其证阳虚而在始、中二证之中间也。以示太阳病、伤寒其证虽异，苟同其地位，则其治法是同也，与中风专于解表热者不同也。然而伤寒之于中风，其发病则相似者，而其治法则如此其①异。然则，伤寒、中风之证不可不辨识者也。何以知此三章为明伤寒发病举之？曰：自太阳中风桂枝之证，以至小青龙汤，皆举发病者也。而此独举太阳病发汗下后，而后及伤寒，故知此为伤寒发病，举其地位也。

---

① 其：常作副词，形容程度之甚。

上七章是太阳病篇也。当先举太阳病，而首章举太阳中风，尾章举太阳伤寒误用桂枝汤者，以明伤寒其证热悍之故。其发病虽深，而犹有与中风桂枝证相误者也。又此七章之内，其始四章，先举中风，次举太阳病者，以明中风其证最在表，而中风之治法，更无解表热之外。而太阳病，一层深于一层，其治法随变也。其终三章，先举太阳病发汗下后之证，而后举伤寒发病易者，以明伤寒发病，虽云如易，而非复与太阳病中风桂枝证同日而论之者也。故桂枝太阳病中风之证，先结其证，然后明伤寒发病之地位，大数①与太阳病发汗下后者，同其证也。

甘草干姜汤方

甘草四两　干姜二两

上二味，以水三升，煮取一升五合，去滓，分温再服。

芍药甘草汤方

芍药四两　甘草四两

上二味，以水三升，煮取一升五合，去滓，分温再服。

调胃承气汤方

大黄四两　甘草二两　芒硝半斤

上三味，以水三升，煮取一升，去滓，内芒硝，更上火微煮令沸，少少温服。

四逆汤方

甘草二两　干姜一两半　附子一枚

上三味，以水三升，煮取一升二合，去滓，分温再服。●强人可大附子一枚、干姜三两。⊛强人以下，后人之所加托也，何

---

①　大数：大概。

以知之？夫本编处方之例，在其发病，则随其见证与脉状，而处其方。若在其发汗后，或误逆之后，则谛其所由来，以合今之脉证，而处其方。故若人之强羸，则自包括其中矣。是法则之所以无骞亏①，而未尝有因强人、羸人，异其处方也。

○问曰、证象阳旦，按法治之而增剧，厥逆，咽中干，两胫拘急而谵语。师曰：言夜半手足当温，两脚当伸，后如师言，何以知此？答曰：寸口脉浮而大，浮则为风，大则为虚，风则生微热，虚则两胫挛，病证象桂枝，因加附子参其间，增桂令汗出，附子温经，亡阳故也。厥逆咽中干，烦躁，阳明内结，谵语烦乱，更饮甘草干姜汤，夜半阳气还，两足当热，胫尚微拘急，重与芍药甘草汤，尔乃胫伸，以承气汤微溏，则止其谵语，故知病可愈。补此章文理混淆不可读，其出于后人审也。

○桂枝去桂加茯苓白术汤方此方脱于前，故出于此。

○桂枝汤方中去桂枝加白术茯苓各三两，水煮与本方同法。

---

① 骞亏：当乙转为"亏骞"，亏损。

卷之二

太阳病篇第二

太阳病，项背强几几，此举太阳病发病大表间证之外限之地位也。凡太阳病，头痛，发热，恶风，而其证躁急者，此为大表证也。虽其证如剧，而其邪反浅也。项背强几几，头痛，恶风，其证不太躁急者，此为间证也。虽其证如易，而其邪反深也。无汗，举间证地位之征证也。恶风，举其证犹浅也。葛根汤主之。桂枝加葛根汤之章，举主大表之证而及其间证者也；此葛根汤之章，举主其间证而及大表者也。桂枝加葛根汤之证云项背强几几，反汗出；此云项背强几几，无汗，恶风者，明间证无汗之地位也。葛根黄芩黄连汤之章，云喘而汗出，又举葛根间证之地位也。故学者能明此地位，则不必项背强几几。虽有头痛，发热，恶风者，犹时用葛根汤治之也，其要在审识无汗与汗出也。太阳病头痛，发热，恶风者，既与桂枝汤以发其汗，不汗出者，是属间证无汗者也，葛根汤主之。若项背强几几，恶风，头痛者，与桂枝加葛根汤以发其汗而不汗出者，是属间证无汗者，葛根汤主之。若太阳病项背强几几，无汗，恶风者，此为间证无汗者也，葛根汤主之。若太阳病项背强几几，无汗，恶风，既与葛根汤汗出，而大表证罢，又得喘者，此为间证之地位不和而上攻者，葛根黄芩黄连汤主之也。

葛根汤方

葛根四两　麻黄三两　桂枝二两　芍药二两　甘草二两　生姜三两　大枣十二枚

上七味，以水一斗，先煮麻黄、葛根，减二升，去白沫，内诸药，煮取三升，去滓，温服一升。覆取微似汗，○不须歠粥，余如桂枝法将息及禁忌。㈼覆取微似汗以下，后人所杜撰也。凡桂枝汤之外，麻黄、葛根、大、小青龙等之剂，皆以发汗为主，则当覆取汗也，何以微似汗为乎？不知方药之主证也。

太阳与阳明此举太阳病发病大表间证之内限而不上攻者也。太阳者，谓头痛，发热，恶风，及项背强者也。阳明者，谓腹中不和，或少有腹满而其腹满不足言者，或下利者也。合病者，凡云合病者，其病本元一，而其地位及他部者也。故太阳与阳明合病者，太阳大表之间证施①及阳明，而使腹部不和者也。必自下利，葛根汤主之。必者，悬断②之辞也。故太阳与阳明合病者，虽不下利，葛根汤主之。其下利者，亦葛根汤主之。云自下利，谓不须汤药而自下利也。其谓必自下利，使学者知与葛根汤之后，而有见下利，亦犹与葛根汤而不疑也。其已有下利者，亦与葛根汤不疑也。太阳与阳明合病者，不问下利与不下利，皆与葛根汤者，欲使学者审其病之地位与其药之地位也。言太阳病头痛，恶风，而腹中不和，此与阳明合病者也，葛根汤主之。又太阳病发热，恶风，少有腹满之证，此与阳明合病者也，亦葛根汤主之。又项背强几几，恶风而下利者，此与阳明合病者也，亦葛根汤主之。若太阳病项背强几几，恶风而喘者，先与葛根汤，诸证皆罢，而仍喘者，葛根黄芩黄连汤主之也。

太阳与阳明合病，此太阳与阳明合病者，谓腹中不和，及

---

① 施（yì 义）：及，延及。
② 悬断：凭空臆断。

少有腹满者也。此举太阳病发病大表间证之内限而上攻者也。不下利但呕者，明葛根汤证浅深之地位也。葛根加半夏汤主之。太阳与阳明合病，不呕但下利者，固葛根汤证之地位也。若太阳与阳明合病，不下利但呕者，亦葛根汤证之地位也。若太阳与阳明合病，下利呕逆并有者，非复葛根汤证之地位也。当审观其证，以识其地位，而处其治者也。言太阳病，头痛，发热，恶风，腹中不和，不下利但呕者，此与阳明合病者也，葛根加半夏汤主之也。又太阳病，项背强几几，少有腹满，不下利但呕者，此与阳明合病者也，亦葛根加半夏汤主之。若太阳病，头痛，发热，恶风，下利，呕逆，少见少阳证者，非复与阳明合病者，此与少阳合病也，非复浅证也，黄芩加半夏生姜汤主之。若太阳病，头痛，发热，恶风，腹中痛，欲呕吐者，非复与阳明合病者，此为胸中有热，胃中有邪气，非复浅证，是为深证，黄连汤主之也。

桂枝汤之证，其病最在大表者也；桂枝加葛根汤之证，其病主在大表，而施及间证者也；葛根汤之证，其病主间证而施及大表者也。间证之地位，其表以项背强几几为限，其里以阳明腹满下利为限也。葛根黄连黄芩汤之证与葛根汤之证，同其地位而无大表证者也，请以比喻明辨其地位。凡太阳病发病之地位，其浅深之别，譬如一、二、三、四、五、六、七、八、九、十也。其一、二、三者，是为大表证，桂枝汤之所主也；其主一、二、三而及四、五者，桂枝加葛根汤之所主也；其主四、五、六而及三、二、一，又及七、八者，是葛根汤之所主也；但主四、五、六而无三、二、一之证，独有七、八之证者，葛根黄连黄芩汤之所主也；然则葛根汤之所主，在四、五、六，其主八、九、十；而外及六、五、四，与三、二、一者，麻黄汤之所主也。此太阳发病地位之辨也。故学者苟审其地位之所在，则不必拘其现证，又未必不拘现证。故太阳病头痛，发热，恶风，身体强几几，脉反沉迟者，《金匮》以为栝蒌桂枝汤之证也。太阳病，头痛，发热，无汗，而小便反少，气上冲胸，口噤不得语者，《金匮》反为葛根汤之证也。是皆审其地位而施其治方者也，亦古之遗法也。故学者于其病之地位与其汤药之地位，不可不辨识也。

葛根加半夏汤方

于葛根汤方内加半夏半升，水煮同本方。

太阳病，桂枝证，医反下之，此举太阳病发病之后，表里各异其证者也。凡太阳病桂枝证，最在大表，则于法为无施及腹中不和之地也。故太阳病桂枝证，下之为逆，故云医反下之也。利遂不止，医既下之，利遂不止者，非为表证内攻而致利遂不止。是于法为表热盛，故胃气不能运其外，而却自下利。故治其表证，则其利自止者也。若利不止者，既治其表，而后治其利也。脉促者，表未解也；凡脉一二来迟，三四来数者，名曰促脉也。此有表有里之脉也，故知表未解也。喘而汗出者，汗出，以明大表证已解也。喘，以明余热不和，在间证之地位也。葛根黄芩黄连汤主之。言太阳病桂枝证，于法为无腹中不和之证，而医反下之，是为逆治。病必不解，续得下利，利遂不止，脉促者，为表未解，却与桂枝汤以发其汗，则其利自止也。既与桂枝汤以发其汗，汗出而利仍不止，又加喘者，是为余热不和，在间证之地位而上攻者，葛根黄连黄芩汤主之也。既与桂枝汤以发其汗，不汗出，而利仍不止，又加喘者，其表证易者，先与葛根汤以发其汗，则其利自止也。既与葛根汤以发其汗，汗出而利仍不止，喘者，与葛根黄连黄芩汤主之也。

若既与桂枝汤以发其汗，不汗出，而利仍不止，又加喘者，头痛，发热，表证大盛者，先与麻黄汤以发其汗。既与麻黄汤以发其汗，汗出，而利仍不止，微喘者，却与葛根黄连黄芩汤也。若中风桂枝证，医反下之，利遂不止，脉促者，却与桂枝汤以解其表。既与桂枝汤，其表不解，不汗出，喘而利仍不止者，麻黄汤主之，以中风为表热病故也。既与麻黄汤，汗出，利仍不止，微喘者，非是中风证，此为余热不和，在间证之地位，葛根黄连黄芩汤主之也。

太阳病桂枝证，于法为无腹中不和之证，故下之为逆治，彰彰乎明也。而曰利遂不止，脉促者，表未解也，是明有太阳病下之，以解其表之法也。然而下之以解其表，是为变法也，时引其灾，故此编独举其正法，微示其变法也。何以之故？曰：太阳病是表热之病，其腹中不和者，皆表热之所波及，故表热为本，而腹中不和为末。是以先治其本，则其末自治也。若先解其表，而其表不解者，权行此变法也。下之亦有正法，有变法。何谓正法？自葛根汤之证以往，下之为变法中之正法也。如桂枝诸证，下之为变法中之变法也。何用而下之？曰：大柴胡、调胃承气、小承气汤之类是也。此太阳病治方变证之别也，不可不知也。

上四章，始一章明葛根汤间证，而但有表证者也。第二章明葛根汤间证之有表里证，而不上攻者也。第三章明葛根汤间证之有表里而上攻者也。此上三章者，其证虽有表里，其本为一病者也。第四章又明表里证并在，而表里各别者也。此第四章于葛根汤三章后举之者，一则明葛根汤之证，虽并有表里证，其本为一病也。桂枝汤之证，并有表里证者，表里各别也。二则明葛根汤之于桂枝汤，其地位虽异，太阳犹相近者也。桂枝

卷之二

四三

汤独主大表，而葛根汤主其间证而及大表，未为隔其段级也。麻黄汤之于桂枝汤、葛根汤，为隔一大段级，故于此结桂枝、葛根二汤，而使更起麻黄汤，此作者之微旨也。

葛根黄芩黄连汤方

葛根半斤　甘草二两　黄芩二两　黄连三两

上四味，以水八升，先煮葛根，减二升，内诸药，煮取二升，去滓，分温再服。

太阳病，此举太阳病、中风、伤寒发病，大表里证之热盛暴急而纯阳证者也。此云太阳病者，包中风、伤寒言之也。凡太阳病及中风、伤寒，其证皆太阳纯证，而绝无有似阴证，特以其证暴急，盛热内入而上攻为主者也。不问是太阳病，是中风，是伤寒，但见是太阳纯证而无阴证，则麻黄汤主之，故此通为太阳中之全病而治之也。此麻黄汤之证，不别中风、伤寒者。麻黄汤所主，不出太阳纯证之盛热，故云太阳病包中风、伤寒太阳纯证之盛热也。头痛，发热，身疼，腰痛，骨节疼痛，皆盛热内入而无汗，故使之然也。恶风，不云恶寒而云恶风，明犹在表也。因明下大青龙之证，是在阴阳两证之交，与麻黄汤纯阳之证异也。无汗而喘者，明此喘，盛热内入而上攻，故致此喘。若发其汗，则其喘自止，故云"而"也。因明此身疼，腰痛，骨节疼痛，亦皆盛热内入而无汗，故使之然也。麻黄汤主之。此云头痛，发热，身疼，腰痛，骨节疼痛，恶风，无汗而喘者，其发病之时，非云必悉具此数证。是明自头痛，发热，恶风，无汗而喘之剧证，其表热暴急而无汗者，皆麻黄汤之所管也。与葛根汤无汗异者，葛根汤，主其间证之表不和而有热者，而不主其盛热也。麻黄汤，主其里证之表热暴急，而不主其地位之不和也。要之，葛根汤，其所主易浅而不主其热。而麻黄汤其所主剧深，而主盛热，是二汤之别也。凡麻黄汤之所主者，论其地位，则在太阳中。其热在太阳之半表半里，犹如小柴胡汤证之在半表半里。但小柴胡之证，主里证之结者，而不主表热；麻黄汤主太阳里证表热，而不主里证之结。故麻黄汤之证，表热之在半表半里者也；小柴胡汤之证，里证之在半表半里者也。又大青龙汤之证，其证颇疑带阴证，而其热势悍也；麻黄汤之证，其证虽似剧者，而不终带阴证，其热无根据，是纯阳之不疑者也。此亦二汤之别也。又麻黄汤之证，亦有脉浮紧者，而此不举脉浮紧者，麻黄汤之脉浮紧，此其变者，而非其正故也。凡脉浮紧者，其证必有疑似阴证者。而其脉之地位，亦在阴阳两证之交。今麻黄汤之所主，是纯阳之热证，故不举脉浮紧者，正麻黄汤之地位也。而麻黄汤之证，亦有脉浮紧者，其证皆是阳证而脉浮紧者也。故大青龙汤，太阳中风章曰：脉浮紧，发热，恶寒，身疼痛，不汗出而烦躁者，大青龙汤主之。既是中风，则其证浅易，大青龙汤，于法不可与也。但其脉浮紧，又加烦躁，故与大青龙汤也。其云不汗出而烦躁者，已与麻黄汤而不汗出者也。然则其脉浮紧，虽是大青龙汤证，而发热，恶寒，身疼痛是为纯阳证，故先与麻黄汤也。又伤寒总目章曰：或已发热，或未发热，必恶寒，体痛，呕逆，脉阴阳俱紧者，是其脉虽紧，而其证皆为纯阳证，故麻黄汤主之也。若或似阴证而非阴证，或不汗出而烦躁，其脉浮紧者，虽云发热，恶寒，体痛，呕逆，亦是大青龙汤之所主也。故此章不举伤寒，而云太阳病者，明伤寒中风纯阳之证，皆笼罩此中也。是麻黄汤不以脉浮紧为正，而为其变候之义也。言太阳病发病，头痛，发热，恶风，无汗者，麻黄汤主之；又头痛，发热，恶寒，身疼，腰痛，无汗者，亦麻黄汤主之；又头痛，发热，恶寒，喘而无汗者，亦麻黄汤主之；又头痛，发热，恶寒，骨节疼痛，喘而无汗者，亦麻黄汤主之也。中风发热，恶风，无汗者，麻黄汤主之；又发热，恶寒，身疼，腰痛，无汗者，亦麻黄汤主之；又发热，恶寒，骨节疼痛，喘而无汗者，亦麻黄汤主之；又其脉浮紧，发热，恶寒，身疼痛，无汗者，亦麻黄汤主之也。伤寒发热，恶寒，体痛，呕逆，脉阴阳俱紧，无汗者，麻黄汤主之；又发热，恶寒，骨节疼痛，无汗而喘，其脉浮紧者，亦麻黄汤主之也，是麻黄汤所主热证之大梗也。

麻黄汤方

麻黄三两　桂枝二两　甘草一两　杏仁七十个

上四味，以水九升，先煮麻黄，减二升，去上沫，内诸药，煮取二升半，去滓，温服八合。覆取微似汗，○不须啜粥，余如桂枝法将息。㈣覆取微似汗以下，后人所杜撰，辨见上。

太阳与阳明合病，是举太阳病发病大表里证之热，不太暴急，而纯太阳证波及阳明者也。太阳者谓头痛，发热，恶风，恶寒者也；阳明者谓腹中不和，或腹微满，或不大便也。前麻黄汤本证，头痛，发热，恶风，而身疼腰痛，骨节疼疼①而喘者，是其证太暴急也。此章头痛，发热，恶风，是不太暴急者也，然则似有剧易。然而此章更加腹中不和，或腹微满，或不大便，又加胸满而喘者，是其热深而见此里证也。虽似其证有剧易，而其实地位是同也。既已同其病所在之地位，见其证者，虽云不同而处其方是同也。故此编于经药必举二章，使学者审识其病之地位与其药方之地位，以活用其方法也。喘而胸满者，是于法为热盛于内而上攻，故胸满而喘也。然不云胸满而喘者，

---

① 疼疼：当为"疼痛"。

胸满非麻黄汤之本证，而喘为主证，故云喘而胸满也。不可下，以别太阳与阳明合病葛根汤之证，其变例有可下之法也。又别太阳与阳明合病，阳明为主，而波及太阳者，其正例可下而治之也。宜麻黄汤。宜者，据法而用之辞也，权宜为之也。是太阳阳明合病，喘而胸满者。既已在太阳病发病之时，故虽有阳明胸满之证，于法当先用麻黄汤，以发其汗也。既已用麻黄汤以发其汗，仍有太阳阳明胸满之证者，各随其证，以施其方，故云宜麻黄汤，以明权宜用之之治法也。后凡云宜者，皆此治例也。言头痛，发热，恶风，腹中不和，胸满而喘者，此为太阳与阳明合病。而太阳纯证波及阳明，其热使然者，宜麻黄汤。又头痛，发热，恶寒，腹微满，或不大便，胸满而喘者，是亦为太阳与阳明合病，宜麻黄汤也。既已与麻黄汤，仍头痛，发热，恶风，恶寒，腹中不和，或腹微满，或不大便，胸满而喘，非复太阳病麻黄汤之证，是阳明为主病而波及太阳者也，承气汤主之。若头痛，发热，恶寒，腹中不和，或腹微满，胸满而喘者，已与麻黄汤不解，又加胁痛者，小柴胡汤主之也。

葛根汤太阳阳明合病之证，与麻黄汤太阳阳明合病之证，其辨何似？答曰：太阳病表证，如桂枝之证，而腹中不和，或腹微满者，是太阳阳明合病葛根汤之证也。太阳病表证，比桂枝之证更加其剧，腹中不和，腹微满，或不大便，又加胸满，此麻黄汤太阳阳明合病之证也。故太阳病表证如桂枝之证，腹中不和，腹微满而喘者，是非麻黄汤证，此为葛根汤证。而更加喘者，法当先与葛根汤以发其汗，而后与葛根黄芩黄连汤以治其喘也。若与葛根汤，不汗出而喘者，此虽无胸满之证，亦麻黄汤之所主也。若太阳中风，则其治法异于此，其表证如桂枝之证而加其喘者，非复葛根汤证，是麻黄汤之所主也。是疑证之所别，而处方之所异也，不可不察矣。

太阳病，十日以去，以去，犹云以往，荏苒缓延之辞也。是举太阳病其初如桂枝或葛根之证，势不暴急，荏苒缓延而不解，而及麻黄汤者，而包伤寒中风也。又以此太阳病十日以去，照上太阳病三日发汗，以举其病证所解之迟速，以明麻黄汤证浅深之地位，因使人审识桂枝葛根之证浅深之地位也。又以此太阳病十日以去，照下伤寒五六日中风，往来寒热，以举其证入里迟速，以明伤寒、中风、太阳病变候之前后也。大抵太阳病，桂枝葛根之证，荏苒缓延而不解，以及十日以上者，虽不见麻黄证，亦是当与麻黄汤也。中风桂枝之证，荏苒缓延，以及十日以上者，虽不见麻黄证，亦是当与麻黄汤也。太阳病中风桂枝之证，其解期三日者，以大表证故也；葛根汤期五六日者，以间证故也；麻黄汤期十日者，以其证深剧故也。故太阳病中风，其发病起于桂枝葛根之证，荏苒缓延而不解者，以及十日以上，始见其变候，小柴胡汤之证也。若其发病起于麻黄汤之证者，七八九日之间，始见其变候小柴胡之证，独在伤寒，则以其发病起于麻黄汤之证为最易证。盖伤寒发病，无有易浅于麻黄汤证者。乃伤寒发病起于麻黄汤之证者，五六日已见其变候小柴胡证也。故小柴胡汤章云："伤寒五六日，中风"者，以照此章太阳病十日以去，及上太阳病三日发汗，以明太阳病、中风、伤寒病证之浅深，变候之前后，使人思而得之，审而识之也。脉浮细非阴脉微细之义也。凡表邪之脉，必浮而有方幅①者也。今表邪将解，而其浮脉去方幅，故云浮细也。而嗜卧者，是非病证，其表邪已解，始见其劳者也。外已解也，虽

伤寒论特解

四八

————

① 方幅：法度；规矩。此指脉有力而脉体宽。

如表证犹在，而其脉浮细而嗜卧者，此外已解之效也。设胸满胁痛者，与小柴胡汤。凡云与者，先与此汤，以观其动静之辞也。言其脉浮细而去其方幅，胸满胁痛而嗜卧者，此外已解，而里未解也，当与小柴胡汤，以观其动静也。脉但浮者，与麻黄汤。言太阳病桂枝及葛根汤之证，既发其汗，荏苒缓延而不解，以及十日以上，其脉浮而有方幅者。今乃浮细而去其方幅，又嗜卧者，是以其劳故也。虽似外证有未解者，此外证已解者也，不须与汤药。若其脉仍浮而有方幅者，是外证未解者也。虽似桂枝葛根证，而非复桂枝葛根证，是其证已深者，当与麻黄汤，以观其动静也。若更加胸满胁痛者，小柴胡汤主之，以与麻黄汤之后故也。若太阳病桂枝及葛根汤证，既发其汗，荏苒缓延而不解，以及十日以上，其脉浮细而去其方幅，胸满胁痛而嗜卧者，是其外已解，而里未解也，当与小柴胡汤以观其动静也。其脉但浮而仍有方幅，胸满胁痛而未嗜卧者，是外未解者也，麻黄汤主之。若太阳中风桂枝之证，既发其汗，荏苒缓延而不解，以及十日以上，其脉浮细而去其方幅，又嗜卧者，是外证已解者也，不须与汤药。若其脉仍浮而有方幅者，虽似桂枝证而非复桂枝证，是其热已深者也，当与麻黄汤，以观其动静也。若更加胸满胁痛者，小柴胡汤主之，亦以与麻黄汤之后故也。若太阳病中风桂枝证，既发其汗，荏苒缓延而不解，以及十日以上，其脉浮细而去其方幅，胸满胁痛而嗜卧者，当与小柴胡，以观其动静也。若其脉但浮有方幅，胸满胁痛，而未嗜卧者，麻黄汤主之也。若中风发病麻黄汤之证，既发其汗，七八日不解，胸满胁痛者，亦小柴胡汤主之也。若伤寒发病麻黄汤之证，既发其汗，五六日不解，胸满胁痛者，亦小柴胡汤主之也。

伤寒总目章发热，恶寒，体痛，呕逆，脉阴阳俱紧者，何以不列之于麻黄汤条下？答曰：此慎重伤寒治法之至也，是作者苦心之所最深也，学者不可不察焉。夫伤寒其证劲悍者也，一误其治，则或引大灾。若不慎重其治法，则遗人以祸也。何也？曰：发热，恶寒，体痛，呕逆，其证纯阳而无疑，是麻黄汤之证也。其脉阴阳俱紧者，非复麻黄汤之地位，是大青龙汤之地位也。若其证皆纯阳无疑，则舍脉而取证，与麻黄汤也。若其证皆纯阳，而就其中，颇见似阴证而非阴证，其证劲悍者，则舍证而取脉，与大青龙汤也。若其证皆纯阳无疑，其脉浮紧者，与麻黄汤，而不汗出者，亦与大青龙汤也。凡伤寒发病见此证者，当心识眼识其脉与证，以处其方，此脉证之不可先传者也。若不可先传而先传之，则是遗人以祸毒也。故此编专明麻黄大青龙汤之地位，而不列伤寒之正证，欲使学者悟得之也，慎重伤寒治法之至也。

上三章，始一章明麻黄汤大表里证，其热暴急者也。第二章明麻黄汤大表里证，其证不暴急者也。第三章明太阳病荏苒缓延，而及麻黄汤之地位者也。凡麻黄汤证专主其热者也，与桂枝葛根主其不和者，其法不同也。

太阳中风，脉浮紧，是举中风表热入里而伏，其热表里俱盛而纯阳证者，以明伤寒发病必审详其阴阳，而后当处其治也。凡中风虽复剧者，无有带阴证者。故中风剧热者，无有出于麻黄汤之证，而及大青龙汤者。若先与麻黄汤，已发其汗，以其伏热盛之故，不使汗出而致烦躁者，始及大青龙汤也。故此章不举伤寒发病，而举中风与麻黄汤之后证者，欲明大青龙汤所主之地位，犹在纯阳证故也。又明中风无带阴证者也。又明伤寒虽在发病，以其证劲悍而深之故，必有伏热。必有伏热之故，有似带阴证，而却是纯阳证者。又有似纯阳证而带阴证，必审识其阴阳证，而后当处其方也。故云不汗出烦躁者，先与麻黄汤发其汗，以其伏热盛而不使汗出之故，致此烦躁也。其脉浮紧者，是大青龙汤之本脉，其地位处阴阳两证之交者也。发热恶寒，其证深也，身疼痛，又其证深也。不汗出而烦躁者，先与麻黄汤，已发其汗，以其伏热盛之故，不使汗出而烦躁者也。凡烦躁者，在中风、伤寒则有伏热与水气与虚寒之别，不审识此三道者，以处其方，则致大逆也。此伤寒发病之治法，不可不慎重也。大青龙汤主之。证有纯阳水气之别，方有麻黄大小青龙之别。大青龙汤是纯阳伏热之主方，而伤寒发病之变不可先传也。故先举中风剧证之变，以正大青龙汤所主之地位。后举脉微弱，汗出，恶风，厥逆，筋惕肉瞤之诸证，使学者明伤寒发病大青龙汤之证，以审识其变候也。既明中风剧热，无出麻黄汤之证，而其变候始及大青龙汤，而终则是中风无有带阴证者也。而其云脉微弱，汗出，恶风，厥逆，筋惕肉瞤者，以明若见此诸证，则其发病虽如中风，而非复中风，是为伤寒也。又明中风变候之终，与伤寒发病之候同，而伤寒或带阴证也。凡大青龙汤之地位，中风、伤寒发病之别。若其中风，则其发病之时，其脉浮紧，发热，恶寒，无汗而身疼痛者，此中风麻黄汤之证也。已与麻黄汤，以其伏热盛之故，不使汗出而致烦躁者，是纯阳表证而伏热者，大青龙汤主之者也。若与麻黄汤后，脉浮紧变为微弱，发热，恶风，身疼痛，汗出而烦躁者，是其发病虽似中风，非复中风，是伤寒以其证蛰悍之故。见此证也，此伤寒带阴之证也。若其伤寒，则其发病之时，必先深挚恶寒，其脉浮紧，发热，身疼痛，无汗烦躁者，是伤寒纯阳证也。又其发病，脉浮紧，恶寒，发热，身疼痛，汗出，烦躁者，亦是伤寒纯阳证也。但其证势悍之故，虽有伏热，而犹汗出烦躁也。此四道者，中风、伤寒在大青龙汤之地位发病之别也。若脉微弱，汗出恶风者，不可服。证有阴阳水气之别，方有真武、白虎、茯苓四逆之别。此欲明大青龙汤、白虎汤地位之别，又欲明小青龙汤、真武汤地位之别，又欲明茯苓四逆汤地位之别也。凡外主大表盛热，而内有伏热，发之则有余毒，其证无太甚根据者，是大青龙汤之地位也。若主内有热结，而外及表热，发之而不可发，其证有根据者，此白虎汤之地位也。是大青龙汤主表热而及其伏热者也。白虎汤主里热而及其表热者也。若论其地位，则白虎汤深于大青龙汤之地位一等也，是二汤之别也。若主表证而有水气，及其水气为热候者，此小青龙汤之证也。若主水气而及表证，及其水气为寒候者，此真武汤之证也。要之，小青龙汤主热候而见水气证者也。真武汤主水气证而见寒候者也。若论其地位，则真武汤深于小青龙汤之地位一等也。总此四汤之地位，大、小青龙汤其地位皆在纯阳证，而白虎汤阴阳两证之交也。真武汤既带阴证者也，而茯苓四逆汤全于阴证而有水气者也。何以知之？上云脉浮紧，烦躁。中云汗出，恶风，相照以明大青龙、白虎汤地位之别也。上云烦躁，中云脉微弱，其中包脉沉紧，下云筋惕肉瞤，而并论大、小青龙汤，是相照以明小青龙、真武汤地位之别也。又上云烦躁，中云脉微弱，下云厥逆，是相照以明茯苓四逆汤之别也。而白虎汤之证，在阴阳两证之交，犹为阳证，故系之于上之纯阳证也；真武、四逆皆为阴证，故系之于下之阴证也。服之则厥逆，筋惕肉瞤，此为逆也。证有厥阴水气之别，方有真武、当归四逆之别。此欲明纯阳表证之治法也，又欲明阴阳两证之治法也，又欲明阴证之治法也。凡纯阳表热之证，务在去其热也。其意谓纯阳表热之证，苟去其热，则其人全然复其故①。纯阳表热之治法，复无他事，但去其邪热耳。若其阳证之热，处阴阳两证之交者，发之而不可发也，发之则或引阴证。故其热处阴阳两证之交者，其治法以和其热为主也。若其阴证之带热者，务在挽回其虚寒。故并有阴阳两证者，先治其阴证而后始治其阳证，是阴证之治法也。若其阳证而有表里之证，则先治其表热，而后治其里证，是阳证而有表里证者之治法也。此四者为顺治，故曰服之则厥逆，筋惕肉眴，此为逆也。其云厥逆者，此明是为当归四逆汤之证也。伤寒脉浮紧，汗出，恶风，烦躁，其表热微者，是白虎汤之证也。发之则必引阴证，必入厥阴，故云厥逆，以明为当归四逆汤之证也。若其脉微弱、发热、恶风、汗出，烦躁者，或致厥逆，是茯苓四逆汤之证也。其云筋惕肉眴者，是明真武汤之证也。伤寒脉沉紧，发热，恶风，汗出，烦躁者，是真武汤之证也。发之则致其暴剧，而筋惕肉眴也。是皆欲使学者慎重伤寒发病之候，而审识其治之顺逆也。言凡大青龙汤伏热之证，其候或疑于水气之证，或疑其证在阴阳两证之交者也，或疑于阴证也。然此大青龙汤之证，是纯阳表热而有伏热者，当审辨四道之别，以处其方也。太阳中风发病，脉浮紧，发热，恶寒，身疼痛，无汗者，此无疑于纯阳证，麻黄汤主之。若与麻黄汤，不汗出而烦躁者，是纯阳证而有伏热，故致此烦躁，大青龙汤主之也。若其伤寒脉浮紧，发热，恶寒，身疼痛，无汗，而无复余证，是纯阳伤寒也，麻黄汤主之。若不汗出而烦躁，仍无余证者，是纯阳证而有伏热者，大青龙汤主之。若伤寒发病脉浮紧，发热，恶寒，身疼痛，

---

① 故：本来，从前。

无汗，烦躁者，是纯阳伤寒正证，而有伏热者，大青龙汤主之。若伤寒发病，脉浮紧，发热恶寒，身疼痛，无汗烦躁者，是纯阳伤寒正证而有伏热者，大青龙汤主之。然伤寒其证蛰悍，其变候不可先传者也，必须审识其证。若其发病脉浮紧，恶寒，发热，身疼痛，汗出，烦躁，无复余证，是犹为纯阳伤寒而有伏热者，但以其证蛰悍之故，使汗出耳，是亦大青龙汤主之也。若其发病脉浮紧，恶寒，发热，身疼痛，无汗，烦躁，而见心下水气之一证者，是为纯阳伤寒而有水气证，小青龙汤主之。若其发病脉浮紧，恶寒，发热，身疼痛，汗出，烦躁，而见心下水气之一证，无复余证，是复为纯阳伤寒，而有水气证，亦小青龙汤主之也。亦以伤寒其证蛰悍之故，使汗出耳，其候以表热暴盛为法也。故曰证有纯阳、水气之别，方有麻黄，大、小青龙之别，此之谓也。伤寒脉浮紧，发热，恶风，身疼痛，汗出，烦躁，其表证已微，或手足厥冷者，是非大青龙汤之表证伏热，是其证为在阴阳之交，白虎汤主之。若脉沉微，发热，恶风，身疼痛，汗出，烦躁，头眩者，虽云表证不解，而或见水气之一证者，真武汤主之。若脉微弱，发热，恶风，身疼痛，汗出，烦躁者，是为阴证，茯苓四逆汤主之。故曰证有阴阳、水气之别，方有白虎、真武、茯苓四逆之别，此之谓也。伤寒脉浮紧，发热，恶风，身疼痛，汗出，烦躁者，其表证已微，反与大青龙汤，而手足厥寒，脉微欲绝者，此为厥阴证，当归四逆汤主之。若脉沉微，发热，恶寒，身疼痛，汗出，烦躁，头眩者，反与大青龙汤，而筋惕肉眴者，此为有水气，真武汤主之。故曰证有厥阴、水气之别，方有当归四逆、真武之别，此之谓也。

大青龙汤方

麻黄六两　桂枝二两　甘草二两　杏仁四十个　生姜三两　大枣十二枚　石膏如鸡子大

上七味，以水九升，先煮麻黄，减二升，去上沫，内诸药，煮取三升，去滓，温服一升，取微似汗。〇汗出多者，温粉扑之，一服汗者，停后服。汗多亡阳，遂虚，恶风，烦躁，不得眠也。㊜上取微似汗以下，后人所杜撰也。大青龙汤证既有伏热，则非汗出多。即不能解，又何恐？而云汗出多者，温粉扑之，汗多，亡阳，遂虚，恶风，烦躁不得眠也者，不知本编之义也。夫本编所以云脉微弱，汗出，恶风者，不可服，服之则厥逆，筋惕肉瞤，此为逆也者，谓若误认阴证以为阳证，而与大青龙汤则致此逆也。是所以分别阴阳二证之治法，而建规则，而非谓大青龙汤之本证服大青龙汤，而汗出多则致此逆也。而后人不知此义，漫①添蛇足也。且本编举本方服后之变证者，皆有所应照于前后，而论其委曲②者也，未曾有突然举之于方后如斯者也。

伤寒脉浮缓，是云脉浮缓者，明其表证不剧且是纯阳证也。此始举伤寒发病，而举表证不剧，反有伏热疑证者，以明此本章及麻黄汤伤寒。审识是纯阳证，则断然发之。若少见疑于阴证，则慎重其治，勿致误逆也。又本章③举大青龙汤表证剧者，而此章举大青龙汤表证不剧者，相照以明纯阳伏热之变候，虽有剧易而其地位是同，使人知其治法也。又本章中风表证剧者，

---

① 漫：随意。
② 委曲：隐晦曲折。
③ 本章：指上一章。

卷之二

五五

先与麻黄汤，而后始及大青龙汤。此章举伤寒表证不剧者，初即与大青龙汤。又本章举无阴证疑途者，而此章又举有阴证疑途者，以明中风入大青龙汤之地位者，十而有其一。而伤寒发病起于大青龙汤地位者，十而有其九也。又以明伤寒发病，起于大青龙汤地位者，其带阴证者，十而有其五六也。又本章举表证剧而烦躁者，而此章举表证不剧而身重者，以明脉浮紧，发热，表证太剧而烦躁者。及脉浮缓，表证不剧而身重者。及脉浮紧，表证不剧而烦躁者，皆是大青龙汤之所主，而使人审识其地位，以处其方也。身不疼但重，乍有轻时，此明其证有五途之疑似者也。一则即大青龙汤伏热之候也；二则白虎汤热结之疑途也；三则小青龙汤心下有水气之疑途也；四则真武汤阴证水气之疑途也；五则附子汤、及麻黄附子细辛汤、及麻黄甘草附子汤，少阴病之疑途也。无少阴证者，大青龙汤发之。云发之者，用权宜之法，以观其后证之辞也。言中风则脉浮紧，发热，恶寒，先与麻黄汤，不汗出，而后烦躁者，虽是似伤寒，犹大青龙汤攻之而不疑，故云主之也。凡云主之者，皆攻之不疑之辞也。伤寒则发病脉浮缓，发热，恶寒，身不疼但重，乍有轻时，而无少阴证者，虽是似中风，犹用权宜之法，以观其后证，故曰发之也。若有少阴证者，慎重其治法，勿致误逆也。此明伤寒阴阳两证之治法者也。凡少阴证，其变多端，不可先传者也。然其证皆以虚寒为本证者也。虚者，所谓虚夺之证也；寒者，其里气虚夺，而不能摄其外者也。此求少阴证之本要也。请举其一二以概其变，使学者意悟之。凡少阴证，但欲寐，背恶寒，口中和，或手足寒，身疼痛，或下利，咽痛，心烦，或下利便脓血，或清谷下利，或脉沉，身疼痛，或脉微，手足厥冷，或脉微，下利，或脉微细，汗出，背恶寒，此其大梗也。

言伤寒发病，脉浮缓，恶寒，发热，其表不剧而身不疼但重，乍有轻时，此纯阳伏热证也，大青龙汤发之则愈也。若脉浮缓，恶寒，发热，其表不剧而身不疼但重，乍有轻时，而见心下水气之一证者，此小青龙汤之所主也。若脉浮缓，恶寒，发热，其表不剧，身不疼但重，乍有轻时，而见阴证水气之一候者，是真武汤之所主也。若脉浮缓，身不疼但重，乍有轻时，而心烦，手足微见厥证者，此内有热结，是白虎汤所主也。若脉浮缓，发热，恶寒，其表不剧，身不疼但重，乍有轻时，而背恶寒，手足寒，此为有少阴证，附子汤主之也。若脉微弱，发热，身不疼但重，乍有轻时，此为少阴证，麻黄附子细辛汤主之也。若脉沉，身不疼但重，乍有轻时者，亦为少阴证麻黄附子甘草汤主之也。

　　伤寒表不解，是举伤寒表热大盛，而由其内有水气根据者也，是与大青龙汤之证相疑者。而大青龙汤其表热大盛，而其内有伏热者也。小青龙汤其表热大盛，而其内有水气根据者也，此二汤之辨也。云伤寒表不解者，以明伤寒发热，恶寒，身疼痛，无汗，烦躁，与大青龙汤不解，而见心下有水气之一证者。及身不疼但重，乍有轻时，与大青龙汤不解，而见心下有水气之一证者也。心下有水气，是法语也。凡此编中云水气者，皆谓但见水状而不成水形者也。干呕，发热，咳，是心下有水气之状也。何谓水形？皮水、黄汗、浮肿之类是也。干呕发热而咳，是明二义也：一则明伤寒发热，恶寒，表不解，心下有水气，干呕而咳者，是水气表证之剧者也；一则明水气无他表证，干呕而咳，但见发热之候者也。是心下有水气之证，不必发热与否，但以见热候为主也。故不云发热、干呕而咳，而云干呕、发热而咳也。言此水气之为热者，不必发热之剧易，而但见热候为主也。云而咳，以别干呕发热者，以明心下有水气之证，以咳为主证也。或渴，或利，或噎，或小便不利，少腹满，或喘者，小青龙汤主之。既以咳为主证，而又举五或者，以言心下有水气之证，或不咳而渴，或不咳而喘、或咳而喘，其变多端，不可先传也。要在见其一证，认识其地位本证，以处其治方，此学者当潜心而求者也。若能潜心而求之，则小青龙汤之用，多多益辨，此作者举五或之本志也。凡心下有水气之证，或有其表热大盛，或有其表热微者，或有其热发作有时，或有内见热候者，此四证者虽异，而其为候则一也。又干呕，噎，喘，咳，渴五者，心下有水气为热之候也。水气为热而见此一证者，小青龙汤之正候也。小便不利，少腹满，及下利二者，水气成寒之候也。水气已成寒者，有下部之证而见热候者，是小青龙汤之地位也。夫小青龙汤水气之证，其变不可胜数。故学者必审其地位与其正候，然后可以应其变，以处其方也。今略举其正变，以示其概：或有其表证大剧，发热，恶寒，干呕而咳者；又有干呕，发热而咳者；又有干呕，发热而渴者；又有干呕，发热而喘者；又有干呕，发热而下利者；又有干呕，发热而小便不利，少腹满者；又有噎，发热而渴者；又有噎，发热而下利者；又有噎，发热而小便不利，少腹满者；又有喘，发热而下利者；又有喘，发热，而小便不利，少腹满者。至其变候，则或有发热，恶寒，身疼痛，无汗，烦躁，而见心下水气之一证者；又有身重，乍有轻时，而见心下水气之一证者；又有吐涎沫而见心下水气之一证者。此正变十四证者，皆小青龙汤之所主，而心下有水气者之大梗也。

小青龙汤、真武汤，俱为水气证，则其辨安在？曰：水气之证，但见水状，而不成水形者，此则真武汤、小青龙汤俱同也。其所异者，小青龙汤之证，水气久久成寒，以发热候，是阳证水气之深者也。其病在心下及下部者也。真武汤之证，亦是水气久久成虚寒，而非发热候者，是阴证之水气也，其病不主一所而上掉者也。此二汤水气之别也。

又曰：凡咳有二类，曰何谓？曰：其一则小柴胡汤之咳也，其一则猪苓、小青龙、真武汤之咳也。小柴胡汤之咳者，表热入里而上攻心下，以致其咳者也，此为热咳也。其猪苓、小青龙、真武汤之咳者，此为水咳也。而此水咳亦别为二途也：猪苓、小青龙汤之咳，是热与水之所致也。真武汤之咳，单水之所致也。而猪苓汤之咳，表热入阳明，上攻心下，以吸结其水而致此咳者也。故猪苓汤之水，是一且①所吸结也，非久久之水气也。小青龙汤之咳，久久之水气成寒，以发热候而上攻心下，以致此咳也。真武汤之咳，亦是久久之水气成寒而虚逆，以致此咳者也。此咳之二类、四汤之别也。

又曰：凡渴有三类，曰何辨也？曰：一则五苓、猪苓之渴也；二则小青龙、茵陈蒿汤之渴也；三则小柴胡、白虎汤之渴也。曰：五苓、猪苓之渴，俱是表热一且吸结其水，故致此渴也，非是久久之畜水，故其治法以利水为肝②要也。然五苓则浅，猪苓则深。五苓表热在大表之间地而内攻者也，猪苓表热入阳明而上攻者也，此二汤之别也。曰茵陈蒿、小青龙之渴，其证不同也。茵陈蒿之证是瘀毒之为热也。小青龙之证是久水成寒者之为热也。茵陈蒿其证在下，但为热而不成寒，是纯阳里证也。小青龙其证在心下及下部，既已成寒而为热者，是犹

---

① 且：暂时。
② 肝：疑衍。

纯阳证而疑有阴证者也。此二汤皆久久之证，而非一旦之病也。凡五苓、猪苓、小青龙汤证虽异，而俱是一类也。茵陈蒿同物而异类也。要之，四汤者，于法为水与热相搏也。凡水与热相搏，上攻心下者，必见渴证也。曰小柴胡、白虎汤之渴，此为热渴也。小柴胡汤之渴，其热在半表半里而上攻心下者也。故手足温而渴者，小柴胡之证也。白虎汤之渴，其证在阴阳之交，而热结心中者也。故手足冷，或背微恶寒而渴者，是白虎汤之渴也。此渴者，三类之辨也。

小青龙汤方

麻黄三两　芍药三两　干姜三两　五味子半升　甘草三两　桂枝三两　半夏半升　细辛三两

上八味，以水一斗，先煮麻黄，减二升，去上沫，内诸药，煮取三升，去滓，温服一升。〇加减法：若微利者，去麻黄，加荛花如鸡子大。若渴者，去半夏，加栝蒌根三两。若噎者，去麻黄，加附子一枚。若小便不利、少腹满，去麻黄，加茯苓四两。若喘者，去麻黄，加杏人仁半升。朴凡本编方剂之例，一方主治众证者，皆以或举之。其见证虽异也，其本则同故也。如小柴胡汤、真武汤、通脉四逆汤等皆然。若有变证，而本方不足治之，则方名既以加去称之。诸方之例，可以见也，未曾有于方后加减者也。而今就本文五或设加减者，非啻①不知本编之例，亦不知方剂之主证者也。

伤寒心下有水气，咳而微喘，发热不渴，是举伤寒心下有水气者，见其热与渴，以定其证之浅深也。上章云发热而咳，或渴者，是不主渴者也。此证云发热不渴，服汤已渴者，是主

---

① 非啻：不仅仅。

渴者也。故上章云伤寒表不解而咳者，此恶寒发热皆盛而不渴，但咳者，是为心下水气成寒之最深剧者，故但咳而不渴也。此章伤寒心下有水气，咳而微喘，发热不渴者，此恶寒多，发热少，咳而微喘，不渴者，是为心下水气成寒之深者，但咳而不渴也。服汤已渴者，上章云心下有水气，干呕，发热而咳，或渴者，是不主渴，而其发热又微者也，此心下水气成寒之颇深者也。此章云心下有水气，咳而微喘，发热，服汤已渴者，是主渴之言，而其发热又盛者也，此为心下水气成寒之颇浅者也。约上数证，则知心下有水气，咳而喘者，其发热多而又渴者，是心下水气成寒之反浅者也。恶寒多，发热少而不渴者，此心下水气成寒之深者也。故恶寒发热皆盛而咳，又不渴者，是心下水气成寒之深者，而为其变候也。此寒去欲解也，小青龙汤主之。是明水气成寒之深者，恶寒多，发热少也。又以明水气成寒之浅者，发热多而又渴也。言伤寒恶寒发热皆盛，心下有水气，咳而不渴者，此水气成寒之最深剧者也，小青龙汤主之。又伤寒恶寒多，发热少，咳而微喘，不渴者，此水气成寒之深者，小青龙汤主之。又心下有水气，其发热已微，而不渴者，此水气成寒之颇深者，小青龙汤主之。又心下有水气，咳而微喘，其发热已盛而不渴者，是水气成寒之颇深剧者，小青龙汤主之。又心下有水气，咳而微喘，发热而渴者，此水气成寒之反浅易者，亦小青龙汤主之也。

以上四章，始一章明大青龙汤表热太剧，而里有伏热者也。第二章明大青龙汤表证颇缓，而里有伏热者也。第三章明小青龙汤表热大剧，而里有水气成寒者也。第四章明小青龙汤表证颇缓，而里有水气成寒者也。上此四章，其地位则同，而其证则大异也。大青龙汤二章主表热伏内，而类阴证者也。小青龙汤二章主内有水气成寒而发表热，又类阴证者也，此四章之别也。

上十一章分为三节，以明太阳病、中风、伤寒发病之候也。始四章为一节，中三章为一节，终四章为一节。其始四章之内，前三章明太阳病葛根汤发病之地位。其后一章变其通例，插入太阳病误治之后证，以结前三章之地位，而别下三章之地位也。中三章之内，前二章明太阳病麻黄汤盛热发病之地位。后一章亦变其通例，插入太阳病历日之后，终归麻黄汤者，以结前二章之地位，而别下四章之地位也。终四章之内，前二章明中风伤寒大青龙汤伏热之地位。后二章明伤寒小青龙汤水气之证之地位也。此四章者，将使学者审别伤寒发病及中风之成候，故始一章明中风一变之后证，第二章明伤寒发病之变证，第三章明伤寒一变之后证，第四章明伤寒中风成候也。此欲使学者以伤寒之发病，比中风之发病；以伤寒一变之后证，比中风一变之后证；以伤寒中风之成候，却比其发病及一变之后证，以审识伤寒之本证，而无误于中风也。上此十一章三节者，其地位之别，一等深于一等。故其中一节之地位深于始一节之地位一等。其终一节之地位深于中一节之地位一等，此次序地位之别也。

太阳病，外证未解，是举太阳病发病四五日，不施其治，而表证未解者，以包中风也。脉浮弱者，谓不与微弱者同也。其脉浮缓而不数紧也。当以汗解，言此虽历日已久，以其脉浮弱之故，为其证未深，法当以汗解也。宜桂枝汤。宜者，权时之辞也，以观其后证之法也。言得病而历日已久，则于理其证当深，故先与桂枝汤，以观其后证也。既与桂枝汤，微汗出，而发烦致衄者，此阳气涩重，不能发其热故也，与桂枝汤不须疑者也。若与桂枝汤汗不出者，太阳病则桂枝加葛根汤及葛根汤，各随其证与之；中风则以麻黄汤与之也。若太阳病发病四五日，不施其治，外证未解，脉浮弱而微喘者，桂枝加厚朴杏仁汤主之也。

太阳病，下之是举太阳病发病之时，未解其表证而先下之者也。微喘者，表未解故也，言太阳病桂枝证，其发病之时，不解其表证而先下之，以致微喘者，此非里证。以其表证未解而下之故。表证因此内攻，以致此喘者也。此本桂枝证，故知其喘是表证之所为也。其葛根汤以下，则于法为有下之而解者，然是非正法也。云下之表未解，而云未者，容有下之而解者之言也。桂枝加厚朴杏仁汤主之。言太阳病桂枝证，其发病之时，不解其表证而先下之，利遂不止，脉促者，此利非里证。即表证之所为也，与桂枝汤则愈。若与桂枝汤不愈者，桂枝加葛根汤主之。若太阳病桂枝证，其发病之时，不解其表证而先下之，以致微喘，其脉浮弱者，此亦非里证，以其表证未解而下之故，表热因此内攻，以致此微喘也，桂枝加厚朴杏仁汤主之。若太阳病桂枝证，若①葛根证，其发病之时，不解其表证，而先下之，利遂不止，脉促，喘而汗出者，表证已解也，葛根黄芩黄连汤主之也。

桂枝加厚朴杏仁汤方

桂枝汤方中更加厚朴二两，杏仁五个，水煎与本方同法。

〇太阳病，外证未解者，不可下也，下之为逆也，欲解外者，宜桂枝汤主之。㈲本编凡云外证者，自太阳表证，除阳明胃实之外，皆谓之外证也。故伤寒十三日不解章云先宜小柴胡

---

① 若：或。

卷之二

六三

汤以解外者，可以见焉。而此章云外证未解及欲解外者，宜桂枝汤主之。而不举其脉证，则外证广博，何以征其宜桂枝汤乎？可谓粗卤矣！故本编云太阳病外证未解，脉浮弱者，当以汗解，宜桂枝汤者。谓外证未解者，虽其证多也，但脉浮弱者，当以汗解，桂枝汤主之也。

○太阳病，先发汗不解，而复下之，脉浮者不愈。浮为在外，而反下之，故令不愈。今脉浮，故知在外，当须解外则愈，宜桂枝汤。🔘浮脉为在外者，固也。然浮脉之候亦多焉，不举证而论之，则不可为桂枝汤之所主也。

太阳病，脉浮紧，无汗，发热，身疼痛，此举太阳病发病误治，表证遂不解者也。此其发病麻黄汤之证也，然医或与桂枝汤，或与葛根汤，其汗不出，八九日不解，表证仍在，是为误治也。八九日不解，表证仍在，此当发其汗，此不须有所疑之言也。此其表证为麻黄汤之证，则虽历八九日，犹与麻黄汤，以发其汗，而不须有所疑也。太阳病中风桂枝证及葛根证，又亦皆然，各与其方，不须有所疑也。服药已微除，以明其热欲发，而未能发也。其人发烦目瞑，以明此证阳气涩重，其热怫郁不能发之，使之发烦目瞑，仍与麻黄汤不须有所疑也。太阳病中风桂枝证及葛根证，又亦皆然，各与其方，不须有所疑也。剧者必衄，衄乃解，以明此阳气涩重，其热怫郁，不能发之，故使之致衄也。若衄者，阳气发越，故衄乃解，麻黄汤主之也。太阳病中风桂枝证及葛根证，又亦皆然，各与其方，不须有所疑也。所以然者，阳气重故也，麻黄汤主之。言服药已微除，及发烦目瞑，及致衄血者，致此三道之证者，此无他故，以其阳气涩重，故使之其热怫郁，不能发越也。若衄者，阳气发越则解，是不须有所疑也。言太阳病中风桂枝证，其发病之时，不施其治。四五日表证未解，脉弱者，于法当发其汗，犹是桂枝汤主之。服药已微汗出，其人反更发烦者，犹是为前证。但其阳气涩重，其热怫郁不能发越，故使之然，仍与桂枝汤，不须有所疑也。若其剧者必衄，衄乃解，以阳气发越故也，仍与桂枝汤，不须有所疑也。若太阳病葛根证，其发病之时，脉浮缓，无汗，发热，恶风者，医误其治，或与桂枝汤，其汗不出，五六日不解，表证仍在，此于法当发其汗，犹是葛根汤主之。服药已微汗出，其人反更发烦目瞑者，犹是为前证，但其阳气涩重，其热怫郁，不能发越，故使之然，仍与葛根汤，不须有所疑也。若其剧者必衄，衄乃解，以阳气发越故也，仍与葛根汤，不须有所疑也。若太阳病葛根证，其发病之时，脉浮缓，无汗，发热，恶风者，医误其治，或与桂枝汤，其汗不出，五六日不解，表证仍在，此于法当发其汗，犹是葛根汤主之。服药已微汗出，其人反更发烦目瞑者，犹是为前证，但其阳气涩重，其热怫郁，不能发越，故使之然，仍与葛根汤，不须有所疑也。若其剧者必衄，衄乃解，亦以阳气发越之故也，仍与葛根汤，不须有所疑也。若太阳病麻黄证，其发病之时，脉浮紧，无汗，发热，身疼痛者，医误其治，或与桂枝汤，或与葛根汤，其汗不出，八九日不解，其证仍在，此于法当发其汗，犹是麻黄汤主之。服药已微除，其人反更发烦目瞑者，犹是为前证，但其阳气涩重，其热怫郁，不能发越，故使之然，仍与麻黄汤，不须有所疑也。若其剧者，又亦必衄，衄乃解，又亦以阳气发越之故也，仍与麻黄汤，不须有所疑也。

○太阳病，脉浮紧，发热，身无汗，自衄者，愈。**补**前章麻黄汤证，其人阳气涩重，故不汗出而致衄解者，以药力发之也。然衄不如汗，未全解，故仍以麻黄汤发之也。而此章云自衄者愈者，不知前章之义也。

○二阳并病，太阳初得病时，发其汗，汗先出不彻，因转属阳明，续自微汗出，不恶寒。若太阳病证不罢者，不可下，下之为逆，如此可小发汗。设面色缘缘正赤者，阳气怫郁在表，当解之、熏之。若发汗不彻，不足言，阳气怫郁不得越，当汗不汗，其人躁烦，不知痛处，乍在腹中，乍在四肢，按之不可得，其人短气，但坐以汗出不彻故也，更发汗则愈。何以知汗出不彻？以脉涩故知也。㊎此章义论混淆，不足取。

○脉浮数者，法当汗出而愈。若下之，身重心悸者，不可发汗，当自汗出乃解。所以然者，尺中脉微，此里虚，须表里实，津液自和，便自汗出愈。㊎此章从本编之例，则当云太阳病，发热，恶寒，脉浮数者，法当发汗也。何则？汗出即自汗出也，与发汗不同。又当发汗而反下之，身重心悸者，是误下而致变证也。亦安有不药而表里实，津液自和，便自汗出愈者乎？妄言已！

○脉浮紧者，法当身疼痛，宜以汗解之。假令尺中迟者，不可发汗。何以知之然？以荣气不足，血少故也。㊎此章云不可发汗，而不举治法，为徒论也。且以三部论脉，及云荣气不足血少者，本编之所无也。

○脉浮者，病在表，可发汗，宜麻黄汤。

○脉浮而数者，可发汗，宜麻黄汤。㊎上二章，脉浮者、脉浮而数者，其证多矣，何以征宜麻黄汤乎？

○病常自汗出者，此为荣气和，荣气和者，外不谐，以卫气不共荣气和谐故尔。以荣行脉中，卫行脉外。复发其汗，荣卫和则愈。宜桂枝汤。㊎凡本编之例，始举冒首者，示病位之大本也；中举证候者，示阴阳、表里、浅深、缓急也；终举脉状者，断阴阳表里也。以此参互错综而后处治法者，乃古之道，而仲景氏之所传也，此三者缺一则不可为诊治也。而此章突然云病常自汗出，而不举冒首与脉状，则无可知阴阳表里也。夫仲景氏之道，非徒一法治一病已，变通百病者也。其所以变通者，以阴阳表里皆有规则也。今有人于此，病常自汗出，而其脉沉微。又有人病常自汗出，而其脉浮大，乃何以取变通于此章乎？可见伪章，不足取，皆此类也。且论荣卫不和，不得其要，试问使荣卫不和者，果①何物？

○病人脏无他病，时发热自汗出而不愈者，此卫气不和也，先其时发汗则愈，宜桂枝汤。❹与前章同义论也。

○伤寒脉浮紧，不发汗，因致衄者，麻黄汤主之。❹剽窃本编麻黄汤致衄章者，不足取。

○伤寒不大便六七日，头痛有热者，与承气汤。其小便清者，知不在里，仍在表也，当须发汗。若头痛者，必衄，宜桂枝汤。❹不大便六七日而有热，且头痛，虽太阳亦属旁证，则可以为里实证。然未备潮热、谵语等证，则未可与承气汤也。其小便清者，虽仍在表，然既恶寒、发热等证罢，则不可为发汗之的证也。若头痛者，加之以衄则为桂枝证，然亦有葛根麻黄证也。要之，苟且杜撰，不足取。

○伤寒发汗已解，半日许复烦，脉浮数者，可更发汗，宜桂枝汤。❹此章肤浅，不足取。

凡病，或太阳病，或中风，或阳明合病也，而包其他诸证，发汗吐下后而说之也，以明其愈者与不愈者之候也。若发汗，

---

① 果：确实，真的。

若吐，若下①，若亡津液，凡亡津液者，或发汗过多，或发汗而又下之，于是有亡津液者也。而今不云若发汗，若吐，若下而亡津液者，以有发汗若下之，而亡津液者，又有不亡津液者故也。阴阳自和者，必自愈。阴阳以其脉与其证之地位言之也。谓其脉阴阳自和，其证阴阳之地位皆和也。言或太阳病，或中风，或阳明合病，及其他诸证，或与发汗剂，或与吐剂，或与下剂。既已服药已，其脉阴阳自和，其证阴阳之地位皆和者，权停其治，以观其后证。此必不须与药，而自愈者也。大下之后，复发汗，小便不利者，亡津液故也。是明上文云亡津液，阴阳自和者，必自愈之证也。凡亡津液者，发汗过多，或大下之后复发汗，以致亡津液者也。言发汗过多，若大下之后复发汗，而以致小便不利，其脉阴阳自和，其证阴阳之地位皆和者，是非病也。亡其津液，故致此小便不利也。勿治之，得小便利，必自愈。此得小便利，则必不待与余药而自和者也。若发汗过多，若大下之后复发汗，其脉阴阳未和，其证阴阳之地位仍未和，而致小便不利者，是即病也，各随其证治之也。下之后，复发汗，云下之者，以明所以虚其内也；云发汗者，以明所以虚其外也。此非必谓下之之后复发汗者，将明所以致内外虚之因，故托下后、发汗明之也。学者得其鱼而亡其筌②可也，凡以发汗吐下言之者皆然也。学者知之则应变于病而不穷也，此能者之所以变一为百者也，不可不察也。必必者，必于虚内外

① 下：宋本《伤寒论·辨可发汗病脉证并治》此后有"若亡血"三字。

② 得其鱼而亡其筌：即"得鱼忘筌"。比喻达到目的后，就忘了赖以成功的东西。此处指一种高境界。语出《庄子·外物》：筌者所以在鱼，得鱼而忘筌。

也，非必于发汗下后也。振寒，脉微细，谓其人不发热，但振振而寒，脉微细者也。振寒，大与恶寒异也。言下之之后复发汗，则必虚其内，又虚其外。既虚其内，又虚其外，其人必不发热，但振振而寒，脉微细也。振振而寒，脉微细者，以内外俱虚故也，随其证治之。所以然者，以内外俱虚故也。若发汗而下之后，其人蒸蒸发热，汗出，振振而寒，其脉浮弱者，是非病也，将欲解也，权停其治，以观其后证，此必不须与余药而自愈者也。下之后，复发汗，下之，以明虚其内之因也；发汗，以明虚其外之因也。昼日烦躁不得眠，夜而安静，凡病昼日而剧，夜而安静者，大抵是于法为里有寒、有虚者也；昼日而安静，夜而剧者，大抵亦是于法为里有热、有实者也。非云必皆如斯，此学者之当为心识者也。不呕，不渴，无表证，脉沉微，身无大热者，此明非里实、非里热、又非表证之未发尽其汗者，是阴阳俱虚，故身热不去者也。干姜附子汤主之。是承上文，以明太阳病及中风，其表证已解之后证，以包伤寒表证已解之后证也。以明脉有三道之疑似，而证亦有三道之疑似也。所谓脉有三道之疑似：凡此类证之脉，阳证而沉紧者三，沉迟者二，沉微者亦三，皆与此阴阳俱虚，脉沉微者相混者也。所谓证亦有三道之疑似：其一道者，云下之后者，以明虚其内之因也；云复发汗者，以明虚其外之因也。是通下章，以明太阳病、中风、伤寒表证解之后，证有阴阳两虚水气证之别也。太阳病、中风、伤寒表证已解之后，心下逆满，头眩，烦躁，脉沉紧，犹似有表证者，是阳证水气骚扰之证也，茯苓桂枝白术甘草汤主之。气上冲胸，头眩，微烦躁，脉沉微，犹似表证有所不解者，是其内已虚，其外犹实而不和者也，芍药甘草附子汤主之。昼日烦躁，夜而安静，脉沉微，无表证者，是阴阳

俱虚者也，干姜附子汤主之。其余二道者，凡病昼日而剧，夜
而安静者，大抵是于法为里有寒、有虚者也。昼日而安静，夜
而剧者，大抵亦是于法为里有热、有实者也。故昼日烦躁，夜
而安静，有表证，脉沉紧者，当有阳证水气成寒之候。昼日烦
躁，夜而安静，无表证，脉沉微者，当有阴证水气之候。昼日
安静，夜而剧，无表证，脉沉微者，当有里有实、有寒者。昼
日安静，夜而剧，无表证，脉沉迟者，当有里有热实、胃实之
候。此大法也，非云必皆如斯，此学者之当心识者也。其治法
必亦有先后之别者也：其一道者，云昼日烦躁不得眠，夜而安
静者，此明内外俱虚之证也，又明水气成寒者之疑证也。凡病
日晡所发潮热，续不了了者，大抵是大承气汤之胃实及大、小
柴胡及大陷胸汤之热实也。昼日明了，夜而烦躁不得眠者，大
抵是桃核承气汤之热结下部、及抵当汤之血证也。昼日烦躁，
夜而安静者，大抵是小青龙汤水气成寒者及干姜附子汤阴阳俱
虚之证也。其一道者，云不呕，不渴，无表证，脉沉微，身无
大热者，此明非里实、非里热、又非表证未发尽其汗者，是阴
阳俱虚，故身热不去者也。若渴而呕，表证仍在，而身无大热，
脉沉紧者，大抵是大小柴胡汤之证也。渴而不呕，表证仍在，
而身无大热，脉沉微者，此欲结胸，大抵是大陷胸汤之证也。
不呕，不渴，表证仍在，而身无大热，脉沉微者，大抵是桃核
承气汤热结下部及抵当汤之血证也。不呕，不渴，无表证，昼
日烦躁，脉沉微，身无大热者，大抵是干姜附子汤阴阳俱虚之
证也。言太阳病、中风、伤寒吐下之后，复发汗，表证已解，
心下逆满，头眩，烦躁，脉沉紧者，是水证骚扰，茯苓桂枝白
术甘草汤主之。若气上冲胸，头眩，微烦躁，脉沉微者，此内
已虚而外实，而犹未和者，芍药甘草附子汤主之。昼日烦躁，

夜而安静，无表证，脉沉微者，此阴阳俱虚，干姜附子汤主之。此皆已经吐、下、发汗者也。若下之后复发汗，日晡所发潮热，续不了了，呕而渴，表证仍在，而身无大热，脉沉紧者，小柴胡汤主之。若呕不止者，大柴胡汤主之。若下之后，复发汗，日晡所发潮热，续不了了，渴而不呕，表证仍在，而身无大热，脉沉微，或沉迟者，此欲结胸，大陷胸汤主之。若下之后，复发汗，日晡所发潮热，续不了了，不呕，不渴，无表证，脉沉迟，手足濈然汗出者，此胃实也，大承气汤主之。若下之后，复发汗，昼日明了，夜而烦躁不得眠，不呕，不渴，身无大热，脉沉微者，此热结下部，桃核承气汤主之。若下之后，复发汗，昼日明了，夜而烦躁不得眠，不呕，不渴，表证仍在，而身无大热，脉沉微，小便自利者，此血证也，抵当汤主之。若下之后，复发汗，昼日烦躁不得眠，夜而安静，呕而渴，表证仍在，而身无大热，脉沉迟者，此水气成寒者，小青龙汤主之。若下之后，复发汗，昼日烦躁不得眠，夜而安静，不呕，不渴，无表证，脉沉微，身无大热者，此阴阳俱虚，干姜附子汤主之也。

干姜附子汤方

干姜一两　附子一枚

上二味，以水三升，煮取一升，去滓，顿服。

〇发汗后，身疼痛，脉沉迟者，桂枝加芍药生姜各一两、人参三两新加汤主之。㊟此章据身疼痛，脉沉迟，则少阴病，当用附剂者也。而今仍主桂枝汤者，以为荣卫不和乎？又加芍药、生姜、人参者，抑以为荣虚乎？要之，后人之伎俩，不可知其意之所在也。

又方名新加者，可以征后人之加托也。

○桂枝加芍药生姜各一两、人参三两新加汤方

桂枝三两　芍药四两　甘草二两　人参三两　大枣十二枚　生姜四两

上六味，以水一斗二升，煮取三升，去滓，温服一升。

○发汗后，不可更行桂枝汤，汗出而喘，无大热者，可与麻黄杏仁甘草石膏汤。**补**是发汗后表里无大热，余邪在心胸中而为喘者，方证相对，可以试用也。然其人既汗出而喘，表里无大热，又无脉状之可据，而用大青龙汤之变方，则得无①厥逆，筋惕肉瞤之虞乎？学者当详审脉证，而后用之，而不可以为定规矣。是所以出于后人也。凡仲景氏之法方，阴阳逆顺，表里上下，无往②而不圆活，取诸左右皆逢源也，犹圣人之道，华夷纵横无弊焉，所以为医圣也。至《肘后》《千金》以下之方书，则或得之于前，或失之于后，犹诸子百家得失互有也。故医者先学伤寒病论，优游涵派③，研精覃思，明于阴阳之机会，达于万病之统体，以临《肘后》以下，曲直良散④，可立而辨也。而后摘⑤以助吾术，则庶可无大过矣。犹君子先学六经，通礼乐之源，而后涉猎诸子百家，时施有政⑥也。若夫固执后世书，偏承时师家法，以应万病，其不败者鲜矣！学者不可不察焉！

---

① 得无：恐怕。
② 无往：无论怎样，无论到哪里。
③ 优游涵派：当为"优游涵泳"。指从容求索，深入体会。
④ 曲直良散：曲直，喻指是非。良散，典出《周礼·春官》。《周礼·春官·巾车》："凡良车散车不在等者，其用无常"。贾公彦疏："作之有精粗，故有良散之名"。
⑤ 摘：选取。
⑥ 施有政：即施政，实施政务。有，助词。

○麻黄杏仁甘草石膏汤方

麻黄四两　杏仁五十个　甘草二两　石膏半斤

上四味，以水七升，先煮麻黄，减二升，去上沫，内诸药，煮取二升，去滓，温服一升。

○发汗过多，其人叉手自冒心，心下悸，欲得按者，桂枝甘草汤主之。㈱发汗后，心下悸欲得按者，水气将上冲之候也。今以桂枝甘草汤为主者，似而非者也。且叉手自冒心者，即病人一时之苦状，岂足以为证候乎？

○桂枝甘草汤方

桂枝四两　甘草二两

上二味，以水三升，煮取一升，去滓，顿服。

○发汗后，其人脐下悸者，欲作奔豚，茯苓桂枝甘草大枣汤主之。㈱是亦水气上冲证也，而举病名论者，非本编之例也。

○茯苓桂枝甘草大枣汤方

茯苓半斤　甘草二两　大枣十五枚　桂枝四两

上四味，以甘澜①水一斗，先煮茯苓，减二升，内诸药，煮取三升，去滓，温服一升，日三服。作甘澜水法：取水二斗，置大盆内，以杓扬之，水上有珠子五六千颗相逐，取用之。

○发汗后，腹胀满者，厚朴生姜甘草半夏人参汤主之。㈱发汗后，腹胀满者，证因多焉。而此章不举余证与脉状，不可知其阴阳表里也。

---

① 澜：原作"爛"，据宋本《伤寒论·辨太阳病脉证并治》改，下同。

○厚朴生姜甘草半夏人参汤方

厚朴半斤　生姜半斤　半夏半斤①　　人参一两　甘草二两

上五味，以水一斗，煮取三升，去滓，温服一升，日三服。

伤寒，是举伤寒表证已解之后证，多有水气骚扰之证及虚寒之证，以辨其疑途也。此以伤寒言之者，是为茯苓甘草桂枝白术汤明其地位也。若吐、以明吐后微动经，而有致心下逆满，气上冲胸，起则头眩之证也。若下后，以明下后其内空虚，水证上攻，而有致心下逆满，气上冲胸，起则头眩之证也。心下逆满，气上冲胸，起则头眩，不起则或无之也。脉沉紧，既以伤寒言之，又云脉紧者，以明似其表颇不和者也。发汗则动经，不发汗则或无之也。云动经者，法语也。身为振振摇者，茯苓桂枝白术甘草汤主之。身为振振摇者，动经之证也。头眩，亦微动经之证也。上云起则头眩，下云发汗则动经，皆以则言之。而中举脉沉紧者，为茯苓桂枝白术甘草汤审其证也。言虽心下逆满，气上冲胸而不微见头眩之证，则非茯苓桂枝白术甘草汤之证也。虽心下逆满，气上冲胸而不见振振摇者，亦非茯苓桂枝白术甘草汤之证也。此茯苓桂枝白术甘草汤之证者，是为纯阳证，故必有似其表不和者也。其云发汗则动经者，心下逆满，气上冲胸，起则头眩者，虽未见身为振振摇，而是必身为振振摇者也。故心下逆满，气上冲胸，起则头眩者，茯苓桂枝白术甘草汤之证也。其心下逆满，气上冲胸，身为振振摇者，固是的然茯苓桂枝白术甘草汤之证也，不须疑者也。起则头眩者，是有疑途者也，非专茯苓桂枝白术甘草汤之证者也。心下逆满，气上冲胸，起则头眩者，是非发汗之所治也。而必云发汗者，

---

① 斤：宋本《伤寒论·辨太阳病脉证并治》作"升"。

以明心下逆满，气上冲胸，起则头眩者，是茯苓桂枝白术甘草汤之常证，而其所主治也。而不解者，非误治，则是为变证也。必言之者，所以审茯苓桂枝白术甘草汤之地位与其所主治也。又其云若吐，若下后者，一则亦明其表不和，又虚内，而致心下逆满，气上冲胸，起则头眩之证也。其云吐者，取其表不和也。其云下之者，取虚其内也。此其表犹实，而其内独虚者，其脉或沉紧，或沉微者也，芍药甘草附子汤主之。一则亦明既虚其阳，又虚其阴，而致心下逆满，气上冲胸，起则头眩之证也。云吐者，取虚其阳也。云下者，取虚其阴也，此内外俱虚者，其脉必沉微者也，干姜附子汤主之也。发汗，病不解，心下逆满，气上冲胸，起则头眩之证不解也。此以发汗言之者，以明似其表有不和者也，又以明此证深于茯苓桂枝白术甘草汤之证一等者也。反恶寒者，今发其汗，则其本有恶寒者，固当解也。是本无恶寒者，今发其汗，而更致恶寒，故云"反"也。心下逆满，气上冲胸，起则头眩者，未见恶寒，而是必当恶寒者也，而但未恶寒耳。今发其汗，以动其证，故见其本证也。其外犹实，故虽发其汗而无害也。若其外不实者，必致内外俱虚之证，是发其汗之害也。虚故也，今发其汗而更反致恶寒者，此非发其汗之所致也。此证本其内虚，而其外犹实而不和者也。芍药甘草附子汤主之。夫心下逆满，气上冲胸，起则头眩，其内已虚，而其外犹实而不和者，其脉或沉紧，或沉微者也。其沉紧者，于法先与茯苓桂枝白术甘草汤。既与茯苓桂枝甘草汤不解，而后与芍药甘草附子汤。其沉微者，即与芍药甘草附子汤。若心下逆满，气上冲胸，起则头眩，其始不恶寒，而后更恶寒者，亦即芍药甘草附子汤主之。若发其汗，以动其证，而更反恶寒，病不解，是其外犹实而不和，而其内虚者也，固当芍药甘草附子汤主之。若发其汗病不解，而更昼日烦躁，夜而安静者，是内外俱虚，干姜附子汤主之也。发汗，若下之，此以发汗若下之言之者，一则明此证比芍药甘草附子汤之证，则更深一等者也。二则明内外俱虚者也。三则明发汗以动经，乃致此烦躁，或下之以虚其内，水气骚扰，乃致此烦躁也。故云发汗若下之者，假设之言，以明此三义也。病仍不解，仍者，再三治之言也，与前云病不解者相应也。若者为彼，则不为此之言也，故知欲明上三义，而为假设之言也。云病仍不解，病者谓心下逆满，气上冲胸，起则头眩者也。此证既非发汗若下之所治，又云病仍不解，以与前云病不解者相应，则明用此茯苓四逆汤者，大抵在芍药甘草附子汤及干姜附子汤之后，而与茯苓桂枝白术甘草汤，其地位大异也。烦躁者，是非专虚寒之烦躁，亦有水气骚扰也。茯苓四逆汤主之。芍药甘草附子汤及干姜附子汤，此二者，其证相通。而茯苓桂枝白术甘草汤及茯苓四逆汤，其证亦相通也。夫茯苓桂枝白术甘草汤与茯苓四逆汤，皆主水气骚扰，而有内外虚实之异也。芍药甘草附子汤与干姜附子汤，皆主虚寒而有外证有无之别也。此其所主治者，非复一口之所论。然而及其用之，则时有前后之施。故云病仍不解，以承芍药甘草附子汤。又云发汗若下之，以承茯苓桂枝白术甘草汤也。曰心下逆满，气上冲胸，起则头眩，脉沉紧者，反更恶寒及脉沉微者，与芍药甘草附子汤。既与芍药甘草附子汤而不解，又更烦躁者，是为虚寒之烦躁。先与干姜附子汤，病仍不解，烦躁不罢者，是非专虚寒之烦躁，亦有水气骚扰，茯苓四逆汤主之也，此所以承芍药甘草附子汤也。曰心下逆满，气上冲胸，起则头眩，脉沉紧者，既与茯苓桂枝白术甘草汤。病仍不解，遂烦躁，其脉或沉微，其人见虚者，茯苓四逆汤主之也，此所以承茯苓桂枝白术甘草汤也。发汗后恶寒者，虚故也。此以明与芍药甘草附子汤，俱承茯苓桂枝白术甘草汤之后也。心下逆满，气上冲胸，头眩，脉沉紧者，与茯苓桂枝白术甘草汤。诸证已解后，时有调胃承气汤之证也。必云发汗后，恶寒者，虚故也，以申芍药甘草附子汤之证者，以明诸凡太阳病及伤寒发汗后，表证已解，或有芍药甘草附子汤之证及调胃承气汤之证也。又上文但云发汗，此独云发汗后者，以申前干姜附子汤之章，而明诸凡太阳病及伤寒发汗后，而未下之者，表证已解，或有干姜附子汤之证及调胃承气汤之证也。不恶寒，但热者，实也，当和胃气，与调胃承气汤。此以照下发汗后之章，以明胃中干者，欲得饮水，而医或禁之，不使胃气和，则或致调胃承气汤之证也。言伤寒若吐，若下后，心下逆满，气上冲胸，头眩，脉沉紧者，与茯苓桂枝白术甘草汤。诸证已解后，不恶寒，但热者，实也，当和胃气，调胃承气汤主之也。太阳病伤寒，发汗后复恶寒，脉沉微，颇似有表证不和者，芍药甘草附子汤主之。若无表证，昼日烦躁，夜而安静，脉沉微，身无大热者，干姜附子汤主之。若不恶寒，但热，阳脉缓，但阴脉微者，此实也，当和胃气，调胃承气汤主之也。言伤寒表证已解，或有水气骚扰之证，或有虚寒之证。此二证者，最难于辨别，当审其疑似，而后以处其方也。又有与茯苓桂枝白术甘草汤之后，其证已解，不入阴证，但胃中不和而实者也。故此一章分为四节而论之，以茯苓桂枝白术甘草汤言之，则伤寒表证犹未和，而心下逆满，气上冲胸，起则头眩者，此犹为纯阳证，而水气骚扰，茯苓桂枝白术甘草汤主之也。若表证犹未和，心下逆满，气上冲胸，身为振振摇者，此亦纯阳证，而水气骚扰者，茯苓桂枝白术甘草汤主之也。若吐之而未下之，若下之而未吐之，其表证犹颇不和，内见其虚，而心下逆满，气上冲胸，起则头眩，脉沉紧或沉微者，此其表犹实而不和，其内独虚者也，芍药甘草附子汤主之。若既吐之，复下之，而无表不和之证，心下逆满，气上冲胸，起则头眩，脉沉微者，此内外俱虚，干姜附子汤主之也。以芍药甘草附子汤言之，则伤寒若吐之而未下之，若下之而未吐之，其表证颇未和，内见其虚，而心下逆满，气上冲胸，起则头眩，脉沉紧或沉微者，此其表犹实而未和，其内独虚者也，其脉沉紧者，于法先与茯苓桂枝白术甘草汤。既与茯苓桂枝白术甘草汤不解，而后与芍药甘草附子汤。其沉微者，即与芍药甘草附子汤。若心下逆满，气上冲胸，起则头眩，其始不恶寒而后更恶寒，亦即芍药甘草附子汤主之。若心下逆满，气上冲胸，起则头眩，发其汗，以动其证而更反恶寒，脉沉微者，芍药甘草附子汤主之。若心下逆满，气上冲胸，起则头眩，发其汗，病不解，而更昼日烦躁，夜而安静，此内外俱虚，干姜附子汤主之也。以茯苓四逆汤言之，则伤寒既吐之复下之，心下逆满，气上冲胸，起则头眩，脉沉紧者，既与茯苓桂枝白术甘草汤。病仍不解，遂烦躁，其脉或沉微，其人见虚者，即茯苓四逆汤主之。若心下逆满，气上冲胸，起则头眩，脉沉紧者，发其汗，反更恶寒，脉沉微者，与芍药甘草附子汤。病仍不解，又更加烦躁者，此为虚寒之烦躁，先与干姜附子汤。既与干姜附子汤，病仍不解，烦躁不罢者，此非专虚寒之烦躁，亦是有水气骚扰，茯苓四逆汤主之也。若以调胃承气汤言之，则伤寒，心下逆满，气上冲胸，起则头眩，脉沉紧者，与茯苓桂枝白术甘草汤。诸证已解后，不恶寒但热者，实也，当和胃气，调胃承气汤主之也。太阳病伤寒，发汗后，恶寒，脉沉微，颇似有表证不和者，芍药甘草附子汤主之。若无表证，昼日烦躁，夜而安静，脉沉微，身无大热者，干姜附子汤主之。若不恶寒但热，阳脉缓，但阴脉微者，此实也，当和胃气，调胃承气汤主之也。

上正文五章，通①前二十一章，为总结大一节。其前三章，补太阳病中风发病之所未备也；其后二章，终结太阳病中风伤寒之诸证也。合二十六章而一终矣。

茯苓桂枝白术甘草汤方

茯苓四两　桂枝三两　白术二两　甘草二两

上四味，以水六升，煮取三升，去滓，分温三服。

芍药甘草附子汤方

芍药三两　甘草三两　附子一枚

上三味，以水五升，煮取一升五合，去滓，分温三服。

茯苓四逆汤方

茯苓六两　○宋板六两作四两　人参一两　甘草二两　干姜一两半　附子一枚

上五味，以水五升，煮取三升，去滓，温服七合，日三服。

序例曰：自篇首总目章，以至此章，凡正文二十六章，分为七节，复通为二条。大首一节三章，为太阳病总目章，就中歧为中风、伤寒。是中风，伤寒，皆为太阳病属病也。始一章，即太阳病总目章也。第二章，太阳病中之歧，中风总目章也。第三章，太阳病中之歧，伤寒总目章也。上三章一节者，但为太阳病、中风、伤寒发病之候，审谛其证浅深之地位也，及其病一转之后，则不复与此三章相关也。大抵此三章之所关，至

① 通：承接，往来交接。

小青龙汤而尽矣。如其绪余，则及茯苓四逆汤也。以此三章照桂枝汤至小青龙汤十八章，使人审谛太阳病、中风、伤寒发病之候也。既审谛中风、伤寒发病之候，则随病应变无方。随病应变无方，则此三章为得鱼兔之筌蹄①也。其次四章，为小首一节。始一章，先举中风大表之证，以明中风其证最在外，而为太阳病中之一大歧也。第二章，始举太阳病大表之证，以明太阳病经常②者也。第三章，次举太阳病在大表而及间证者也。必举太阳病在大表而及间证者，所以审谛桂枝汤之地位也。第四章，次举太阳病中风大表证，逆治误治之后法，以明桂枝汤之用法，以结桂枝汤之地位也。此后证例当举葛根汤，今不然者，将③举伤寒发病，似桂枝汤大表证者，以明其地位故也。其次三章，为第二节。始一章，举太阳病发汗后一转之证，有阴证在下者也。第二章，举太阳病下后一转之证，有阴证在上者也。第三章，始举伤寒发病，似桂枝汤大表证，而阳虚在内者也，以应中风桂枝汤之证，以明伤寒亦为太阳病中之一歧也。此三章之内，前二章，例当举太阳病发病之候，今不然者，将明第三章伤寒发病，其证似大表，而其地位之深，比桂枝汤差三四等也。此伤寒发病之地位，与小青龙汤之证相深浅也。既举伤寒发病似桂枝汤大表证者，故后章还举太阳病发病，次桂枝加葛根汤之证。其次四章，为第三节。此不承于伤寒发病甘草干姜汤之证，而上接于桂枝加葛根汤之证。始一章，举太阳病发病大表之间证，次明葛根汤之地位，此深桂枝加葛根汤之证一等者也。第二章，举太阳病发病大表之间证在下者，以广

---

① 筌蹄：比喻达到目的的手段或工具。筌，捕鱼竹器；蹄，捕兔网。
② 经常：常道，常法。
③ 将：还。

葛根汤之主治也。第三章，举太阳病发病大表之间证上攻者，以广葛根汤之主治也。第四章，变其通例，举桂枝汤证逆治之后证者，以明桂枝汤及葛根汤，其地位虽异，而皆以和为主，而解其病也。使人知其立方之主意，大与麻黄大青龙汤不同，又以结葛根汤之地位也。此结葛根汤之地位，而不与葛根汤言之，必举桂枝汤者，引中风桂枝证之治法，接之于麻黄汤也。其次三章，为第四节。此主表证盛热而无里证者也，其地位则深葛根汤一等，而其证则大剧，以其盛热之故也。此主太阳病中风，而既伏伤寒于其中。始一章，举太阳病中风发病，表证盛热者也。第二章，举太阳病中风发病，表证盛热而及其里者，以广麻黄汤之主治也。第三章，变其通例，举太阳病中风十日以后，见麻黄汤证者，以结麻黄汤之地位也。不以余药言之，而必以麻黄汤结之者，以明此麻黄汤主治，与二章大、小青龙汤，俱是主盛热，但有浅深之别也。其次四章，为第五节。此举表证盛热，又有里证者，客中风，而主伤寒者也。始一章，举伤寒发病，表证盛热，而里有伏热者也。此举中风一转之客病，以明伤寒主病之深剧也。第二章，举伤寒发病，表证无盛热，而里有伏热者也。第三章，举伤寒发病后，表证盛热，而里有水气证者也。第四章，举伤寒中风，表证无盛热，而里有水气证者也。此四章者，第二章后，例当结大青龙汤。今不然者，以明大小青龙汤，其地位大抵同一也。而有少差别，小青龙颇深于大青龙汤也。其第四章，例当结小青龙汤。今不然者，为伤寒之故也。与前伤寒甘草干姜汤章，俱不用结后，以明伤寒发病其变多端，不可先结定，而当临时应变，以处于其治也。慎重伤寒之治法，此编辑之本意也。自此以上，至桂枝汤首章，皆明太阳病、中风、伤寒发病之候。其次五章，通前二十一章，为第六总结大节。始一章，举太阳病发病不施治者，以补桂枝汤证之变治也。第二章，举太阳病逆治之后证，以补桂枝汤、葛根汤之所未备也。第三章，举太阳病误治之后证，以补麻黄葛根桂枝之所未备也。第四章，举太阳病中风，表证解后，内外俱虚者，以结终太阳病中风发病之诸证也。第五章，举伤寒解后，有水气骚扰，虚寒诸证，以结终伤寒发病之诸证也。此五章通前二十一章，以始三章为补遗；而其终二章，为前二十一章之总结而终也。此其序次之大例也。其分为二十六章者，所以审识发病得病之因，审识上下、内外、浅深、阴阳之证也。其分为七节者，所以审识其病之地位与其汤药之地位也。其复通二十六章为二条者，将欲使学者混同此二十六章七节之诸证，合为一途。以彼所有之证，合此所无之病；又以此所有之证，合彼所无之病，通其有无，视其缓急，以审识其上下、内外、浅深、阴阳之证与其地位，临病应变而出奇无穷也。若善此道，则今方可以为古方，一药可以应百证，此《伤寒论》编辑之本意也。其在学者，不可不知者矣。

卷之三

太阳病篇第三

太阳病，发汗后，此举五苓散之疑证而迟发者也。云太阳病发汗后者，先为一章，举其纲也。大汗出，非谓发汗后，又大汗出也。发汗之时，大汗出也。上文举其纲，故其下举目也。胃中干，法语也。烦躁不得眠，此胃中干之证也。欲得饮水者，少少与饮之，谓病人意谓①得水则当佳也，非谓渴也。云发汗，大汗出，烦躁不得眠者，以照前干姜附子汤章而明发汗，大汗出后，有内外俱虚之证。又一转，以明甘草干姜汤阳虚之证也。令胃气和则愈。以明胃中干，烦躁，欲得饮水者，是非病也，少少与水饮之，令胃气和则愈，不须与药也。又照上章调胃承气汤证，明胃中干，烦躁者，医或禁水不与之，遂致调胃承气汤证。又照下文脉浮，小便不利之证，以明有猪苓汤证之别也。若脉浮，小便不利，微热消渴者，与五苓散。与者，权宜与之，观后证也。为此辞者，以明有猪苓汤及白虎汤之疑似也。言太阳病发汗而大汗出，烦躁不得眠，病人意谓得水则当佳，而非云渴者，是于法名为胃中干也，以大汗出之后证也。此证少少与水饮之，令胃气和则愈，此非病故也。医若禁饮水，而后不恶寒而但热者，是胃实也，调胃承气汤主之也。若发汗而大汗出后，烦躁不得眠，咽中干，其脉浮微者，是为阳虚，甘草干姜汤主之。若发汗而大汗出后，脉沉微，振振有寒，烦躁不得眠者，此为内外俱虚，干姜附子汤主之。若发汗而大汗出后，

---

① 意谓：以为。

脉浮，小便不利，微热消渴者，先与五苓散，以观其后证。若其脉浮数者，的然是五苓散之证也。若脉但浮者，疑于其证或深，是以表水上逆之证也。若脉浮，胃中不和，下利，若腹满，小便不利，微热消渴者，是为里水上逆，猪苓汤主之。若脉浮滑，小便不利，微热消渴者，或心烦，或微恶寒，则是非里水，非表水，此为里热将成厥阴，白虎汤主之也。发汗已，脉浮数，烦渴者，五苓散主之。是举其前证易，而后证剧者也，五苓散之本证而速发者也。此文例当云"若"而更端①，今不然者，"若"也者，是涉疑之辞也。此文的然举五苓散之本证，的然不涉疑者，故不云"若"也。云发汗已，脉浮数，烦渴者，未发汗之前，其病证颇缓，脉或浮或缓者。今发汗已，其脉反浮数，其证反加烦渴者，非复表热之所为也。其发汗之故，动表而表水上逆者也。凡五苓散之证，于法为动表而表水上逆，犹如苓桂术甘汤之证，动经而水证骚扰者。然五苓散之证甚易，而苓桂术甘汤之证太剧也。此异类而同证者也。凡五苓散之证者，表水上逆之证也。其法，大抵为动表，故其脉浮数为本脉。其但浮者，或是为深证。何则？是表水上逆之所为，法当浮数，上逆之故也。其最易者，微热而渴，其脉浮者也。其次，无热，而脉浮数烦渴者也。又其次，无热，脉浮而渴者也。又其次，无热，小便不利而渴，脉浮数者也。又其次，小便不利，微热消渴者也。又其次，发热而烦渴欲饮水，水入则吐者也。总之，表水上逆者，法当脉浮数，故以浮数为其本脉也。其脉浮者，却是为深证者，其证在内，故但浮而不数也。然其上逆之未剧者，自然是当脉但浮也。其有微热者，是表水之故也。其发热

---

① 更端：另一种情况。

者，或是非本证，本有表证不能解也。其有发热恶风恶寒者，皆为表水而外证不能解者，与五苓散。其证自解也，非五苓散之本证，是但治法也。凡五苓散之证，不过表水上逆，故渴与小便不利，为其本候也。又五苓散之烦者，心中颇如觉烦，而总身烦浊①不安，不明了者也。言太阳病，表水上逆，其证微热而渴，其脉浮者，此其最易者，五苓散主之。又无热而烦渴，脉浮数者，亦五苓散主之。又无热而渴，其脉浮者，亦五苓散主之。又小便不利，无热而渴，脉浮数者，亦五苓散主之。又小便不利，微热消渴者，亦五苓散主之。又发热而烦渴，欲饮水，水入则吐者，亦五苓散主之也。

五苓散方

猪苓十八铢　　泽泻一两六铢　　茯苓十八铢　　桂半两　　白术十八铢

上五味，为末，以白饮和服方寸匕，日三服。○多饮暖水，汗出愈。

🈡多饮暖水以下，后人之所加，当删去也。

伤寒汗出而渴者，五苓散主之；是举前证剧而后证易者也。云伤寒汗出者，一者明非表热入里而致此渴者也，一者明虽如表证仍在者，非是表证仍在者，此表水上逆及水证骚扰在表之故，使表证不得去者也。治其表水上逆及水证骚扰在表之证，则表证自去也。不渴者，茯苓甘草汤主之。言伤寒汗出而不烦，但渴，其脉浮数者，是表水上逆，五苓散主之。若汗出而不渴而烦，其脉浮数者，是水证骚扰在表，茯苓甘草汤主之。若汗出而烦渴，其脉浮数者，犹为表水上逆，五苓散主之。若汗出而不烦，但渴，其脉浮，有阳明证者，是里水上逆，猪苓汤主

---

① 烦浊：苦热。

之。若汗出而不烦，但渴，其脉沉紧者，是水证骚扰在里，茯苓桂枝白术甘草汤主之也。

五苓散、猪苓汤及白虎汤之烦渴，其别如何也？曰：五苓散、猪苓汤之烦渴，大体是同也。而有其别者，五苓散是表水上逆，而无阳明胃中之证者也。猪苓汤颇见阳明胃中之证者也，是为里水上逆，是其病本之别也。然则此二汤之烦渴，皆其水上逆之所为也。虽有热候，而亦易易①耳。白虎汤之烦渴，是热结心胸中，而心中大烦且渴者也，其热候太剧，此三汤烦渴之别也。

五苓、猪苓同其证而不同其地位，茯苓甘草、茯苓桂枝白术甘草亦同其证而不同其地位，小青龙汤、真武汤又其证相类，而其地位异阴阳者也。五苓散为表水上逆之证。猪苓汤为里水上逆之证。此虽以表里言之，而其实但浅深之异耳。猪苓汤之证深于五苓散一等二等，而及于阳明胃中者也。茯苓甘草汤为水证骚扰在外者。茯苓桂枝白术甘草汤为水证骚扰在内者。是茯苓甘草汤之证在大表者也，而茯苓桂枝白术甘草汤之证深于茯苓甘草汤三等四等者也。小青龙汤为阳证水气，而真武汤为阴证水气。是小青龙汤之水气主在心下，而带热候。真武汤之水气，不主心下，而于法为无热候者也。此六汤之别，不可不察者也。

以上二章，始一章先明太阳病解后，有五苓散、猪苓汤之疑途，然后遂入五苓散之正证也。终一章明伤寒汗出而解后，有五苓散、茯苓甘草汤之别也。总此二章，五苓散名为表水上攻，而猪苓汤名为里水上攻也。五苓散既为表水上攻，而茯苓

---

① 易易：很容易区分。

甘草汤名为表水骚扰也。

茯苓甘草汤方

茯苓二两　桂枝二两　生姜三两　甘草一两

上四味，以水四升，煮取二升，去滓，分温三服。

中风发热，六七日不解而烦，是举五苓散水逆之治法，以辨五苓散、栀子豉汤虚实二烦之别也，因以明五苓散、栀子豉汤之浅深也。其云中风发热，六七日不解而烦者，言中风六七日，法当自解而不解，而更加其烦者，虽云中风之证全然仍在，而非复中风之证，是以内有表水上逆之证，故使发热，表证不得解也。有表里证，表证，谓发热也；里证，谓烦渴也，是别栀子豉汤无发热表证者也。渴欲饮水，水入则吐者，名曰水逆，渴欲饮水，水不入则不吐，但水入则吐，是于法为内有水，而与饮水相逆，故名曰水逆也。又别栀子豉汤无表证，水药皆不得入口者也。五苓散主之。是言五苓散之证为表水上逆者，故脉浮数，烦渴欲饮水，水入则吐者，是五苓散之本证也。故中风发热，六七日不解而烦，有表里之证，渴欲饮水，水入则吐者，虽云中风之本证，全然仍在，而见五苓散水逆之证，则非复中风之本证，但以内有水而使发热表证不得解去也。治之之法，舍中风发热而独治其水逆耳。独治其水逆，则发热表证自解去，五苓散主之也。若中风发热六七日，其表证已解，心烦而不渴，水入则呕，颇见表虚，而觉胸中窒塞者，栀子生姜豉汤主之也。

凡五苓散表水上逆之证，是其病在大表，而其烦是表水上逆之所致，此为实烦也。栀子豉汤之证，名之为表虚，而其烦为虚烦，其证之浅深比之于五苓散证，其深更加三四等者也。五苓散水逆之证，颇觉胸中有物而逆之，而终不觉其窒也。而栀子豉汤之证，时亦颇觉有物而逆之，又觉胸中窒塞，是五苓散、栀子豉汤之别也。故五苓散之证，犹有发热表证者。而栀子豉汤之证，无复有发热表证而有"有身热者"。然而发热表证，非云是五苓散之本证，但为其病在大表，故时带发热表证者也。

○未持脉时，病人手叉自冒心，师因教试令咳，而不咳者，是必两耳聋无闻也。所以然者，以重发汗，虚故如此。^补凡医之道，以脉证断病，古今之通法也。今此章以耳聋一证断者，粗陋不足论已。

○发汗后，饮水多必喘，以水灌之亦喘。^补喘岂唯饮水多，且何必汗后？又以水灌病人，不知何谓，妄言已。●本自上中风发热，通下发汗吐下后为一章也。后人以此二章，掺入其中间，而今不可移易也，故仍旧已。

发汗后，水药不得入口为逆，是举表实证及表虚、阳虚、厥阴之疑似，以审明其证也。云发汗后，水药不得入口为逆者，发汗后，不见余证，但水药不得入口，以水入口则吐水，以药入口则吐药，是为有物在胸中而相逆也。是有表实证及表虚、阳虚之别者也。若更发汗，必吐下不止。亦谓有阳虚、厥阴之别也。吐下不止者，是厥阴也。吐不止者，是病在心中也。下不止者，是阴证也。言始发汗后，不见余证，水药不得入口者，是有三道之疑似也。若以为表实五苓散之证，则水与药不得入口。而五苓散之证，但水入口则吐者也。是不然，则非复表实五苓散之证也。若以为表虚栀子豉汤之证，则是始发汗后，而未至虚其表，非复栀子豉汤之地位也。况栀子干姜汤之阳虚，固非其地位也。然而病应已如此，则非彼证即此证也，非此证即彼证也。学者当审实其证，以处其方也。故发汗后，水药不得入口，或微见表证，则是五苓散之所主也。若发汗后，水药不得入口，或见表虚之证，则是栀子豉汤之所主也；或微见阳虚之证，则是栀子干姜汤之所主也。当须审实其证，以处其方也。若栀子豉汤之证，而更发汗，则必致栀子干姜汤之阳虚也。若栀子干姜汤之证而更发汗，则必入厥阴，而吐不止、下亦不止者，干姜黄芩黄连人参汤主之也。发汗吐下后，是举栀子豉汤之本证，以审明其地位也。其云发汗吐下后者，是明栀子豉汤证之所起、与其病毒之所在、与其地位也。是使学者先审定其本证，以应其变，而处其方也。云发汗者，明虚其表也；云下后者，明空其胃中也；云吐者，明其病毒上攻胸心中者也，故姑名为表虚也。表虚者，谓阳虚之浅者也。故名为表虚，以别栀子干姜汤及甘草干姜汤阳虚之深证也。其实皆属阳虚者也。虚烦不得眠，是明五苓散、栀子豉汤两烦之别也。五苓散之烦是大表证而实烦也；栀子豉汤之烦，非复大表证，是阳虚之烦，而不见表证者也。然而犹时有微见表证，是栀子豉汤之变也，非复其正也。又明栀子豉汤之证，时有觉心胸中有物，而其实虚气无物也。又明栀子豉汤之证，有觉心中虚烦者也。若剧者，必反复颠倒，心中懊侬，云若剧者，必反覆颠倒，心中懊侬，而不云心中懊侬，反覆颠倒者，以明栀子豉汤之证。发汗、吐下后，卒然反覆颠倒者，时亦有之。徐问其证，则心中懊侬者也。又明有其始虚烦不得眠，卒然反复颠倒，徐问之，则心中懊侬者也。又明有其始心中懊侬，遂反复颠倒者也。栀子豉汤主之；凡栀子豉汤之为证，既虚其表，又空其胃中。因此两虚，客气上攻心胸中者也，非必须发汗吐下后。要欲知其为阳虚，以正其本证也。故总栀子豉汤之证，是阳虚而客气上攻，心胸中颇觉窒涩者也。故其证有但心中虚烦者，又有胸中窒者，又有心中懊憹者，又有心中结痛者，又有卒然反复颠倒者。其证虽异，而其上攻心胸中则一揆①也。此栀子豉汤证之大概也。若少气者，栀子甘草豉汤主之；若呕者，栀子生姜豉汤主之。是少气者、呕者皆加栀子豉汤以他证者也。少气者，以内有栀子豉汤阳虚之证，故引他病毒于心胸中，故使其少气，是以加甘草以和散之也。其呕者，以内有栀子豉汤阳虚之证，故使胃气不达，故加生姜以导之也。既发汗虚其表，又下之空其胃中，又复吐之，引客气于心胸中，虚烦不得眠者，虽不见余证，而是阳虚之证也，栀子豉汤主之。又发汗吐下后，虚烦不得眠，卒然反复颠倒者，是当心中懊憹者，亦栀子豉汤主之。又发汗吐下后，心中懊憹，遂反复颠倒者，亦栀子豉汤主之。又发汗吐下后，未见余证，卒然反复颠倒者，此当心中懊憹，亦栀子豉汤主之。又发汗吐下后，烦不得眠，胸中窒者，亦栀子豉汤主之。又发汗吐下后，卒然反复颠倒，心中结痛者，亦栀子豉汤主之也。若发汗吐下后，虚烦不得眠，少气者，栀子甘草豉汤主之。又心中懊憹，反复颠倒，少气者，亦栀子甘草豉汤主之。若发汗吐下后，虚烦不得眠而呕者，栀子生姜豉汤主之。又心中懊憹，反复颠倒而呕者，亦生姜豉汤②主之也。发汗若下之，是举栀子豉汤证之变，以明水药不得入口者，有五苓散、栀子豉汤之别也。其云发汗若下之者，以明有但发其汗而未经下之，遂见栀子豉汤阳虚之证者。又有但下之而未经发汗，遂见栀子豉汤阳虚之证者也。是明水药不得入口者，亦有栀子豉汤阳虚之证也。然则当但云发汗而必云下之者，以明下后水药

---

① 一揆：完全相同。
② 生姜豉汤：当为栀子生姜豉汤。

不得入口者，而有栀子豉汤之证，犹是其证为阳虚也。此其要在欲使学者眼识五苓散、栀子豉汤虚实之别，而不必拘发汗吐下也。而烦热胸中窒者，栀子豉汤主之。言发汗而烦渴，有表里之证，水药不得入口者，五苓散主之也。若发汗而脉浮，烦渴，无表证，水药不得入口者，亦五苓散主之也。若发汗而烦热，无表证，不渴，水药不得入口者，栀子豉汤主之。又发汗而水药不得入口，胸中窒者，亦栀子豉汤主之。又但下之而烦热，水药不得入口，胸中窒者，亦栀子豉汤主之。若但发汗而烦热，胸中窒者，亦栀子豉汤主之。又但下之而烦热，胸中窒者，亦栀子豉汤主之也。

栀子豉汤方

栀子十四枚　香豉四合

上二味，以水四升，先煮栀子，得二升半，内豉，煮取一升半，去滓，分为二服，○温进一服。得吐者，止后服。

🈫栀子豉汤方后，温服以下，后人之所加，当删去也。说见下。

栀子甘草豉汤方

栀子豉汤方中更加甘草二两，水煮，与本方同法。

栀子生姜豉汤方

栀子豉汤方中更加生姜五两，水煮，与本方同法。

伤寒五六日，大下之后，是举伤寒大下之后，内得栀子豉汤之阳虚，而伤寒之证欲去不能去者，以明栀子汤通变之法也。云大下之后者，以明得栀子豉汤阳虚之证也。身热不去，非复发热外证也。心中结痛者，以大下之故，客气上攻心胸中也。未欲解也，谓若欲解此证，而施伤寒之治以除其证，则虽未遽至其剧，而亦不能除，犹云其病荏苒缓延而不喜解也。栀子豉汤主之。言伤寒五六日，大下之后，身热不去，心中结痛者，其伤寒之证已解也，但以内有栀子豉汤阳虚之证，故身热欲去而不能去也。若欲施伤寒之治以除其证，则虽未遽至其剧，而亦不能除之，犹云其病荏苒缓延而不喜解也。是其治法当姑舍伤寒之证，以治其阳虚，则其证自去也。是阳虚之浅者，而无表热者也，栀子豉汤主之。若大下之后，心烦，腹满，卧起不安者，是表热入内，而见此证也。非复主阳虚，以致此证，是主表热入内，以见栀子心烦之证耳，栀子厚朴汤主之也。若大下之后，身热不去，微烦者，是阳虚之深者也，栀子干姜汤主之也。

伤寒下后，心烦腹满，是举浅于栀子豉汤之证一等者，以明前证栀子豉汤及栀子厚朴汤，其证客主之别也。是栀子厚朴汤之证，以伤寒下后，表证未解，而胃中空虚，故其热入里，遂致心烦腹满也。卧起不安者，是栀子厚朴汤，以表热入里为主病，而栀子之证为客病也。而前章栀子豉汤之证，以阳虚为主病，而其热不能去，则此为客病也。又以明栀子厚朴汤之证，而有并栀子豉汤之证者也。栀子厚朴汤主之。言伤寒下后，心烦腹满，卧起不安者，此主表热入里，而遂致栀子证者也，栀子厚朴汤主之也。又伤寒下后，心中结痛，腹满，卧起不安者，是并两证者也，栀子厚朴汤主之也。

栀子厚朴汤方

栀子十四枚　枳实四枚　厚朴四两

上三味，以水三升半，煮取一升半，去滓，分三服。○温进一服，得吐者，止后服。

伤寒，医以丸药大下之，是举深于栀子豉汤之证一等者，

以明前章栀子豉汤及栀子干姜汤，其证剧易之相反也。云医以
丸药大下者，以明非其治，而虚其内之深，加栀子豉汤证一等
者也。身热不去，以明表证已解，而内有阳虚之证，故身热欲
去不能去者也。微烦者，是明其阳虚之深，加栀子豉汤证一等
者也。何则？是医以丸药大下之后也，其烦当剧。而微烦，故
为阳虚之深证也。是栀子豉汤之证，是阳虚之浅者，其证似大
深者。而栀子干姜汤之证是阳虚之深者，其证反似浅者，是剧
易反其证也。又以明此犹有带栀子豉汤证者也。栀子干姜汤主
之。言伤寒，医以丸药大下之，身热不去，微烦者，是其证则
虽易者，而其病反剧者也，是为阳虚之深者也，栀子干姜汤主
之。又医以丸药大下之，身热不去，微烦，心中结痛者，是犹
带栀子豉汤证者也，栀子干姜汤主之也。

栀子、香豉其主治俱是在心胸中，而栀子主治阳虚而心烦
者。香豉治阳虚而心胸中如有窒涩者，是二药之别也。

以上四章，始一章举五苓散水逆之证与栀子豉汤之证相疑
者，又举厥阴证与五苓散、栀子豉汤之证相疑者，以辨审其别。
以明五苓散阳实之烦与栀子豉汤阳虚之烦，而辨明其证，终入
栀子豉汤之证。始明其证在心中，次明其病上攻而少气者，次
明其病益上攻而呕者，终明栀子豉汤证之体也。第二章明栀子
豉汤之证，仍带表证者也，是似有表里者也。第三章明栀子豉
汤之证在心中，而其本在腹部者也，是有上下证者也。第四章
明栀子之阳虚之极，将入阴证者也。而第二章、三章、四章，
照第一章，以明栀子香豉，其用有别也。

栀子干姜汤方

栀子十四枚　干姜二两

上二味，以水三升半，煮取一升半，去滓，分二服。○温

进一服，得吐者，止后服。

　　○凡用栀子豉汤，病人旧微溏者，不可与服之。

　　㊟栀子豉汤诸方，皆为发汗吐下后所设，则溏者固无不可。而服之得吐者，亦无忌难。今此章云病人旧微溏者，不可与服，及方后得吐者止后服者，后人所加审矣。

　　太阳病发汗，汗出不解，是太阳病发汗，表已解者也，但以内有少阴水气证，故使表证不得去者也。治之之法，不可以表证从事者也。其证与苓桂术甘汤动经者相类，而其病毒与小青龙汤水气成寒者大类，而其本则不同也。其地位比小青龙汤更深一等，而比苓桂术甘汤有阳表、阴里之别。苓桂术甘汤是纯阳证，而犹近表者也。此真武汤则全是阴证水气，而久久成里寒者也。而其在太阳病伤寒，以发汗之故，见真武汤之证者，其证激发，与苓桂术甘汤动经之证，是为同一骚扰也。但苓桂术甘汤在阳表，故名为动经。而真武汤在阴里，不得名动经也。其人仍发热，汗出而其热不解，故云"仍"也。凡真武汤之证，名为少阴水气证，是阴证水气久久成里寒者也。其证本非有热者，故其常证，则腹痛，小便不利，四肢沉重疼痛，自下利，或咳，或呕，或小便利，而下利者也，是从伤寒而来，故发热似阳证也。心下悸，水气之候也。头眩，苓桂术甘汤之证起则头眩，不起则止。此真武汤之证，起居俱是头眩，是其证为水气虚候也。又苓桂术甘汤动经之证，则心下逆满，气上冲胸，起则头眩。而真武汤之证，无心下逆满之证，又无气上冲胸之证。此二证者，皆为骚暴①，是阳证之候也。有之则反为浅，无之则反为深也。身瞤动，振振欲擗地者，真武汤主之。苓桂

――――――――――

　　① 骚暴：剧烈。

术甘汤之证，但身为振振摇，而无欲擗地之意也，又身不瞤动。而此真武汤之证，身已瞤动，或又筋惕，此二证者，其水气已深之候也。又振振欲擗地者，是其证亦为水气虚候也。至其脉候，则苓桂术甘汤，其脉之深沉紧。而真武汤其脉沉微或弱。是苓桂术甘、真武二汤，虚实之辨也。又与大青龙汤之证相似者，伤寒发热，恶寒，身疼痛，不汗出而烦躁者，是大青龙汤伏热之证也。其仍有表证，而脉沉微或弱，发热恶寒，身疼痛，心下悸，头眩而烦躁者，是真武汤之证也。而大青龙汤无心下悸，头眩及肉瞤筋惕之证。而真武汤则必有此二证，是大青龙、真武二汤之别也。又有与大、小青龙汤之证相似者，发热恶寒，身乍重乍轻者，是大青龙汤伏热之候也。又发热恶寒，身乍重乍轻，渴而咳者，是小青龙汤证，水气成寒者之候也。又初不发热，但身重，干呕，咳者，今更发热者，亦是小青龙汤阳证，水气成寒之候也。初发热，恶寒，续更四肢沉重，不渴而咳者，是真武汤少阴水气之候也。若初四肢重而咳者，今更发热者，非复真武汤之证也，是亦大、小青龙，真武三汤疑途之辨也。又有与小柴胡汤之证相似者，心下悸，小便不利，胸下满者，是小柴胡汤之证也。若心下悸，小便不利，头眩者，是真武汤之证也。但小柴胡汤之证，其脉不过沉紧。而真武汤其脉沉微或微弱也，是小柴胡、真武二汤之别也。又有与四逆汤之证相似者，伤寒医下之，续得下利清谷不止，身疼痛者，此四逆汤之证也。若伤寒，医下之，续得下利，身疼痛，四肢沉重，或头眩，或瞤动者，是真武汤之证也，此亦真武、四逆二汤之别也。故真武汤之证，综论之：太阳病发病之时，脉微弱，发热恶寒，身疼痛，汗出烦躁而头眩者，真武汤主之。又发热恶寒，身不疼，乍重乍轻，而筋惕，脉微弱者，亦真武汤主之也。太阳病伤寒表未解，发热，呕，咳，不渴，而身瞤动，脉沉微者，亦真武汤主之。又发热，呕，咳，而小便不利，而心下悸，头眩者，亦真武汤主之也。太阳病伤寒发汗，汗出不解，其人仍发热，心下悸，头眩，身瞤动，振振欲擗地者，真武汤主之。又发汗，汗出不解，其人仍发热，腹痛，小便不利，四肢沉重疼痛，下利者，亦真武汤主之也。伤寒，医下之，续得下利，四肢沉重，身疼痛者，亦真武汤主之也。此皆真武汤少阴水气之本证也。

〇咽喉干燥者，不可发汗。

〇淋家不可发汗，发汗必便血。

〇疮家，虽身疼痛，不可发汗，汗出则痉。

〇衄家，不可发汗，汗出必额上陷，脉急紧，直视不能眴，不得眠。

〇亡血家，不可发汗，发汗则寒栗而振。

〇汗家，重发汗，必恍惚心乱，小便已阴痛，与禹余粮丸。阙。⊕凡万病之可发汗与不可发汗，在脉证之阴阳、表里，而不可就一病一证而固定也。岂唯发汗乎？凡百治法皆然。故本编建六部论之，明矣！是此编之所以卓越于宇宙间也。今上六章，不论阴阳、表里，就一病一证，徒云不可发汗，而胶①学者之心目者，方录家之言，而不知本编之规则也。

〇病人有寒，复发汗，胃中冷，必吐蛔。⊕"必"字拘泥甚。胃中冷者，太阴病之本因也，其证何必吐蛔也？

〇本发汗，而复下之，此为逆也；若先发汗，治不为逆。本先下之而反汗之，为逆；若先下之，治不为逆。⊕论治法之

---

① 胶：粘固。

先后，本编悉之，无可以加焉。此章徒云先后，而不举脉证论之，不足取。

伤寒，医下之，续得下利清谷不止，是伤寒表证仍在，而入少阴者也。是伤寒本病，犹未至入少阴而医下之。本病与误治相协，以成虚寒，而见此少阴证也。故云伤寒医下之，续得下利。其下利，即清谷下利。清谷下利是少阴四逆之本证，而不容疑者也。身疼痛者，急当救里；今既清谷下利，而犹未止，又更身疼痛。是清谷下利，既为少阴四逆之本证，而又更身疼痛者，疑是少阴至剧之证，而致此身疼痛者也。夫少阴证而身疼痛者，是其虚寒之至剧者也。其法将至通脉四逆域，非复缓其治者，故急当救里，畏此至剧故也。然而此证有三疑途：夫伤寒表证仍在，医又逆而下之，然后致此身疼痛；则此身疼痛者，以是表证不和之故，致此疼痛。然则此疼痛，犹未足深畏者也，是其疑途一也。又伤寒既下之，以其下之之故，表证已解。虽则表证已解，但内有阴证之故，表证欲去而不能去也，其实是表证已解者也。此证必有真武之疑途：若其下利非复清谷下利，而心下悸，头眩，身疼痛者，真武汤之证也。或腹痛，或手足沉重者，是亦真武汤之证也，是其疑途二也。又伤寒，医下之，续得下利清谷。其下利，即清谷下利。而又更身疼痛者，自①其清谷下利言之，则此身疼痛，似是少阴四逆之疼痛也。自伤寒外证仍在者言之，则此身疼痛似是表证不和之疼痛也。然而此身疼痛，不必问其表证与阴证，但以清谷下利，的然少阴四逆之本证，故先与四逆汤也。设令此疼痛为阴证，则固是四逆之所治也。假令为表证疼痛，亦于其治法，当先治其

① 自：假若。

阴证，而后及其表证，是所以与四逆汤不疑也。此为其疑途三也。后身疼痛，清便自调者，急当救表。此一者以明有阴阳两证者，其治法有先后也：一者以明此身疼痛，其在阳证，非复深证，但其不和之故，致此身疼痛也。故与桂枝汤以和其表，则此身疼痛自解也。非以桂枝汤为主治身疼痛者，但以其地位与其和表之主治与之也。可见古人之用方者，专主其地位，是其所以活用变化，不可端倪也。其云急当救表者，此身疼痛，其在阳证，虽云不剧，而承少阴虚寒之后，则或内攻，将为深忧，故云急当救表，以明少阴虚寒之后，当深慎其治方也。救里宜四逆汤，宜者，权宜之辞也，必为权宜之法，此有二义也：一者，续得下利，清谷不止，身疼痛者，或恐有真武汤证也，但以清谷下利，为是四逆之本证，故以权时之法，先与四逆汤也。一者，清便自调，后身疼痛者，徒然与四逆汤，则畏表证捣虚而内攻，遂为深忧，故用权宜之治法，以从事①于表证也。救表宜桂枝汤。清便自调，后身疼痛者，与桂枝汤。而身疼痛不止，则恐其有真武、附子二汤之证，未得放心与桂枝汤，必当慎候其证，以施其治。不然，则将引大灾，亦以其承少阴证虚寒之后故也。故再用权宜之辞，使夫学者审知少阴虚寒之后，其治法最当为慎重也。言伤寒，医下之，续得下利清谷不止，身疼痛者，是清谷下利已为少阴之本证，而又身疼痛者。假令少阴证，则是其剧者也，急当救里，宜四逆汤也。若医下之，续得下利，其下利，非清谷下利，而身疼痛，心下悸，头眩者，此少阴之水气证也，真武汤主之。若医下之，续得下利，腹痛，手足沉重，身疼痛者，亦真武汤主之也。伤寒，医下之，续得

---

① 从事：处置，处理

下利清谷不止，身疼痛者，既与四逆汤，清便自调，后身仍疼痛者，是其表不和故也，急当救表，宜桂枝汤。既与桂枝汤，后身仍疼痛者，非复表证不和，是犹在少阴也。若身疼痛，手足寒，脉沉者，附子汤主之。若身疼痛，肉瞤筋惕，或下利者，真武汤主之也。

以上二章，承上栀子豉汤阳虚之证与五苓散表水之证，以明阴证之别也。始一章，明少阴水气之证也；终一章，明少阴虚寒之极，以结前七章之终也。

上八章通为一大段，而分为三节。始二章明表水上攻骚扰之别。中四章，前一章明阳证虚实之顺，而辨入厥阴证者也。后三章，一章明阳虚之证，以辨栀子香豉之别，而及阳虚之极，将入阴证者也。终二章明少阴水气之证，与少阴虚寒之极也。此八章次序之义也。

○病发热头痛，脉反沉，若不差，身体疼痛，当救其里，宜四逆汤。㊜发热，头痛，脉反沉而不下利者，麻黄附子细辛汤证也。而此章云当救其里，宜四逆汤者，不知本编之治例，而剿窃下利清谷，身疼痛章也。

○太阳病，先下之而不愈，因复发汗，以此表里俱虚，其人因致冒，冒家汗出自愈。所以然者，汗出表和故也。里未和，然后下之。㊜因汗下而表里俱虚者，安有自然汗出愈者乎？妄言已。

卷之四上

太阳病篇第四上

太阳病未解，此举太阳病易者，始及小柴胡汤之地位，而其脉阴阳始俱变也，以先明小柴胡汤证之地位所在及其脉变也。云太阳病未解者，是太阳病易者，始及小柴胡汤之地位，而犹未全具小柴胡汤之证而解者也。若全具小柴胡汤之证，则必须药其证而后解，不然则未喜解也。阴阳脉俱停，是其初阴阳脉俱不和，而今始阴阳脉俱停者也。其初阴阳脉俱不和者，是其病始及小柴胡汤之地位也，而但未见小柴胡汤之证而解耳。故其病必先振栗汗出而解。必先振栗汗出而解。振栗、汗出而解者，虽云与他药而解，此其病则始及小柴胡汤之地位之征也。故凡病服小柴胡汤，振栗汗出而解者，是非小柴胡汤之所为也，是地位之事也。故其病苟及小柴胡汤之地位，则虽不服小柴胡汤，而必先振栗汗出而解也。故此章云太阳病未解，阴阳脉俱停者，是太阳病始及小柴胡汤之地位，犹未全小柴胡汤之证，而不及与小柴胡汤而解。故此章云阴阳脉俱停者，此欲以明其病始及小柴胡汤之地位，而阴阳脉始俱变也。但阳脉微者，先汗出而解，若邪仍在表，则其法必当阳脉浮大也。今但阳脉微而阴脉和者，是但其表未和耳，故但阳脉微也。表和则愈，故先汗出而解也，是其病在表而未及小柴胡汤之地位者也。但阴脉微者，下之而解。是其阳脉已和，而但阴脉微者，是其表已解，故阳脉已和，但里仍未和，故使阴脉微也。若表未和者，汗出而自解。若里未和者，非药之则不解，此浅深之别也。故少下之，以和其里，而后始解也。是其在里之地位与小柴胡汤同，而其病则易者也。若阳脉已微，而阴脉又微者，此表里俱有所不利和也。此法当有小柴胡汤之证也。何则？小柴胡汤之证，上焦不利和，而郁郁微烦，或郁郁不欲饮食，故使其脉阴阳俱微也。此其法当就其见证，以审识是为小柴胡汤之地位，然后引之于此脉状，而后处其方者也。故下文云"宜"，以使学者自心识小柴胡汤之证。其初有此疑途也，此须学者之心识眼识者也。故不的然说之，而微举其法，亦唯在学者之所意悟也。若欲下之，宜调胃承气汤。宜者，权时之言也。但阴脉微而无余证者，的然调胃承气汤之证也。然而阴脉微者，其脉非浅，已与调胃承气汤，而其脉仍不和，或见余证者，非复调胃承气汤之证，当随证而治之。然而此其后证，大抵不出大小柴胡汤之证者也。故作权时之言，以示其义也。言太阳病未解，阴阳脉俱不和，或见柴胡一证者，宜小柴胡汤也。若但阳脉微者，是不更须药之，必先汗出而解也。若但阴脉微者，是里未和者也，非药之则不解，与调胃承气汤，下之则愈也。若阴阳俱微，或呕，或郁郁微烦，或嘿嘿不欲饮食者，但见此一证耳，虽不见余证，当与小柴胡汤也。若阳脉已和，但阴脉微者，既与调胃承气汤，其脉未和，更见余证者，当随其证而治之也。然而是其后证，大抵①不出大、小柴胡汤之证者也，此学者之所当知者也。

○太阳病，发热汗出者，此为荣弱卫强，故使汗出，欲救邪风者，宜桂枝汤。㊟以荣卫论证因及云邪风者，非本编之例也。

伤寒五六日中风，是举小柴胡汤之地位及其证之经纬与变

---

① 抵：原作"氐"，据文义改。

也。先明小柴胡汤之地位与其证之本起者，凡二道焉：小柴胡汤之地位，其表证入里之日数，在一经之半则亦非其入里之深者，亦非其在表之浅者，大抵在其中间，是小柴胡汤之地位也，即一道也。其证之所本起者，其证则虽或见其热，或不见其热，而其病之所本起者，主在其热入里，是小柴胡汤证之所本起也，即其一道也。故其为经证者四焉：往来寒热一也；表有热二也；表不见其热者三也；身有微热者四也。其为纬证者五焉：胸胁苦满一也；嘿嘿①不欲饮食二也；心胸中烦而呕三也；渴四也；咳五也。其为变证者五焉：心胸中烦而不呕一也；腹中漫痛②二也；胸下痞硬三也；心下悸，小便不利四也；身有热而不渴五也，是小柴胡汤证之概数也。其明小柴胡汤之地位与其证之所本起者。此云伤寒五六日中风者，言伤寒其证本剧，故其热之入里，大抵五六日，而既及小柴胡汤之地位也。若其中风，大抵七八日若八九日，而始及小柴胡汤之地位，以中风其证本易故也，是明小柴胡汤之地位者也。又既云伤寒，又云中风，是明小柴胡汤之所本起者，主在其热入里者也。往来寒热，是小柴胡汤之本证也。夫小柴胡汤证之所本起者，主在其热入里，则热是为其经也。故始云往来寒热，是为其热入里之候也。而其次乃云胸胁苦满，嘿嘿不欲饮食，心烦喜呕。又其次云胸中烦而不呕，此云胸中烦，以合上之胸胁苦满。又云烦而不呕，以合上之心烦喜呕。而冠此二者以往来寒热，是往来寒热为经证，而胸胁苦满，嘿嘿不欲饮食，心烦喜呕为其纬证。又往来寒热为经证，而胸中烦而不呕又为其纬证。又往来寒热为经证，

① 嘿嘿：同默默，即表情沉默，不欲言语。
② 漫痛：满痛

而渴及咳者又为其纬证。又往来寒热为经证，而腹中痛，胸下痞硬，心下悸，小便不利为其变证也。又上云或渴，而下云或不渴，身有微热，是下云或不渴，身有微热者，以照上渴者，以明上渴者，是表不见其热者也，此以下明上者也。又上举往来寒热，其热入里者，以冠胸胁苦满，嘿嘿不欲饮食，心烦喜呕，以照下或胸中烦而不呕者，以明此下胸中烦而不呕者，时或有其表有热者也，是以上明下者也。而不明举其表有热及其表不见热者，往来寒热是为小柴胡汤之主证。而表有热者及其表不见热者，俱是为客证，俱是有疑途故也。故不明举而欲使学者意悟也。其身有微热者，虽是有疑途者，犹与小柴胡汤之本证相近，故明举之，以别上之表有热者及其表不见热者，欲使学者出奇无穷也。渴、咳及身有微热者，或为经证，或为纬证而寓之于诸或变证中者。此三证者，皆是与他诸汤之证有疑途故也。故虽为经纬之证，而寓之于变证之中也。凡往来寒热，嘿嘿不欲饮食，心烦喜呕者，小柴胡汤之本证，而是无疑途者也。其或渴，或腹中痛，或胁下痞硬，或心下悸，小便不利，或不渴，身有微热，或咳者，小柴胡汤之证，而与他诸汤之证，有疑者也。胸胁苦满，胸胁中及胁下，觉满而苦闷也。满而云苦，其满之闷，不可说也，而非成形状者也。默默不欲饮食，小柴胡汤证，其病在上焦，故不欲受饮食也。心烦喜呕，其烦但在心中，不甚博也。或胸中烦而不呕，其烦甚博，而心胸俱烦也。此云胸中，以应上文之首胸胁。又云不呕，以应上文之尾心烦喜呕，以明往来寒热，而具此上之一证者，是小柴胡汤之证而不疑也。又以明有胸胁苦满，嘿嘿不欲饮食，心烦喜呕三证皆具者也。又以明无心烦喜呕以上之三证，而有但心胸中烦者也。又凡云或者，欲使学者适识其要之所归之辞也，又分歧之辞也。故此云或者，凡有三义：一则云或者，犹云亦有如此者。亦有如此者也，以明小柴胡汤之证，其变亦有如此者。亦有如此者，其途径虽多，而审其要之所归，以适识其病所在之地位，则其病变虽云千万，而无所容疑，确然可以处其方。故举其经证，又举其纬证，又举其变证，欲使学者错综通观，以适识其病所在之地位，莫惑末歧愈变愈多，而活用其方也。故云或者，欲莫惑末歧，而适识其要之所归之辞也。二则明就此小柴胡汤之证，有特者，有并者也。三则明小柴胡汤之证，而与他诸汤之证有疑途者也。故云或者，分歧之辞也。或渴，是云或渴者，有往来寒热，而具胸胁苦满、心烦喜呕之二证以渴者也。又有往来寒热，而但具一证以渴者也。又有表有热，而具上之三证而渴者也。又有表有热，而具上之一证以渴者也。又有表无寒热，具上之三证以渴者也。又有表无寒热，具上之一证以渴者也。是其表无寒热，具上之一证以渴者，是有疑途者也。必须心识眼识其正证，故下皆举有疑途者，欲使学者不眩其疑途，而心识眼识其正证之所在，以处其方也。故此云或渴者，使其文不干涉于上之数证也，故更其端也。或腹中痛，云腹中痛者，其痛不与云腹痛同也，是腹中漫痛者也，与小建中汤急痛者其状相反也。故下文举建中汤，以明此腹中痛之别也。此云或腹中痛者，主承上文之渴，而旁及上文往来寒热以下四证也。故云或也，以明表无热。腹中漫痛而渴者，虽不见他证，而并见此两证，则可见其热在上焦者，是小柴胡汤之地位也。而更见深证，故决然以与小柴胡汤也。若有此二证，而微见心胸中烦，或微见胸下痞满，则是益可者也。若心胸中烦而不呕而渴，腹中急痛者，是小建中汤之证也。故上云胸中烦而不呕，下云胁下痞硬，以明有此二义也。若往来寒热，胸胁苦满而腹中漫痛者；若往来寒热，嘿嘿不欲饮食而腹中漫痛者；若往来寒热，心烦喜呕而腹中漫痛者，皆是小柴胡汤之正证，而不须疑者也。若表有热，胸中烦而不呕，腹中漫痛而渴者，亦是小柴胡汤之证，而不须疑者也。或胁下痞硬，是包心下痞硬言之也。而不云心下痞硬者，避大陷胸汤及半夏泻心汤之证也。若心下满而硬痛，其痛剧而不可近者，大陷胸汤之证也。但满而不痛者，半夏泻心汤之证也。若心下满，按之漫痛者，是小柴胡汤之证也，是须心识眼识其正证者也。若心下满，按之漫痛而渴，或呕者，小柴胡汤之正证也。若表无热，胁下痞硬而渴，或呕者，亦是小柴胡汤之正证也。若往来寒热，胁下痞硬，嘿嘿不欲饮食者，亦是小柴胡汤之正证也。若表有热，胁下痞硬而渴，或呕者，亦是小柴胡汤之正证也。包此众义，故亦云或也。或心下悸、小便不利，是承上文渴而无热者，而包往来寒热及表有热者也，以明小青龙汤及小建中汤之疑途也。夫表无热而渴，心下悸，小便不利者，虽表不见热，而是热攻上焦也，是小柴胡汤之正证也。若渴而少腹满，小便不利者，是病在下部而上攻也，是小青龙汤水气之证也。心中悸而烦，于心下胁下无所病者，其证比小柴胡汤证颇似易证，是病在腹中而其气上冲也，是小建中汤之证也。若往来寒热，心下悸，小便不利者，是小柴胡汤之证也。若表有热，嘿嘿不欲饮食，心下悸，小便不利者，亦是小柴胡汤之证也。若胁下痞，心下悸，小便不利者，亦是小柴胡汤之证也。若胸胁满，心下悸，小便不利者，亦是小柴胡汤之证也。若表无热，心下悸，小便不利而呕者，亦是小柴胡汤之证也。或不渴、身有微热，解见上。或咳者，是有小柴胡汤及小青龙汤之疑途者也，又小柴胡汤之证而有多端者也。凡小柴胡汤之证，以表热入里为其本起，而其病在上焦者也，其于下部无所干涉者也。凡小青龙汤之证，以水气成寒为其本起，而其病在下部而攻上焦者也。故凡病表有热，心胸烦，喜呕，渴而咳者，是小柴胡汤之证也。发热，干呕，渴而咳者，是小青龙汤之证也。凡小青龙汤之喜呕者，动①欲呕，而其呕似欲出食者也。凡小柴胡汤之证，其病在上焦而不欲受食者也。其表有热者，亦非所谓发热者也。何则？小柴胡汤之证，表热已入里者之故也。凡小青龙汤之干呕者，数呕而不出食者也，是但水气上攻之所致也。其发热者，突然发热者也，是小柴胡、小青龙二汤之辨也。又表无热，心下悸，小便不利，不渴而咳，或渴者，是小柴胡汤之证也。表无热，少腹满，小便不利，不渴而咳，或渴者，是小青龙之证也，是亦小青龙、小柴胡二汤之辨也。凡小柴胡汤证而咳者，其途有多端：或有往来寒热而咳者，或有表有热而咳者，或有表无热而咳者，或有身有微热而咳者。其要在心识眼识，以表热入里为之本起也。故往来寒热，胁胸苦满而咳者，是小柴胡汤之证也。往来寒热，嘿嘿不欲饮食而咳者，小柴胡汤之证也。往来寒热，腹中漫痛而咳者，亦小柴胡汤之证也。往来寒热，心胁下痞硬而咳者，亦小柴胡汤之证也。若其表有热，胸胁苦满而咳者，是亦小柴胡汤之证也。表有热，嘿嘿不欲饮食而咳者，亦是小柴胡汤之证也。表有热，腹中漫痛而咳者，亦是小柴胡汤之证也。表有热，心胁下痞硬而咳者，亦是小柴胡汤之证也。若其表无热而渴，胸胁苦满而咳者，是亦小柴胡汤之证也。表无热而渴，嘿嘿不欲饮食而咳者，又亦小柴胡汤之证也。表无热而渴，心下痞硬者，又亦小柴胡汤之证也。若身有微热而不

① 动：常常。

渴，胸胁苦满而咳者，是亦小柴胡汤之所主也。身有微热而不渴，嘿嘿不欲饮食而咳者，亦是小柴胡汤之所主也。身有微热而不渴，腹中漫痛而咳者，亦是小柴胡汤之所主也。身有微热而不渴，心胁下痞硬而咳者，亦是小柴胡汤之所主也。小柴胡汤主之。主者，适然①主一之辞也。凡伤寒中风，往来寒热，若表有热，若无热，若身有微热，胸胁苦满，嘿嘿不欲饮食，心烦喜呕，或渴，或不渴，或咳，或不咳，或呕，或不呕，腹中漫痛，心胁下痞硬，心下悸，小便不利，或见此二证，或见此三证，适然心识眼识为小柴胡汤之证，则决然主之，不可复疑也。

小柴胡汤方

柴胡半斤　黄芩三两　人参三两　甘草三两　半夏半升　生姜三两　大枣十二枚

上七味，以水一斗二升，煮取六升，去滓，再煎取三升，温服一升，日三服。○加减法：若胸中烦而不呕，去半夏、人参，加栝蒌实一枚；若渴者，去半夏，加人参合前成四两半、栝蒌根四两；若腹中痛者，去黄芩，加芍药三两；若胁下痞硬，去大枣，加牡蛎四两；若心下悸、小便不利者，去黄芩，加茯苓四两；若不渴、外有微热者，去人参，加桂枝三两，温覆取微汗愈；若咳者，去人参、大枣、生姜，加五味子半升、干姜二两。㊜方后加减出于后人者也。说见于上。

○血弱气尽，腠理开，邪气因入，与正气相搏，结于胁下。正邪分争，往来寒热，休作有时，嘿嘿不欲饮食。脏腑相连，其痛必下，邪高痛下，故使呕也。小柴胡汤主之。㊜是上小柴

---

① 适然：当然。

胡汤之注脚，混于正文也。

〇服柴胡汤已，渴者，属阳明也，以法治之。**补**渴者，小柴胡汤之本证也。故本编云手足温而渴者，小柴胡汤主之。而今云属阳明者，不知本编之治例也。

〇得病六七日，脉迟浮弱，恶风寒，手足温。医二三下之，不能食，而胁下满痛，面目及身黄，颈项强，小便黄者，与柴胡汤，后必下重。本渴饮水而呕者，柴胡汤不中与也，食谷者哕。**补**此章条理混淆，不可知证因之所在也。

伤寒四五日，是举小柴胡汤与白虎汤之疑似也，而旁及葛根汤之疑似也。然此三汤者，其地位大不同也。葛根汤其地位最在表。而小柴胡汤其地位在半表半里。于白虎汤则其地位已在阴阳交也，而其证则反有相疑似者。此学者之所当审识其辨者也，故举此章以示之也。上章举小柴胡汤之正证，而此章举小柴胡汤之变证也。上章伤寒往来寒热，胸胁苦满以下，皆是小柴胡汤之正证地位，其病皆在里者。而此章所谓半表半里之疑似，而其地位始及小柴胡汤者也。夫葛根汤其证全在表，而非与小柴胡汤、白虎汤比其地位者也。然其证则有小柴胡、白虎汤相疑似者也。小柴胡汤其证在半表半里，而表热入里及于小柴胡汤之地位也。于白虎汤其证非云表热入里，是表证内攻，而其热结于里者也。又上章云五六日者，明小柴胡汤之正，其证在里而比之于此章之证，其病易而缓者也。而此章反云四五日者，以明其证在表者仍多，而始及于小柴胡汤之地位也。虽云其证在表者仍多，而其病则大剧而急者也。故上章云五六日，而此章云四五日，以明此义也。身热恶风，身热则其热已入里者也。恶风则其证犹在表也。此二证者，白虎汤、小柴胡汤之疑途也。若其葛根汤，则非复身热，必是发热恶风而颈项强者也。颈项强，是葛根汤之证而在外者也。若白虎汤证，则无有此证也。胁下满，是小柴胡汤之正证也。手足温而渴者，是小柴胡汤之正证也。小柴胡汤之证，但表热入里者也，故其手足温而渴者也。白虎汤之证，则其热结于内者也。其热结于内，故其证或手足冷而渴者也。手足冷而渴者，其热结于内之征也。故云手足温而渴者，是审小柴胡、白虎汤之别也。若不然者，手足温者，非是其证，不可云手足温而渴也。但欲明审小柴胡、白虎汤之渴，故云尔也。若然，则白虎汤证，何以不云手足冷而渴？此非复常然之证故也，故以小柴胡汤以明白虎汤之证也。小柴胡汤主之。言伤寒四五日，发热，恶风，颈项强，胁腹满而不渴者，是其病犹浅，葛根汤主之也。若伤寒四五日，身热，恶风，颈项强，胁下满，手足温而渴者，是其病在半表半里，小柴胡汤主之也。若身热，恶风，心胸满，手足冷而渴者，是其热结于内，白虎汤主之。若身热，恶风，颈项强，手足温而渴者，是其病表里俱在，而其热结于内，亦白虎汤主之也。

伤寒，是举小柴胡汤之地位，而其脉证犹是小建中汤者也，以辨小柴胡汤之疑似，而明小建中汤之变证也。此谓伤寒五六日若六七日而见此证候者也。而承上章小柴胡汤，伤寒四五日若五六日者，故不云四五日、五六日者，一则因上文小柴胡汤略之也，二则为小建中汤客其地位，故不云四五日、五六日也。凡小建中汤之证，其表热不剧者也。而小柴胡汤之证，其表热颇有根据者也。故此章小建中之证云伤寒者，以明其表热仍在而不剧也。阳脉涩，以明其表热涩滞，而不能自发者也。阴脉弦，弦非邪脉。而紧深邪之脉也。法当腹中急痛者，言但阳脉涩，阴脉弦，而腹中未急痛者也。先与小建中汤，不差者，与小柴胡汤。凡小建中汤之证，总而言之，其表热本不剧，而表气涩滞。以此之故，其表邪入里，以成微寒者也。微寒，法当腹中急痛者也。而小建中汤之异于小柴胡汤之证者，小建中汤其证表邪入里者也。小柴胡汤表热入里者也。故小建中汤主邪寒，而小柴胡汤主邪热者也。言其浅深，则小建中汤浅而小柴胡汤深。若其脉候，则小建中汤其脉阴阳各异。而小柴胡汤之于邪热，亦其脉阴阳始异者也。是其脉弦紧虽有异，而阴阳各别，则小建中汤、小柴胡汤俱是同一也。故此伤寒五六日若四五日，其表热不剧，而阳脉涩，阴脉弦，虽未见腹中急痛，是于法当腹中急痛者也。夫阳脉涩，阴脉弦，其表热不剧，于法当腹中急痛者，是小建中汤之正证也。伤寒四五日若五六日，而其地位则虽同于小柴胡汤，姑随其见证，先与小建中汤也。既与小建中汤而仍不愈者，与小柴胡汤也。何以之故？夫伤寒四五日若五六日，是其邪之浅深，正当小柴胡汤之地位也。其表热不剧者，此似小柴胡汤表热入里者也。其阳脉涩，阴脉弦，是似小柴胡汤其脉阴阳始异者。又未见腹中急痛之证，故先与小建中汤而仍不愈者，与小柴胡汤也。是言伤寒二三日，其表热不剧，阳脉涩，阴脉弦，腹中急痛者，是其地位，小建中汤之正，而其证亦小建中汤之正也，小建中汤主之。又伤寒四五日若五六日，其表热不剧，阳脉涩，阴脉弦，虽未见腹中急痛，此于法当腹中急痛者也。故先与小建中汤而仍不愈者，与小柴胡汤也。又伤寒四五日若五六日，其表热不剧，阳脉涩，阴脉紧，腹中急痛者，先与小建中汤以治腹中急痛，而仍他证不罢者，与小柴胡汤也。

小建中汤方

桂枝三两 甘草三两 大枣十二枚 芍药六两 生姜三两 胶饴一升

上六味，以水七升，煮取三升，去滓，内胶饴，更上微火消解，温服一升，日三服。○呕家不可用建中汤，以甜故也。补呕家以下，后人之所加，当删去也。

○伤寒中风，有柴胡证，但见一证便是，不必悉具。补凡处治法之道，的确本证，则固不必诸证悉具。又虽旁证百出，亦不必拘焉，本编所论列皆然。今此章于柴胡证特言之者，不知治法之大体也。且卤莽，徒不的确本证，但就一证，用柴胡汤，则其害不可料也。

凡柴胡汤病证而下之，若柴胡证不罢者，复与柴胡汤，必蒸蒸而振，却发热汗出而解。补剽窃柴胡汤章者，不足取。

伤寒二三日，是举小建中汤地位之正，而其证则疑于小柴胡汤者也。故此云二三日者，以明小建中汤之正地位也。伤寒四五日若五六日，脉阴阳始异，而腹中漫痛，心下悸，胸中烦者，是小柴胡汤之正地位而正证也。伤寒二三日，脉阴阳始异，而腹中急痛，心中主悸而烦次之，小建中汤之正地位而正证也。心中悸而烦者，是明疑于小柴胡汤之证，而犹是小建中汤之证也，是心中悸而烦者。此主悸而烦次之者也，其悸剧而其烦易者也。而小柴胡汤之证，主烦而悸次之者。是小建中汤之证，其表热不剧者，而表气涩滞入里成微寒，其邪在腹中而其气上冲，故致心中悸而烦者也。此章但云伤寒心中悸而烦，而不举余证者，一则以明伤寒二三日前章之证，而其心中悸而烦者，是小建中汤之正地位正证而无所疑者也；一则以明伤寒二三日，如小柴胡汤之证，腹中漫痛，心中悸而烦者，虽是似小柴胡汤之证，而其治法则先与小建中汤。不差者，而后始与小柴胡汤也。小建中汤主之。言伤寒二三日，阳脉涩，阴脉弦，心中悸而烦者，小建中汤主之。伤寒二三日，腹中急痛，心中悸而烦者，亦小建中汤主之也。伤寒二三日，脉阴阳始异，腹中漫痛，心中悸而剧烦者，先与小建中汤。既与小建中汤，仍不差者，小柴胡汤主之也。

　　㧟上正文五章：始一章，举太阳病脉状变者，以明其证始及小柴胡汤之地位也。次一章，举小柴胡汤之本证，以明其正地位也。次一章，举表带葛根之证，里带白虎之证者，以明小柴胡汤之疑似也。次一章，举阴阳脉异者，以明小建中汤与小柴胡汤之疑似也。终一章，举小建中汤之正证，以明小柴胡汤之正证也。

　　太阳病，过经十余日，是举太阳病其地位，既是大柴胡汤之地位，而其证仍是小柴胡汤之证者，以明大、小柴胡汤疑途之别也。凡小柴胡之证，表证仍在，而其热入里者也。凡大柴胡之证，表证已解，而内有实热者也。是二汤之大别也。而今此章云太阳病过经十余日，反二三下之，后四五日，柴胡证仍在者，先与小柴胡汤者，此明其证则皆小柴胡汤之证，而其地位独为大柴胡汤之地位也。云呕不止，心下急，郁郁微烦者，此举初见大柴胡汤之一证者，以照之其地位，以为审识其为的然之法，故其下云为未解也，与大柴胡汤，下之则愈也。云过经十余日者，是举大柴胡汤之地位也。必云过经者，以明大柴胡汤之证，表证已解，而其里热仍在者也。反二三下之，是举过经十余日，外证犹未解者，以明大、小柴胡汤之别也。外证未解而下之，故云反也。二三下之，过经十四日之内，以余药二三下之也。后四五日，以明其表证已解，颇见大柴胡之证者，二三下之。虽不得其治而以下之，故有得其愈者，故其间容二三日，以观其治否也。又以明大柴胡汤之证，而有表证未解者也。是虽表证已解而但内有大柴胡汤之证，以此之故，表证不得去也，是与大柴胡汤下之，则表里俱解也：是大柴胡汤证之变也。是其治法，先与小柴胡汤，然后其表证则虽未解，而犹与大柴胡汤也。故大柴胡汤之证，以无表证为正者也。其有表证者，是大柴胡汤之变也。柴胡证仍在者，表证仍在而呕，心下满，郁郁微烦者也，此其病之地位虽至大柴胡汤之地位，而其证仍小柴胡汤之证。又有表证，故先与小柴胡汤也。先与小柴胡汤。以明是大柴胡汤之地位，而其证仍为小柴胡汤之证，而表证仍在之故。其治方，先与小柴胡汤也。不然，其地位已为大柴胡汤也。云先者，终当与大柴胡汤，而后得其愈也。呕不止，心下急，郁郁微烦者，云呕不止者，仍有表证而呕。郁郁微烦，既与小柴胡则当愈也。今呕不止，郁郁微烦，又加心下急，是大柴胡汤之证也。何则？心下急，是有实者也。故余证虽仍似小柴胡汤之证，而先与小柴胡汤而不解，又见心下急，故指为大柴胡汤之的证也。凡心下之证，大小柴胡汤之别。心下满者，小柴胡汤之证也；心下急者，大柴胡汤之证也。心下满者，但热入其里者也；心下急者，既是里有实也，是大、小柴胡汤心下证之别也。为未解也，与大柴胡汤下之则愈。是审其为的然之辞也。言始犹有小柴胡汤之疑途，而今则的然大柴胡汤之证，而无复余疑也，故与大柴胡汤下之则愈也。云与之而不云主之者，是以大、小柴胡汤之疑途之故，云与而不云主之也。云下之则愈者，云下之者，以明其有实也。云则愈者，言虽有表证及余证，皆是内有大柴胡汤证之故，使表证及余证不得解去也，不足复有所疑矣，但与大柴胡汤下之，则表证、余证皆愈。言太阳病过经十余日，其表不解，反二三下之，后四五日，表证仍在，而呕、心下急、郁郁微烦者，先与小柴胡汤，以解其表。既与小柴胡汤，表证仍在，呕不止，郁郁微烦，更见心下急者，是其表已解也，但为内有大柴胡汤证，其表证不能去也，与大柴胡汤下之，则表里俱解也。又太阳病过经十余日，表证仍在，而呕、心下急、郁郁微烦者，是其地位已是大柴胡汤之地位，而其证亦颇见大柴胡汤证，是虽表证仍在，而大柴胡汤主之也。又太阳病过经十余日，表证已解，呕不止，心下满，郁郁微烦者，是其于治法，先与小柴胡汤也。既与小柴胡汤，呕不止，心下满，郁郁微烦者，是其证虽为小柴胡汤之正，而其地位全在大柴胡汤，故递与大柴胡汤主之也。

大柴胡汤方

柴胡半斤　黄芩三两　芍药三两　半夏半升　生姜五两　枳实四枚　大枣十二枚

上七味，以水一斗二升，煮取六升，去滓，再煎，温服一升，日三服。○一方用大黄二两，若不加大黄，恐不为大柴胡汤也。❸据论中云，用大柴胡汤下之，则有大黄无可疑也，乃知七味必八味误矣。一方以下，后人之所加，当删去也。

伤寒十三日不解，是举伤寒大、小柴胡汤前后之用，与其逆治，明非独不治旧证，反引进其病也。伤寒十二日是为六经一周，于法外证当解者也。而过经十三日不解，以非其治之故，外证欲解而使之不能解也。胸胁满而呕，是其为证虽在小柴胡汤之位，而大柴胡汤之证亦时有之，要在视其所带之证如何耳。胸胁满，呕而带外证者，小柴胡汤之所主也。胸胁满，呕而带日晡所潮热者，是大柴胡汤之所主也。日晡所发潮热，已而微利，是犹云伤寒十三日不解，胸胁满而呕，日晡所发潮热者，是其证不可利者也。今乃发潮热，已而微利者，是当有他故。

诊此证之法，不当轻过①也。若无他故，而见此证者，非复大、小柴胡汤之证也。此本柴胡证，下之而不得利，若有他故，而见此证者，是其证本大、小柴胡之证两备者也。法当先与小柴胡汤，以解其外，然后以大柴胡汤下之也。而医直与大柴胡汤下之，是以其上有小柴胡汤证之故，虽与大柴胡汤下之，而不得利也。言汤药虽云的中其证，苟失其所用之处，则不能奏其效也。今反利者，知医以丸药下之，非其治也。外证仍在，胸胁满而呕，日晡所发潮热者，是其证本不利者也。而今微利，故云反也。又大、小柴胡证两备者，不先与小柴胡汤，以解其外，则虽以大柴胡汤下之，而不得利者也。而今微利，故亦云反也。是言本大、小柴胡之证两备，而医以大柴胡汤下之，而不得利也。以大柴胡汤下之而不得利，则医更以丸药下之也，是非其治也。既非其治，故虽云下之而不能除去其证，反更致其利也。以言既是当下之证，而大、小柴胡苟失其用之先后，则不能得其利也。大柴胡汤亦下之也，丸药亦下之也，苟非其治，则不能除去其病也。故下之道，虽一而其用各异也。潮热者，实也。先宜服小柴胡汤以解外，后以柴胡加芒硝汤主之。是犹云潮热者实也，是非小柴胡汤之证，亦非大柴胡汤之正也。言伤寒十三日，表证仍不解，胸胁满而呕，日晡所发潮热，已而微利者，此本大、小柴胡之证两备，医不先与小柴胡汤以解其外，而直与大柴胡汤下之。然而以其上有小柴胡汤证之故，不能得其利也。以不能得其利之故，医更以丸药下之也。不先与小柴胡汤以解其外，而直与大柴胡汤下之，既非其治也。既与大柴胡汤，而不能得其利，更以丸药下之，是亦非其治也。

---

① 轻过：本指轻恕罪过。此处指轻视忽略。

夫表证仍不解，胸胁满而呕，是小柴胡汤之证也。潮热，实也，内有其实物也，是非小柴胡汤之证，亦非大柴胡汤之正也。故先宜服小柴胡汤以解外，而后以大柴胡加芒硝汤主之也。若其微利，虽非内有实物之候，以非其治之故，致此微利，则其余证既解，则此微利亦随之以解也。故治之之法，不问其微利，而先治其本证也。若表证仍不解，胸胁满而呕，心下急，郁郁微烦者，亦先宜服小柴胡汤以解外，后以大柴胡汤主之也。若表证仍不解，胸胁满而呕，谵语者，亦宜服小柴胡汤以解外，后以大柴胡汤主之也。若但日晡所发潮热，已而微利者，大、小承气汤之所主也。

凡小柴胡汤之证，表证仍在，而内胸胁满、呕者也；大柴胡汤之证，表证已解，而内有热实而无其实物也；大柴胡加芒硝汤之证，表证已解，而内有热实又有其实物者也；凡承气汤之证，表证已解，而内无热实但有其实物者也。今此证者，表证仍在，而内有胸胁满、呕，故先宜服小柴胡汤以解外，而后大柴胡加芒硝汤主之也。

柴胡加芒硝汤方

大柴胡汤方中加芒硝六两，水煮，与本方同法。㈡宋板、成本，俱以小柴胡汤加芒硝也。然按主证，则当以大柴胡汤加芒硝也，故今改焉。下柴胡加桂枝汤并同。

伤寒十三日不解，是举伤寒表证不解，不经小柴胡汤之证而直入大柴胡汤之证者也，以辨谵语有热实内实之别也。古者以十二日为周一经，是表证当解之候也。过此以往，皆为过经也。过经，法语也。凡用法语者，皆以大概言之也，非必为皆然也。要使学者建此法以为其施治之标准也。过经谵语者，以有热也，云过经谵语者，以容其未过经而有谵语者也，以有热也者，据征之言也。言十三日不解，是表仍有热者也。而过经谵语者，以内有热也。内之有热，不可见者也，故据过经谵语以征内之有热也。当以汤下之。是谓以大柴胡汤下之也。伤寒十三日不解，是表证仍在也。而过经谵语者，是内亦有热也，法当先与小柴胡汤以解外，后以大柴胡汤下之也。而今不然者，是伤寒十三日，终不见胸胁满、呕之证，但其表证不解而过经。既已过经而谵语者也，以为是表证不解者。非其不解者，但以其内有热之故，使表证不得解者也。是为大柴胡汤之的证，当以汤下之，以去其内热也。既已去其内热，则表证随而解也。总而论之，云伤寒十三日不解，过经谵语者，以有热也。当以汤下之者，犹云伤寒十三日不解而过经，过经而谵语者，以内有热也，当以大柴胡汤下之也，是辨谵语之别也。言伤寒谵语，表证不解而过经者，是表热之所为也。不治其谵语，而独解其表热，则谵语随而止也。是其治法，不主谵语，独解表热者也，麻黄汤主之。若有伏热者，大青龙汤发之也。伤寒十三日不解而过经，既已过经而谵语者，以内有热也，非复表热之所为也。是其治法，当以过经谵语为主，而施其治，其余之证随而罢也。而此过经谵语者，不见胸胁满、呕之证，则当以大柴胡汤下之。以大柴胡汤下之，则愈也。若小便利者，是容此证有小便不利及遗溺者也。是大柴胡加龙骨牡蛎汤及白虎汤之别也。大便当硬，而反下利，是容有伤寒十三日不解，过经谵语、小便利者，是虽未见大便硬，而是已硬者也。言伤寒十三日不解，过经谵语、小便利者，是阳证实候之病，则大便当硬，而不可下利者也。乃今以此阳证实候之病而反下利，是必有疑途者也。当审其疑途，然后施其治也。所谓疑途者，大柴胡加芒硝汤及大承气汤及调胃承气汤也。脉调和者，以容有脉不调和，而紧若迟者也。必云脉调和，以举其浅易者，欲以明此下利，是为阳证实候之下利故也。又于上，云以汤下之，以举其深剧者；于此，云脉调和，以举其浅易者，欲以明伤寒十三日过经之后，其表证当渐就其浅易。故有表证仍在者，又有表证已解而似未解者，又有表证皆已解而但热者，故先举其深剧者，而渐及其浅易者也。知医以丸药下之，非其治也。是欲明三义也：一则，欲明其证则虽当下之，苟非其药，则虽下之而得利，犹不能去其病也。二则，欲明伤寒十三日不解，过经谵语、小便利而下利者，既为表证实候之病，则虽复下利，而其大便犹硬也。三则，欲明此下利，是为阳证实候之下利，而非复少阴证自下利者也。言医以丸药下之，非其治之，故致此下利。然其为阳证实候之病，则犹是依然为阳证实候之病也。但以非其治之故，虽得其利而不能去其内热内实耳。若自下利者，脉当微厥，今反和者，此为内实也，是别过经谵语而下利者，时亦有阴证自利者也。言过经谵语而下利者，医以丸药下之，致此下利。与内有阴证虚寒而自下利者，未可得识别也。若内有阴证虚寒而自下利者，则其脉当微厥，此阴证之确也。而今此下利犹如自下利，而脉则反调和者，非复阴证虚寒之自下利，是为阳证内实也，调胃承气汤主之。以此言之，则脉微厥者，举其深剧也。脉调和者，举其浅易也。然则自脉调和之浅易中，至其脉不调和而未及微厥，则皆为阳实下利也。调胃承气汤主之。是言伤寒谵语十三日不解而过经者，是表热之所致也，以麻黄汤解其表热则愈也。若有伏热者，大青龙汤发之也。是皆不治其谵语而独解其表热，则谵语自止也。是其治法不主谵语而主其表热也。伤寒十三日表证不解而过经，过经而谵语，无复余证者，以内有热实也。内有热实，故致此谵语也。又以内有热实之故，表证欲解而不能解也，当以大柴胡汤下之也。是其治法，始以评语为主者也。若伤寒十三日，表证不解而过经，胸胁满而呕，评语者，此为表里俱有者，先宜小柴胡汤以解外，后以大柴胡汤主之也。伤寒十三日，表证不解而过经，过经而评语下利，其脉不调和，若小便利者，虽则下利，而大便当硬也。何则？此证本不可利，而今反利者，以医以丸药下之，非其治之故。虽得下利，而不能去其病，徒遂引此下利，是为内有热实。又为有内实，大柴胡加芒硝汤下之也。若伤寒十三日，表证不解，过经评语，下利而遗溺，脉浮滑者，白虎汤主之也。若伤寒十三日，表证颇解，过经评语，下利，脉迟者，若小便利者，虽则下利，大便当硬也。何则？此证不可利者也，而今反利者，以医以丸药下之，非其治之故。虽得下利，而犹不能去其病也，虽复下利，而此为内实，大承气汤主之也。若伤寒十三日，表证颇解，过经评语，下利，脉调和者，若小便利者，虽则下利，而大便当硬也。何则？此证不可利者也，而今反利者，以医以丸药下之，非其治之故也。虽得下利，而犹不能去其病也，此为内实，调胃承气汤主之也。凡此柴胡汤及大柴胡加芒硝汤及大、小承气汤，其证于法，皆不可利者也。而今反下利，是其变证也。伤寒十三日，表证不解，过经评语，下利，其脉微厥者，此为阴证虚寒之自下利，当随证以施其治也。伤寒十三日，表证颇解，过经评语，下利，其脉迟者及脉调和者，是大、小承气及调胃承气汤之所主也。其证与大柴胡汤俱以不得利为正。然而是大、小承气及调胃承气汤之证，时以有下利，以为其内实之候。故下利之证，在大、小承气及调胃承气汤，犹为其正证之变候也，是其候之所以异于大柴胡汤及大柴胡加芒硝汤也。故曰若自下利者，脉当微厥，今反和者，此为内实，调胃承气汤主之，亦明此义也。

㋩上三章，始一章，照上小柴胡汤之证，以明辨太阳病过经，始入大柴胡汤之地位者。中一章，举虽发潮热而犹带外证者，以正小柴胡汤与大柴胡加芒硝汤之地位。终一章，举谵语一章，以结大、小柴胡汤之地位也。

太阳病不解，是举表热入下部，其人如狂者，以明其地位深于大柴胡汤而其证反浅易者也。而以太阳病言之者，以明此病表热为主，而血证则为其客也。热结膀胱，谓太阳病不解，其表热入里，而结膀胱以见此证也。非复膀胱本有其病根以见此证者也，即是其血本无事而表热犯之使其然耳。其人如狂，其人时时发狂，而未失其正心者也，不与发狂同也。血自下，下者愈。此病本非其血有事，而表热犯之，适使其然耳。故虽不攻其血证，而其血自下也。其血自下者，其如狂之证自愈也。何则？此病表热为主，而血但为其客故也。其外不解者，尚未可攻，是举治法之逆也，此病本是表热入里而结膀胱之所为也。若攻其里之血证，则表热愈益内攻，而其病愈益深剧，是治法逆误之所致也，故曰尚未可攻也。云尚未可攻者，攻之有时，未可以仓卒从事也。当先解外，是举治法之顺也。此病表热为主，而其血为客耳。故先解其外，则其如狂之证与表证俱愈也。若不然，则不须攻其血，而其血自下也。其血自下者，其如狂之证亦自愈也，得治法之顺故也。外解已，但少腹急结者，乃可攻之，宜桃核承气汤。其外解已，其人仍如狂，但少腹急结，无复余证者，是即可攻之时也。前来表热仍在，畏其内攻，故尚未可攻也。今外已解，则无所顾忌，可以力攻而不疑也。然而此证殊多疑途，故姑以权时之治法，以与桃核承气汤，以观其治否，以审其疑途之所在。故云宜桃核承气汤者，为抵当汤、茵陈蒿汤、小青龙汤及大陷胸汤、大柴胡加龙骨牡蛎汤而导其疑途也。是言太阳病不解，其表热入里而结膀胱，其人如狂，时时发狂而未失其正心者，是太阳病表热为主，而血证为其客也。其血本无事，而为表热所犯，适使其然耳。其血证非有根据者，故表热迫之，则大抵不须以汤药攻之，而其血自下者也。其血自下者，其热之结膀胱者自解，其如狂之证自愈也，是其最易者也。若其表热入里而结膀胱者，少腹急结，其人如狂，时时发狂而未失其正心者，是其治法有逆顺者也。知其所先后，则可得而治矣。何则？此病表热为主，而血证则为其客耳。故先去其主，则其客自去也。故其外仍不解者，尚未可攻其血证也。若其外仍不解，而先攻其血证，则表热愈益内攻，而其血证愈益反剧，是于治法为逆也。故其外仍不解者，当先解其外，是于治法为顺也。何则？是其血证为表热所犯之所为也。今解其外，则其血自下，其血证自愈者有之，是我一举而两得者也。若其外解已，其人仍如狂，但少腹急结者，此结在膀胱也。前来畏于表热内攻，而今无此患，乃可以力攻而不疑也。然是其为病殊多疑途，故姑以权时之治法，与桃核承气汤，以观其治否也。若与桃核承气汤不解，其人发狂而失其正心，少腹硬满而非所谓急结，小便自利者是其地位则同，而其证则血证为主者也，下血乃愈，抵当汤主之也。若其人脉沉结，少腹但硬，小便不利者，是其地位则同，而其证则瘀热在里者也，茵陈蒿汤主之也。若其人表有热，少腹但满，小便不利者，是其地位则同，而其证则阳证久水成寒者也，小青龙汤主之也。此二汤者其地位同一，而其证相类，但其发狂则无有也。若其人自少腹硬满至心下痛不可近者，是为结胸热实，其地位不同者也，大陷胸汤主之也。

桃核承气汤方

桃仁五十个　桂枝二两　大黄四两　芒硝二两　甘草二两

上五味，以水七升，煮取二升半，去滓，内芒硝，更上火，微沸下火，先食温服五合，日三服，当微利。

伤寒是举类狂证之在中部者，以明其地位比于桃核承气汤上一等，比于桂枝去芍药加蜀漆龙骨牡蛎救逆汤里而下者一等也。桃核承气汤之证，其地位已深，而其病反浅。柴胡加龙骨牡蛎之证，其地位颇浅，而其病反剧。桂枝去芍药加蜀漆牡蛎龙骨救逆汤之证，其地位愈益浅，其证愈益反暴剧。故桃核承气汤之证冠以太阳病。而柴胡加龙骨牡蛎汤及桂枝去芍药加蜀漆牡蛎龙骨救逆汤之证皆冠以伤寒，所以使学者不眩其浅深而审其剧易也。而桃核承气汤之证，表热犯地位，故其狂证颇剧，而其病反浅易也。是柴胡加龙骨牡蛎汤之证，单是表热证，而非犯他证者也。而亦未为虚证，故虽经下之，犹为阳实证也。既是阳实证，而非复虚证，非复犯他证，本大柴胡汤以下之之故，热与客气骚扰奔逸①而上攻，表热内伏而不能发动耳。故龙骨牡蛎镇压其热与客气骚扰奔逸而上行者。大柴胡汤以解其伏热，则诸证皆止也。八九日，下之，云八九日者，以明大柴胡汤之地位也。云下之者，以明里气不能摄收，而热与客气骚扰奔逸而上攻之因也。又以明非犯他证，单是热证之所为也。胸满烦惊，小便不利，以下之之故，里气不能摄收，而热与客气骚扰奔逸而上攻，故胸满烦惊，小便不利也。既是胸满烦惊，而小便不利，是阳实热证，热在下而上结之候也。故故胸满烦惊，小便不利，是龙骨牡蛎之所主也。胸满烦惊，小便不利，

---

①　奔逸：奔向，直向。

亦柴胡汤之所主也。谵语，是大柴胡汤热实之候也。一身尽重，不可转侧者，是表热内伏而不能发动者，是亦大柴胡汤之所主也。柴胡加龙骨牡蛎汤主之。凡云主之者，主一无适①而不涉疑途者也。此证已下之之后，始见此诸证，则似是为虚证，又似犯他证也。而亦非为虚证，亦非犯他证，单是阳实热证，以下之之故，热与客气骚扰奔逸上攻而表热内伏耳，非复涉疑途者，故云主之以决之也。又以别桂枝加附子汤及白虎汤、大承气汤证之有疑途也。言此则主一无适，而彼则疑途旁出者也。言是伤寒八九日，以下之之故，胸满烦惊，小便不利，谵语，一身尽重，不可转侧者，是其证仍在大柴胡汤之地位，但以下之之故，腹中空虚，客气上攻，以致胸满烦惊，小便不利耳，非复带他证者，故大柴胡加龙骨牡蛎汤主之也。伤寒八九日，身体疼烦，不能自转侧，脉浮虚而涩者，是于法名风湿相搏也，是外风与内之久寒相搏者，是二证相并者也，不与大柴胡加龙骨牡蛎汤一证中见变候者同也，比之于大柴胡加龙骨牡蛎汤更剧一等者，桂枝附子汤主之也。若其人大便硬，小便自利者，非复风湿相搏者，是久寒与水气二证不相和者，桂枝附子去桂枝加白术汤主之也。若其人身体疼烦，不能自转侧，呕而渴，胸满烦惊，小便不利，其脉浮紧者，是其证在大柴胡汤之地位，而比桂枝附子汤及去桂枝加白术汤，其浅易一等者，大柴胡加龙骨牡蛎汤主之也。三阳合病，腹满身重，难以转侧，口不仁而面垢，谵语遗溺，潮热而大便难者，此为胃中有实，比之于大柴胡加龙骨牡蛎汤，其证在里而深剧一等者，大承气汤主之也。若其人腹满身重，难以转侧，口不仁而面垢，谵语遗溺，

---

① 主一无适：专一。

自汗出者，此为热结，比之于柴胡加龙骨牡蛎汤，其证自表入里而深剧一等者，白虎汤主之也。是其病证地位之辨别也。

○**柴胡加龙骨牡蛎汤**①**方**

半夏二合　大枣六枚　柴胡四两　生姜一两半　人参一两半龙骨一两半　铅丹一两半　桂枝一两半　茯苓一两半　大黄二两　牡蛎一两半

上十一味，以水八升，煮取四升，内大黄，切如棋子，更煮一二沸，去滓，温服一升。㉑上柴胡加龙骨牡蛎汤，即大柴胡汤加龙骨牡蛎者也。诸方之例，可以见焉，此一方出于后人之伪造者也。

○伤寒，腹满谵语，寸口脉浮而紧，此肝乘脾也，名曰纵，刺期门。

○伤寒发热，啬啬恶寒，大渴欲引水，其腹必满，自汗出，小便利，其病欲解，此肝乘肺也，名曰横，刺期门。㉑上二章，针家之说，非本编之义也。

○太阳病，二日反躁，反熨其背，而大汗出，大热入胃，胃中水竭，躁烦必发谵语，十余日振栗自下利者，此为欲解也。故其汗从腰以下不得汗，欲小便不得，反呕，欲失溲，足下恶风，大便硬，小便当数，而反不数，及不多，大便已，头卓然而痛，其人足心必热，谷气下流故也。

○太阳病中风，以火劫发汗，邪风被火热，血气流溢，失其常度。两阳相熏灼，其身发黄。阳盛则欲衄，阴虚则小便难，阴阳俱虚竭，身体则枯燥，但头汗出，剂颈而还，腹满微喘，口干咽烂，或不大便，久则谵语，甚者至哕，手足躁扰，捻衣

伤寒论特解

一二四

---

①　柴胡加龙骨牡蛎汤：宋本《伤寒论》有黄芩一两半。

摸床。小便利者，其人可治。补上二章，烦碎冗长，且阴虚、阴阳俱竭等，皆非本编之义也。

伤寒脉浮，是举伤寒发狂，而其证在大表者也，以明前章柴胡加龙骨牡蛎汤之证，其发狂不剧，而其病反深。此章之证，其发狂剧躁，而其证反浅者也。前证其发狂，由里气上攻。而此证其发狂，由表气上逆。若其柴胡汤证、桂枝汤证，则仍依然者也。而前证发狂，所以不剧者，其病深久而其狂发于内，故其狂状不剧也。此证发狂所以反剧者，其病新壮而其狂发于外，故其狂状大躁扰也。若其病之浅深，则以柴胡、桂枝二汤处方之别示之也。而其地位，则前章仍在柴胡汤之地位，而以发其狂耳，亦非复他病也。此证仍在桂枝汤之地位，而以发其狂耳，亦非复他病也。前证发狂，举在其深内；此证发狂，举在其大表，以明其发狂在小柴胡汤之地位者，其治法又亦如之也。此云脉浮而不举日数者，将欲以明三义也：一则明伤寒发病，其证为桂枝者也。二则明其发狂所以剧躁者，以其病新壮而逆治劫之故也。三则以明伤寒之为病，虽云脉浮为桂枝证，而其治法大不与太阳病中风同也。医以火迫劫之，凡云医者，以明其病证不可行此治，而医一切①强行其意也。云以火迫劫之者，以言病未欲解，又不可解，而无是无非，欲以一切剥劫而扫地②去之也。言此伤寒脉浮者，当以缓和从事而不可遽夺者也。若遽夺之，则格逆为其剧也。亡阳。必惊狂，起卧不安者，必者，悬断之辞也。悬断之者，十中期七八有之者也。言以火迫劫之，则亡其阳。剧者，十中七八必惊狂躁扰。其不剧

---

① 一切：一概，一律。
② 扫地：全部，尽数。

者，十中二三必卧起不安。其惊狂躁扰者，桂枝去芍药加蜀漆龙骨牡蛎救逆汤之所主也；其卧起不安者，亦是桂枝去芍药加蜀漆龙骨牡蛎救逆汤之所主也。要之，惊狂躁扰者，亦是亡阳；卧起不安者，亦是亡阳。不过在桂枝汤地位，而表气躁扰耳。故此二者，皆为桂枝去芍药加蜀漆龙骨牡蛎救逆汤之所主也。桂枝去芍药加蜀漆龙骨牡蛎救逆汤主之。凡救逆汤者，但救其气之上逆则止，而不复及其他者也。然则是当云宜救逆汤，而今云主之者，其义有数焉：是伤寒脉浮者，医虽以火迫劫之，而其脉浮，其证如故，仍是桂枝汤之本证也，故云主之也；而桂枝去芍药，亦是抑遏其气之上逆者也。而其气上逆，则上冲之剧者也，故亦云主之也。言伤寒发病，脉浮，其证桂枝者，法当以缓和治之也，不可以急遽夺之，何则？伤寒其病，本慓悍者也，以急遽夺之，则其病不去，而反格逆而致其剧。故其治法，先与桂枝汤以解其表，而后观其后证何如，随证以处其方也。而今医不察焉，不问其证何如，欲以一切剥劫而扫地去之。遂以火迫劫之，故其病不去，而反亡其阳，其剧者，必惊狂躁扰。其不剧者，亦必卧起不安。其如此者，桂枝去芍药加蜀漆龙骨牡蛎救逆汤主之也。伤寒五六日，医下之，胸胁满，烦惊，小便不利，身体疼烦，不能自转侧，呕而渴者，小柴胡汤加龙骨牡蛎汤主之也。伤寒八九日下之，胸满烦惊，小便不利，谵语，一身尽重，不可转侧者，大柴胡加龙骨牡蛎汤主之也。桂枝者抑遏其气上逆者也，蜀漆牡蛎龙骨者镇压其表气上逆躁扰者也，芍药者缓和之者也。故蜀漆、牡蛎、龙骨之所镇压与芍药之所缓和者，其用相反者也。故此方桂枝去芍药，而加蜀漆龙骨牡蛎也。

凡桂枝汤证而致惊狂者，必以亡阳也。而其来必由于以火迫劫之，及发汗过多也。若桂枝汤证而反下之者，不过表气内攻，客气上冲，而脉促胸满，必不致惊狂躁扰也。何则？桂枝汤证，其表本非大剧者，故其内攻亦从之也。不与大、小柴胡汤证下之，以至惊狂同也。大、小柴胡汤证，其里已太剧者也，故他药逆下之，则或致惊狂也。凡桂枝汤亡阳之惊狂，大、小柴胡汤下后之惊狂，其证皆同一类也。皆以其地位之本病，姑致其惊狂躁扰者耳。故桂枝汤亡阳之惊狂，仍桂枝为本剂，而镇压其表气躁扰也。大、小柴胡汤下后之惊狂，亦以大、小柴胡汤为本剂，而镇压其客气上攻躁扰者也。与桃核承气汤、抵当汤之发狂，固异其类也。桃核承气汤之发狂者，表热侵其血，使之发狂耳。其狂主表热，而不主其血，故其证先解其表热，则其狂或止者也。抵当汤之发狂者，其狂主血证，而不主其表热者也，故抵当汤先下其血，而其狂乃止也。此发狂五证之别也。

🉐上正文三章，始一章，举表热侵其血而发狂者。中一章，举逆下而发狂者。终一章，举火劫亡阳而发狂者，以明辨发狂三证之地位也。

桂枝去芍药加蜀漆龙骨牡蛎救逆汤方

桂枝三两　甘草二两　生姜三两　牡蛎五两　龙骨四两　大枣十二枚　蜀漆三两

上七味，以水一斗二升，先煮蜀漆，减二升，内诸药，煮取三升，去滓，温服一升。

〇形作伤寒，其脉不弦紧而弱。弱者必渴，被火者必谵语。弱者发热脉浮，解之当汗出愈。🉐其言不达，不足取。

〇太阳病，以火熏之，不得汗，其人必躁，到经不解，必清血，名为火邪。🉐此章不举治法，非本编之例。又到经二字，疑有误说。

○脉浮热甚，而反灸之，此为实。实以虚治，因火而动，必咽燥唾血。

○微数之脉，慎不可灸，因火为邪，则为烦逆，追虚逐实，血散脉中，火气虽微，内攻有力，焦骨伤筋，血难复也。

○脉浮，宜以汗解，用火灸之，邪无从出，因火而盛，病从腰以下必重而痹，名火逆也。㊜上三章，出于后人者也。然可为不辨脉证，而好灸者之诫也。

○欲自解者，必当先烦，乃有汗而解。何以知之？脉浮故知汗出解也。㊜此章议论肤浅不足取。

○烧针令其汗，针处被寒，核起而赤者，必发奔豚。气从少腹上冲心者，灸其核上各一壮，与桂枝加桂汤，更加桂二两。㊜云发奔豚者，举病名论证，非本编之例也。且既云发奔豚，又云气从少腹上冲心者，注释文也。又云更加桂二两者，方录家之体也，其出于后人审矣。

○火逆下之，因烧针烦躁者，桂枝甘草龙骨牡蛎汤主之。㊜火逆者，以火劫发其汗而为逆也。下之者，火逆而复下之也。因烧针者，加烧针也。然则火逆而复下之，又加烧针，则三犯误逆也。虽世间多卤莽医，亦不可解也。且不举冒首，不说本证，粗漏不足取也。

○桂枝甘草龙骨牡蛎汤方

桂枝一两　甘草二两　牡蛎二两　龙骨二两

上为末，以水五升，煮取二升半，去滓，温服八合，日三服。

○太阳伤寒者，加温针必惊也。突然一证似吃语。

○太阳病，当恶寒发热，今自汗出，反不恶寒发热，关上脉细数者，以医吐之过也。一二日吐之者，腹中饥，口不能食；三四日吐之者，不喜糜粥，欲食冷食，朝食暮吐，以医吐之所致也，此为小逆。

〇太阳病吐之，但太阳病当恶寒，今反不恶寒，不欲近衣，此为吐之内烦也。

〇病人脉数，数为热，当消谷引食，而反吐者，此以发汗，令阳气微，膈气虚，脉乃数也。数为客热，不能消谷，以胃中虚冷，故吐也。㉱上三章，论吐逆，汗逆，颇有理也。然始章以三部论脉，中章不举脉，又皆不举治法，出于后人者也。

〇太阳病，过经十余日，心下温温欲吐，而胸中痛，大便反溏，腹微满，郁郁微烦。先此时自极吐下者，与调胃承气汤。若不尔者，不可与。但欲呕，胸中痛，微溏者，此非柴胡证，以呕故知极吐下也。㉱此章言心下温温欲吐而胸中痛者，是邪在于上，则当大便不溏而反溏，则下亦有邪也。且腹微满，郁郁微烦，又先时自极吐下，而尚且今日如此，则知毒热充实于腹中上下也，故可与调胃承气汤也。若先时不自极吐下，而心下温温欲吐，而胸中痛，大便反溏，腹微满，郁郁微烦者，是大柴胡汤之证，而非复调胃承气汤之证，不可与之也。若但欲呕，胸中痛，微溏，而无腹微满，郁郁微烦，则非复柴胡证，是黄芩加半夏生姜汤之证也。

上文章颇简明，于伪章中最佳者也。但云以呕故知极吐下也者，为不通，何则？呕者，柴胡之本证也。且诸证有呕者多，则何以知以呕故极吐下乎？可谓粗也。

太阳病六七日，是举主热、主血之别，以受上之桃核承气汤，而起下之大陷胸汤之疑似也。太阳病六七日，表证仍在，脉微而沉，反不结胸者，是明主热而无血者也，是大陷胸汤之疑似也。其人发狂者，以热在下焦，少腹当硬满者，是明主热而有血者也，是桃核承气汤之疑似也。其人发狂者，以热在下焦，少腹当硬满，小便自利者，下血即愈者，是明主血而不主热者也，是抵当汤之本证也。大陷胸汤之证，其热熟深，而心下少腹两俱硬满者也。桃核承气汤之证，但少腹硬满，乃主其热，而其狂易者也。抵当汤之证，主其发狂与小便自利，而其热与少腹易者也。云太阳病六七日者，以明其地位仍浅也，又以明与大柴胡汤同其地位也。明其地位仍浅者，为桃核承气、抵当汤言之也。明与大柴胡汤同其地位，为大陷胸汤言之也。表证仍在，一以明其热熟深而有表、有里也，是大陷胸汤之证也；一以明其表证颇盛而不剧，是桃核承气及抵当汤之证也。脉微而沉，其脉阴阳皆微而其沉多者也，与脉沉微不同也。大陷胸汤之证，其病状静，而与脉状颇相似者也。桃核承气及抵当汤之证，其病状颇躁，而与脉状相反者也。反不结胸，其人发狂者，太阳病六七日，既①是大陷胸汤之地位也。表证仍在，而其脉反微而沉，是有表有里而其里有结者也，当少腹硬满，而心下亦颇硬满。若然者，虽无其痛，即是结胸之谛也。其病状当颇静沉而结胸也。今反不结胸，其人发狂而躁暴，是其病状与脉状相反，故曰反也。以热在下焦，少腹当硬满，少腹硬满者，是表热之所为也，犹未为桃核承气汤之证，当外解此热也。既外解，此热罢，而后少腹急结者，乃桃核承气汤之所主也。小便自利者，下血乃愈。〇所以然者，以太阳随经，瘀热在里故也。自"所以"至"故也"十五字，注释之体，非正文，当删去也。抵当汤主之。太阳病六七日，表证仍在，脉微

① 既：当作"即"。

而沉，其人发狂，少腹硬满，小便自利者，是以内有血证之故，表里诸证皆不能去也。若下其血，则表里诸证乃始得愈也。言太阳病六七日，其地位既在大柴胡汤之地位，其形似不易者，表证仍在，而其证颇热深，其脉微而沉，少腹已硬满，而心下亦似硬满，是虽未见其痛，而是结胸之谛也。何则？表气内陷而结心下，是以其脉微而沉，其病亦静沉者也。学者须识此大陷胸汤之所主也。若从心下至少腹硬满而痛，则是大陷胸汤之正，而不涉疑途者也。太阳病六七日，其形似颇缓，表证仍在，而其状颇暴而易，其脉独与病状相反，微而沉。少腹硬满，其人发狂者，以热在下焦，而侵其血故也。少腹硬满者，热也。以热在下焦而侵其血，故其人发狂也。此其为病，以表热为主，而其血为客。故其治法，当先解表热也。表热已解，则诸证随而愈也。若表证已解，其人仍如狂，少腹急结者，此为血实。表证已解，而实结少腹，桃核承气汤主之。太阳病六七日，其形似颇缓，表证仍在，而其状暴而易，其脉独与病状相反，微而沉。少腹硬满，小便自利，其人发狂者，是太阳病之末路，更起血证者也。少腹硬满，而小便自利，又其人发狂者，具此三证，是血证之谛也。故知表证仍在者，非复表证不欲去，是但以内有血证之故，表证欲去而不能去也。故是其治法，当先下血也。既下其血，乃表里诸证皆愈，抵当汤主之也。

抵当汤方

水蛭三十个　虻虫三十个　桃仁二十个　大黄三两

上四味，以水五升，煮取三升，去滓，温服一升。不下，再服。

太阳病是举太阳病无有表证者与表证仍在者，以辨血证之有无，以明茵陈蒿汤、大陷胸汤、桃核承气汤、抵当汤之疑途也。云太阳病者，是有三义也：一则以明阳病浅证，而非阴证深剧之病状也，是无有表证者也。二则以明太阳病表证仍在者也。三则以明其病状阳证，而其脉状反类阴证者也。身黄，是瘀热在里之证也。此文当云太阳病脉沉结，身黄。而今云太阳病身黄，脉沉结者，欲以明是阳病浅证，而无他表证，但以身黄为主证者也。故先举其一证，而后举脉状以及余证者也。其举脉状又及余证者，以包太阳病表证仍在者也。脉沉结，是血证之本脉并及瘀热结下焦之脉状，以包大陷胸汤结胸，桃核承气汤热结膀胱者之脉状也。少腹硬，一以明脉沉结而少腹硬者，是为血证之脉证也。一以明少腹硬，心下颇觉满者，是结胸之证也。而不云心下满者，是不可期者，欲学者意悟以得要枢也。故不云心下满也，亦欲完瘀热之证故也。小便不利者，为无血也。云为无血也者，对有血之辞也。故云无血有血者，以明既有他证而又并有血证者也。凡云"为"者，皆法语也。太阳病而脉沉结，少腹硬者，是似有血证者。然而其身黄，小便不利者，是血证之所必无也。是于法为但瘀热单证而无血证者，一决以单治其瘀热也。云于法为但瘀热单证而无血证者，时亦有此证而有血证，是不可期者也。故亦欲学者之意悟之也，故以法语言之也。小便自利，其人如狂者，血证谛也，抵当汤主之。血证本当发狂者也，而今云其人如狂者，以照上桃核承气汤之证也，是有三义：一以明瘀热在里而侵血分者，其人如狂也。二以明表热仍在而侵血分者，其人如狂也。三以明凡血证之谛，或有其人发狂者，或有其人如狂者，或有其人不狂者。虽是一定之证，而亦有不可一定者，但其所一定而必有者，小便自利之证也。然而是有疑似者，故必并有此二证，然后其为血证无疑，故曰小便自利，其人如狂者，血证谛也。言太阳病，其病状全是阳病浅证而无有表热，又无有阴病深剧之证。其人但身黄者，其脉则反沉结，是与病状相反也。而又少腹硬，小便不利者，是为瘀热在里，茵陈蒿汤主之。是其为病状，虽云阳病浅证而无复表证，其脉沉结，少腹硬，以具血分之证。而其身黄，小便不利者，血证之所必无也。若其人阳病浅证，而无复表证，而但身黄，脉沉结，少腹硬，小便自利者，或其人如狂者，是为瘀热、血证并有者也，先宜茵陈蒿汤，然后抵当汤主之也。太阳病表证仍在，其脉反沉结，是其脉状与病状相反者也。而少腹硬，心下颇满，小便不利者，是欲结胸，大陷胸汤主之。太阳病表证仍在，其脉反沉结，少腹硬，其人如狂者，是为表热结膀胱，而侵其血分者，当先攻其表证，然后桃核承气汤主之也。太阳病表证仍在，其脉反沉结，少腹硬，小便自利，其人如狂者，血证谛也，虽云有表证，当先治其血证也，抵当汤主之也。

伤寒有热，是举伤寒其地位已深，又并有他病，而其证众多纷杂，而不知所适从者，以明辨别其二病之条理，以审其诸证，以施其治之法也。故此章，凡有三节：其一则明伤寒本病，有大柴胡、大陷胸汤之疑途也。二则明伤寒本病，其地位已深，又并有小青龙、茵陈蒿汤、抵当丸之证者也。三则明伤寒本病，并有他证者，先治其所并有之他病，然后就其本病，以审其诸证地位，乃始施其治法也。此上二章，皆为抵当汤之本证，而在血证剧者也。而此章抵当丸之证，其在血证易者也。抵当汤之于抵当丸，亦为其剧剂也。而上二章抵当汤之本证，反云太阳病。而此抵当丸之易证，又反云伤寒，是其言似有误达者也。所以然者，欲以明伤寒本病，其地位已深者。今又并有抵当丸之易证，虽复易证，而其治法，当先治抵当丸之易证，然后始反其初，以治其伤寒本病也。其有抵当汤之本证者，固亦以此法从事。故于此抵当丸证，反举伤寒，以示其治法也。云伤寒有热者，有也者，一有一无之辞也，是有二义也：一则主明伤寒本病，其地位已深者，其本病之外，又更并有他病之热者也。二则旁明伤寒本病，其地位已深，而有其本病之热者也。其热状何如，斯称之有热？曰：此云有热者，既非发热之翕翕者，又非身热之蒸蒸者，其状苒苒①然热者，谓之有热也。少腹满，应小便不利，应也者，须有之辞也，包犹有其他证也。故此云应者，其义有二焉：其一以明伤寒本病之外，又更并有他病之热而少腹满者。其证应复必有者，小便不利是的然之证也。而其他诸证各以其病有之，此不可的定者也，故特举其小便不利的定之证。又云应以包其有诸证者也，而其所谓诸证者，小青龙、茵陈蒿各以其病而见其证也。又以包伤寒本病有热者，大柴胡、大陷胸汤各见其证者也。其一以明伤寒本病，其地位已深者，亦有其多证者也。此文已解之，故上文省之，以其可推知之故也。今反利者，言伤寒本病，大柴胡、大陷胸汤之证，其热入里者，苟少腹满，则小便必当不利者也。其并有他病者，小青龙、茵陈蒿汤之证，亦苟有其少腹满，则小便必当不利者也。今伤寒有热之证，而其少腹满，而其小便则依然利，故云反利也。为有血也，当下之，谓伤寒本病之外，又更并有此血证病也。故云有血者，言本病之外，又有此血证也。为也者，法语也，熟而审之之言也。少腹满，小便利者，于法为有血也。既熟而审之，而其血证之治法，以下之为当也。故虽在伤寒深证，犹断然而下之也。不可余药，宜抵当丸。宜者，权时之辞

---

① 苒苒然：渐渐地。

也。伤寒本病，又并有血证，乃其诸证众多纷杂，无所适从者。医以为伤寒本病大剧，当治其剧者。若其血证是其容易之事，不足深虑也。已治伤寒本病之剧者，然后治其血证，未以为晚。于是将先姑舍其血证，乃就伤寒本病众多纷杂之证，以施其方药也。然已有此血证，则其众多纷杂之诸证，或有伤寒之所为者，或有血证之所致者，则虽欲就其诸证，以审伤寒本病之地位，而终不可知其所归本也。若以此茫洋①而施其方药，则终不可得其治。故伤寒本病之外，又并有血证者，则不可施余药，权从其时宜，以与抵当丸，先治其血证也。然伤寒本病既是大剧，则不可失其治之时，故暂与抵当丸，以治其血证，则即复治其伤寒本病也。何则？既与抵当丸以治其血证，则诸血证之所致者，其证皆罢。然后其余所存之诸证，皆是伤寒本病之所为者，于是从其诸证，以审其地位，即伤寒本病之地位，可得而的定。于是施其方药，则始不误其治也。其他并有小青龙、茵陈蒿汤之诸证者，其治法亦仿此抵当丸之法也。言伤寒本病苒苒然有热，既非翕翕之发热，亦非热蒸②之身热，是其热入里者也。而少腹满，小便不利，胸下满而呕者，是非并有他病者，即伤寒本病在大柴胡汤之地位也，大柴胡汤主之。伤寒本病，苒苒然有热，既非翕翕之表热，亦非热蒸之身热，是伤寒本病，热结其里者也。而少腹满，小便不利，心下硬痛者，是非并有他病，即伤寒本病在大陷胸汤之地位也，大陷胸汤主之。此二证者，皆无疑途者也。又伤寒地位已深，其证亦众多纷杂，不知其所适从者，苒苒然有热，既非本病翕翕之表热，亦非本病

---

① 茫洋：迷茫貌，也作"芒洋"。欧阳修《乞外任第一表》："惟两目之旧昏，自去秋而渐剧，精明晻蔼，瞻视茫洋"。

② 热蒸：蒸蒸。

热蒸之身热，而少腹满，小便自利者，是为伤寒本病之外，并有血证者也。既有血证，故致此苒苒然之热，又致此众多纷杂之诸证，亦未可审识也。故是其治法，当下之。不可因其疑途，姑与余药，以误其治也。何则？既下其血，则血证所致之诸证皆罢复故。然后其所见存之诸证，即是伤寒本病地位之证也。当以随其见证，审其地位，以处其方也，是其治法也。伤寒地位已深，其证亦众多纷杂，不知所适从者，苒苒然有热，既非本病翕翕之表热，亦非本病热蒸之身热，而少腹满，小便不利，渴而咳，或喘者，是为伤寒本病之外，并有阳证水气成寒者也。既有阳证水气成寒者，故致此苒苒然之热，又致此众多纷杂之诸证，亦未可审识也。是其治法，当先与小青龙汤，以治其阳证水气成寒者也。何则？既治阳证水气成寒者，则其阳证水气之所致之诸证，皆罢复故。然后其所见存之诸证，即是伤寒本病地位之证也。当以随其见证，审其地位，以处其方，是其治法也。伤寒地位已深，其证亦众多纷杂，不知所适从者，苒苒然有热，既非本病翕翕之表热，亦非本病热蒸之身热，而少腹满，小便不利，身黄，或头汗出者，是为伤寒本病之外，并有瘀热在里也。既是瘀热在里，故致此苒苒然之热，又致此众多纷杂之诸证，亦未可审识也。故此治法，当先与茵陈蒿汤，以治其瘀热在里者也。何则？既治其瘀热在里者，则其瘀热在里者所致之诸证，皆罢复故。然后其所见存之诸证，即是伤寒本病地位之证也。当以随其见证，审其地位，以处其方，是其治法也。此三证者，皆伤寒本证之外，并有他病而有疑途者也。当以去其疑途，审其正证，以处其方，是皆的确之道而施治之法也。

　　补 上正文三章，始一章举表证仍在，脉微而沉者，以比结胸之证，以明抵当汤之证。中一章举身黄，脉沉结者，以益明抵当汤之证。终一章举伤寒有热者，以明血证之治法也。

抵当丸方

虻虫二十五个　桃仁二十个　大黄二两　水蛭二十个

上四味，杵分为四丸，以水一升，煮一丸，取七合服之，晬时当下血。若不下者，更服。

〇太阳病，小便利者，以饮水多，必心下悸；小便少者，必苦里急也。㤥此章议论肤浅，不足取。

卷之四下

太阳病篇第四下

○问曰：病有结胸，有脏结，其状何如？答曰：按之痛，寸脉浮，关脉沉，名曰结胸也。何谓脏结？答曰：如结胸状，饮食如故，时时下利，寸脉浮，关脉小细沉紧，名曰脏结。舌上白胎滑者，难治。㊜结胸证，因太阳病误下而来，本编论之审矣。而此章不举冒首，不论证因，突然云按之痛，寸脉浮，关脉沉者，不足取。假令欲据此章而施治法，何以知阴阳表里而得下手乎？其义不备如此！且脏结以脏论证，以三部论脉，皆非本编之例也。

○脏结无阳证，不往来寒热，其人反静，舌上胎滑者，不可攻也。㊜此章所举，既是阴证，则其人静，是常已。而云反者，为不通，且何攻之有？

○病发于阳，而反下之，热入因作结胸；病发于阴，而反下之，因作痞也。所以成结胸者，以下之太早故也。㊜本编以三阳三阴分病道之阴阳，故病发于阴而下之，则岂但作痞乎？其人将毙也。此以风寒、荣卫分阴阳，故议论不合如此。

○结胸者，项亦强，如柔痉状，下之则和，宜大陷胸丸。㊜论证不具，不足取。

大陷胸丸方

大黄半斤　葶苈半升　芒硝半升　杏仁半升

上四味，捣筛二味，内杏仁、芒硝，合研如脂，和散，取如弹丸一枚，别捣甘遂末一钱匕，白蜜二合，水二升，煮取一升，温顿服之，一宿乃下，如不下，更服，取下为效。禁如药法。

〇结胸证，其脉浮大者，不可下，下之则死。

〇结胸证悉具，烦躁者亦死。**补**上二章，论证不具，不足取。

太阳病，脉浮而动数，是举太阳病为结胸之病因，以明其地位也。结胸证之地位，与大柴胡汤证同其地位也。云脉浮而动数，头痛发热，微盗汗出而反恶寒者，表未解也者，是举有表证，又以热之故，表水骚扰，又内有胃实者也。脉浮而动数者，一以浮为有表证，而以动数为表水骚扰也；一以浮而动数，为表水骚扰也。〇浮则为风，数则为热，动则为痛，数则为虚。此十六字，与下文不关涉，为误文，当删去也。头痛发热，是一以为表证；一以为内有胃实之所为也。凡此脉证皆涉二途者也。微盗汗出，是内有胃实之证也。而反恶寒者，头痛发热，盗汗出者，是内实之证；而脉浮而动数者，为表水骚扰。此二者虽有表里，而皆非太阳表证，则固当无恶寒者也。乃今既有此证，而又加恶寒者，太阳表证也。故云"而"、云"反"，以明此义也。表未解也。言脉既浮而又有恶寒，即今通脉浮与此恶寒观之，则是表证未解也。而其头痛发热，亦是为表证之头痛发热；则微盗汗出者，内亦别有胃实之证也。其脉动数者，又别有表水骚扰之证也。而微盗汗出者，大抵为胃中下部有实瘀也。今脉浮而动数，头痛发热，微盗汗出而恶寒者，是表证未解也，当须与麻黄汤，以解其表证；然后观其后证，以治其盗汗也。服麻黄汤，脉浮动数皆罢，头痛、发热、恶寒又已去，仍微盗汗出，而但头汗出，余处无汗，齐颈而还，小便不利者，是为瘀实在下部，茵陈蒿汤之所主也，是为表证里证各别为病者也。若服麻黄汤，脉浮动数、恶寒皆罢，仍头痛发热，微盗汗出，而更见柴胡一证者，仍是前之太阳证，而非更别有内证者也，此大柴胡汤之所主也，而为结胸证之地位也。医反下之，表证未解者，下之为逆，其热必内攻者也。动数变迟，表水骚扰者，本因其表热所致也。今其热内入，故表水骚扰又罢，于此前微盗汗出者，今乃见其本脉迟也。而脉迟者，此胃中有实之候也。膈内拒痛。表热内入，以上攻膈内也，是明结胸病因之一途也。又有大、小柴胡汤之疑途也。胃中空虚。客气动膈，是下之之后法语也。凡法语者，明其病因者也。短气躁烦，心中懊恼，是即法语之见证也。言医既下之，则胃中空虚，客气动膈，其见证必致短气躁烦，心中懊恼也，是亦明结胸病因之一途也。又有栀子豉汤之疑途也。阳气谓表阳之气也。内陷，谓以下之之故，其内空虚，表阳之气，内陷其空虚之地。凡表水者，随阳气而循行者也。而阳气内陷，必聚于心下者也。心下因硬，则为结胸，大陷胸汤主之。是一以承上之动数变迟，膈内拒痛也；一以承次之胃中空虚，客气动膈，短气躁烦，心中懊恼也。其义犹云太阳病脉浮而动数，头痛发热，微盗汗出而反恶寒者，表未解也。而医反下之，脉浮乃罢，动数变迟，膈内拒痛，仍头痛发热，微盗汗出，往来寒热而呕者，是表热攻其里也。动数变迟，头痛发热，微盗汗出者，是内有实也。膈内拒痛而喜呕者，其热上攻心下胸胁也，大柴胡汤之所主也。若医下之之后，脉浮乃罢，头痛，发热，恶寒皆罢，动数变迟，膈内拒痛，微盗汗出者，此内有实也。膈内拒痛者，其热入里上攻也。既已其内有实热，亦入里上攻，又以下之之故，其内空虚，以然之故。其所外张之阳气，内陷于空虚之地，以聚于心下。表水又随阳气入，是内已有实；其热又上攻，阳气又陷而聚于心下，故表水随阳气而聚于心下者，会其内实与上攻之热，心下以此为因而硬，则为结胸。其证必但头汗出，一身絷絷如有汗，或微盗汗出者，大陷胸汤主之。又犹云太阳病，脉浮而动数，头痛发热，微盗汗出而反恶寒者，表未解也。而医反下之，脉浮乃罢，头痛发热恶寒及微盗汗又亦皆罢，以下之之故，胃中空虚，客气动膈，其见证以致短气躁烦，心中懊恼，是栀子豉汤之所主也。若医反下之，脉浮乃罢，恶寒又罢，仍头痛发热，微盗汗出，以下之之故，胃中空虚，客气动膈，其见证以致短气，躁烦，心中懊恼。又以其内空虚之故，其所外张之阳气，内陷于空虚之地，以聚于心下。于是表水亦随阳气而聚于心下，乃与客气动膈者相会；而心下以此为因而为硬，则为结胸。其证必头汗出，一身絷絷如有汗，或微盗汗出者，大陷胸汤主之也。若不结胸，此承上之医反下之而言之也。脉动数者或变迟，或变沉也，而无有沉紧之脉也。但头汗出，余处无汗，剂颈而还，是举茵陈蒿汤之证，以明大陷胸汤之别也。大陷胸汤之证，但头汗出，余处无汗，亦絷絷然如有汗，然其汗未足云有汗者也。茵陈蒿汤之证，则头汗出，余处无汗，齐颈而还，是茵陈蒿汤之异大陷胸汤之证者也。小便不利，是亦明大陷胸汤、茵陈蒿汤证之别也。茵陈蒿汤之证，其证在下部而及其上者也，而小便不利是其常也。大陷胸汤之证，其证在心下而及其下部者也，故时亦有小便不利之证，然非其常证也。身必发黄也。必者，十中期八九之辞也，是明茵陈蒿汤之证，本由瘀热在里，与大陷胸汤表热入里而结胸者，其病因大别也。犹云太阳病脉浮而动数，头痛发热，微盗汗出而反恶寒者，医下之，脉浮乃罢，恶寒又罢，仍头痛发热，微盗汗出而不结胸，但头汗出，余处无汗，齐颈而还，小便不利，身必发黄，是其始证。外有表证,内有瘀热,内外为两证,但以内有此瘀热之故,其表证与瘀热相搏,欲解而不能解也。而今以下之之故,表证得解而瘀热发其本证,故此证虽下之而非逆也,茵陈蒿汤主之也。此证总而论之,则言太阳病脉浮而动数,头痛发热,微盗汗出而反恶寒者,此外有表证,内亦别有胃实也。当先解其表,故先与麻黄汤,以解其表证。然后观其后证,以治其盗汗也。若服麻黄汤,脉浮动数,恶寒皆罢,仍头痛发热,微头汗出,而往来寒热或呕者,仍是前之太阳证,非更别有内证者,大柴胡汤主之也,而是与大陷胸汤结胸之证为同一地位也。若此太阳病脉浮而动数,头痛发热,微盗汗出,而反恶寒,其表未解,而医反下之,此为逆治也。于是其热入里,脉浮乃罢,动数变迟,膈内拒痛,仍头痛发热,微盗汗出,往来寒热而呕者,先与小柴胡汤,后大柴胡汤主之也。若医下之之后,表热入里,脉浮乃罢,头痛发热,恶寒皆罢,动数变迟,膈内拒痛,阳气内陷,心下因硬,则为结胸。其证必但头汗出,一身絷絷如有汗,或微盗汗出者,大陷胸汤主之也。若医下之之后,脉浮乃罢,头痛发热,恶寒及微盗汗,又亦皆罢,以下之之故,胃中空虚,客气动膈,其见证以致短气躁烦,心中懊憹,此为阳虚,栀子豉汤主之也。若医下之之后,脉浮乃罢,恶寒又罢,仍头痛发热,微盗汗出,以下之之故,胃中空虚,客气动膈,其见证以致短气躁烦,心中懊憹,阳气内陷,心下因硬,则为结胸。其证必但头汗出,一身絷絷如有汗,或微盗汗出,或小便不利者,大陷胸汤主之也。

大陷胸汤方

大黄六两　芒硝一升　甘遂一钱

上三味,以水六升,先煮大黄取二升,去滓,内芒硝,煮一两沸，内甘遂末，温服一升，得快利，止后服。

伤寒六七日，是举伤寒一且忽见结胸证者，以反前章以渐见结胸证者也。前章明结胸证之正因，而此章以明急猝成结胸证也。其意以明虽以热实成此结胸，而犹是水结在心胸之下也。云伤寒六七日者，以明表证仍方炽盛，而其病仍在大、小柴胡之地位也。结胸热实，脉沉而紧，脉沉而紧者，言按其脉而大，总之则是沉也。而切审而按之，则乃紧也。结胸之故，其脉即沉也。热实之故，其脉乃紧也。故云脉沉而紧者，以明其似阴证者也。云结胸热实者，以明仍是阳病实证也。心下痛，按之石硬者，以明阳病热实之证而非阴证者也。若其阴证，则非但其脉沉微而已，其心下及腹候皆濡而无力者也，又非痛且石硬者也。凡结胸之脉，非独沉紧，而必沉微、沉结者也。而此章必与血证相混难辨者也。云伤寒六七日，结胸热实，脉沉而紧，心下痛，按之石硬者，言伤寒六七日，表证仍方炽盛者，是在大、小柴胡之地位，而一且表证皆入里。其脉沉而紧，医皆以为阴证而大遽惶之，以为不可救者。然此脉沉而紧者，非复阴证，是结胸热实，而阳病实证者也。何以知是结胸实证？以心下痛，按之石硬者，乃知结胸热实之所致也。故曰伤寒六七日，结胸热实，脉沉而紧也。其所以知结胸热实者，以其证心下痛，按之石硬者也。大陷胸汤主之。主者，主一无适之言也。脉沉而紧，是疑惑于阴证者也。而心下痛，按之石硬者，是阳病实证而无疑于结胸者，故云大陷胸汤主之也。若脉沉而微细，按其心下及腹候皆濡而无力，又且无剧痛者，是必有阴证者也。当审其证，以处其方也。凡此结胸证，其疑途有三焉：其一则血证也，其一则瘀热在里也，其一则阴证也。是言伤寒六七日，表热方炽盛者，表证仍在，而其脉一且忽微而沉，心下痛，少腹硬满，小便不利者，是为结胸，大陷胸汤主之也。若伤寒六七日，表热方炽盛者，表证仍在，而其脉一且忽微而沉，其人发狂，少腹硬满，小便自利者，此血证谛也，抵当汤主之也。若伤寒表热方炽盛者，表证仍在，而其脉一且忽沉结，其证心下痛，少腹硬，小便不利，但头汗出，一身颇觉微汗者，此为结胸，亦大陷胸汤主之也。若伤寒表热方炽盛者，表证仍在，而其脉一且忽沉结，少腹硬，小便不利，但头汗出，余处无汗者，此为瘀热在里，身必发黄，茵陈蒿汤主之也。若伤寒六七日，表热方炽盛者，其表证如解而不解，其证皆入里，其脉一且忽沉而微，按心下及其腹部皆濡而无力，又且无剧痛者，此为有阴证。当审其证，然后以处其方，不可轻攻之也。若伤寒六七日，表热方炽盛者，其表证一且忽如解而不解，其证皆入里，其脉一且忽沉而紧，医皆以为阴证可畏者，然是大不然也，是阳病实证而结胸者也。何以知之？其脉沉者，以实结心胸之下也。其脉紧者，以其热实于其里也。故其脉沉而紧，其证又心下痛，按之石硬者，是结胸证也，大陷胸汤主之也。

伤寒十余日，是举伤寒十余日，表证荏苒已罢，其病仍未解，而有身热犹未了了，似是里有热结者，不可的然名状者，以明大柴胡、大陷胸二汤之疑似也。云伤寒十余日者，以明表证荏苒已罢，其病仍未解，而有身热犹未了了者，虽不见里有热结，而疑是热结在里之故，其证如此也，故下云热结在里也。热结在里，是大柴胡汤往来寒热之法语也。凡用法语者，以其证不可见者，姑以为可见者，而定其证者也。是伤寒十余日，始无表证，其病仍未解，而有身热犹未了了者，虽不见热结在里，疑是热结在里之所致也。复往来寒热者，云复者，以明始表证已罢，今亦往来寒热者，的然知是热结果在里者也。既往来寒热而热结在里，是大柴胡汤之证也。与大柴胡汤；凡云与者，姑与此汤，以观其后证如何也。而今与大柴胡汤者，是伤寒十余日始无表证，其病仍未解，而有身热犹未了了者，是本有大柴胡、大陷胸二汤之疑途者也。今但以有往来寒热之一证，定以为热结在里，而与大柴胡汤也。然但有往来寒热之一证，未可的定以为大柴胡汤之确证也。且大陷胸汤结胸之证，亦与胃中相关涉，则未可谓必无往来寒热之证。故今姑与大柴胡汤，以观其后证如何也。若与大柴胡汤之后，仍往来寒热，又更见胸胁满证，则是的然大柴胡汤之证也。若与大柴胡汤之后，仍往来寒热，而心下硬，头微汗出者，虽云往来寒热，犹是大陷胸汤之证也。故不云大柴胡汤主之，而云与大柴胡汤，以明此义也。是明大柴胡汤之证，而有大陷胸汤证之疑途者也。但结胸，无大热者，云但者，谓无往来寒热者也。结胸谓心下硬满，按之痛者也。无大热者，谓表无翕翕之发热也，但有身热者也。此为水结在胸胁也，是为水实结胸，举其法语也。水实结胸，虽非结胸本证，而亦为结胸之一证也。故云此为水结在胸胁者，言但结胸、无大热者。今审其病证，既是不似里有热结者。然今为结胸，则是非热实结胸，是虽不见水结胸胁，而于法为水结胸胁，是水实结胸也。云在者，以明表证虽欲去，而以此水结胸胁之故，不能去也。但去水结胸胁者，则表证随之自去也。又连胸胁言之者，以明亦有大柴胡汤之证也。但结胸无大热者，此为水结在胸胁者。言伤寒十余日，表证荏苒已罢，其病仍未解，有身热犹未了了，但结胸无大热者，既审其病证不似里有热结者。然今为结胸，则是虽不见水结胸胁，而于法为水结胸胁也。是虽非结胸本证，而亦是为结胸之一证，先与大陷胸汤，以去此水结在胸胁者，则余证随之自去也。然是但见结胸一证而已，更无有余证之可验，故先少与大陷胸汤，以观其后证如何也。若与大陷胸汤之后，胸胁苦满，寒热往来者，是非水实结胸，即热结在里者也，大柴胡汤主之也。是明大陷胸汤之证，而有大柴胡汤之疑证者也。是非大陷胸汤之本证，即大陷胸汤权用之证也。但头微汗出者，大陷胸汤主之。是举大陷胸汤之的证也。云但者，谓既无往来寒热，又无水结胸胁之证者也。言伤寒十余日，表证荏苒已罢，其病仍未解，有身热犹未了了，但结胸无大热，而头微汗出者，是结胸之证悉具，是大陷胸汤正用之的证也。总而论之，是言伤寒十余日，表证荏苒已罢，其病仍未解，有身热犹未了了者，疑是热结在里，既果复往来寒热者，是虽未见柴胡之全证，而今见往来寒热之一证。故权与大柴胡汤，以观其后证何如也。若服大柴胡汤后，往来寒热仍尚未罢，寻而①心下痛，按之硬满者，此为结胸证。虽有往来寒热，是大陷胸汤主之也。伤寒十余日，表证荏苒已罢，其病仍未解而不了了，但结胸无大热者，又不往来寒热者，是虽不见水结胸胁，而是于法为水结在胸胁，即水实结胸也，大陷胸汤主之。若但心下硬而不痛，无大热，胸胁苦满，而又往来寒热者，是非复结胸，是为柴胡证已具，于法当先与大柴胡汤也。服汤罢，心下剧痛者，此为结胸，大陷胸汤主之也。伤寒十余日，表证荏苒已罢，其病仍未解，有身热犹未了了，但结胸，头微汗出者，此为结胸证具，大陷胸汤主之也。

㊟上正文三章，始一章举表证仍在，误下而为结胸者与为身黄者，以明辨结胸证之本因也。第二章举不经误下，而直为结胸者，以明辨结胸之地位也。终一章举热结在里者与水结在

---

① 寻而：不久。

胸胁者，又举头微汗出者，以委曲明辨结胸之证也。

太阳病，重发汗而复下之，是举太阳病发病之时，既伏大陷胸汤之证而未发见者，以辨明大柴胡、大承气二汤之疑惑也。是与上伤寒六七日及十余日章，表热入里，以成结胸者不同。此章所举者，举其发病之时，表证与内之结胸证并起者也；大抵与大陷胸汤首章，太阳病脉浮而动数者，同其初起也。而其所异者，彼首章所举者，其初起之时，既见胃中有病证；而此章所举者，其证皆伏而不发见者也，是其异也。医见太阳病，但有其表证，以为是单表证，故一发其汗，以解其表。既一发其汗而表证仍未解，此非表证不解，但以内伏胃中之证之故，其表证欲解而不能解也。而其胃中之证，犹未发见，故医又以为单表之证，但发其汗之未彻，故使此表证不解也，故重发其汗也。既重发其汗，而表证仍未解，其胃中之伏证，犹未发见，于是医又以为此表证不解者，是又非复表证不解，此必内有柴胡热结之类证也，故表证欲解而不能解也。故又复与之以柴胡类，以下其热也。既单下其热，而不能及热与水之结，故虽下之，犹未能治其证，此乃旁治也。又本伏胃中虚弱之证，而今复下之，是助其虚弱，以添其虚弱也，故遂致此不大便之证也。不大便五六日，本伏胃中虚弱之证，而复下之，故客气愈旺，胃气不能运摄其内，故致不大便也。以不大便五六日，承复"下之"。下者，以明此不大便，以胃中虚弱之故，致此证也。舌上燥而渴，以别呕而渴者，大柴胡汤之证也。舌上燥而渴者，水热集结于心下之候也。是在大陷胸汤为主证，故先举之也。凡大柴胡之证，呕而渴者，是主胃而波及于心下者也。大陷胸汤之证，舌上燥而渴者，是以心下为主证，而波及于胃中者也。凡实热之证，必舌上黄白胎而渴者也。水热集结于心下之证，舌上干燥而渴者也。凡胃实大承气证，舌上黄白胎而不渴，口燥咽干也，是其别也。日晡所小有潮热，是以辞之序言之，则当在上之不大便五六日之下。今不然者，以其为波及之证也。云小有潮热者，以大陷胸汤之证，胃中亦小不平有事也，然非复主证也。若在大柴胡、承气汤，则此证为主证也。从心下至少腹硬满而痛，不可近者，是明本有胃中虚弱之伏证，而复下之，以激其虚弱，阳气不张，客邪相持，遂致此从心下至少腹硬满而痛、不可近者也。大陷胸汤主之。凡云"主之"者，皆的然无所疑者也。此证以复下之，致此不大便之证也。既虽致此不大便五六日之证，而其日晡之潮热，小小有之，是非大承气、大柴胡汤之证者的然也。又舌上干燥而渴，及从心下至少腹硬满而痛不可近者，是大陷胸汤之主证的然，故云"主之"也。言太阳病发病之时，医但见其表证，而不知其有伏证，故一发其汗，以解其表证。而表证仍不解，医犹不知其有伏证，以为是发汗之不彻，故使表不解。故重发其汗，而表证仍不解。医虽不见其有伏证，以其不解之故，以为是其热入里，故表证虽欲解而不能解也。今一下之，则其表证必自解，故复下之也。医既下之，而其病不解，反致此不大便也，是以何之故？本有胃中虚弱之伏证，而今复下之，以更助其虚弱，故胃气不能运摄于其内，故致此不大便也。既已不大便五六日，则日晡所当大有潮热，而今不然。舌上干燥而渴，此为主证。而日晡所之潮热，小小有之，此其主证在心下而及胃中者也。又从心下至少腹硬满而痛不可近者，本有胃中虚弱之伏证，而今复下之，以激其虚弱，阳气不张，客邪相持，以致此硬满而痛不可近者，是结胸的证也，大陷胸汤主之也。若重发汗而复下之，不大便五六日，呕而渴，舌上胎，日晡所剧有潮热，腹中痛者，是大柴胡汤之证也。若重发汗而复下之，不大便五六日，日晡所剧有潮热，口燥咽干，舌上胎，不呕不渴，但腹满者，是大承气汤之证也。

凡大柴胡汤、大承气汤、大陷胸汤三者，其地位皆同，而其病因则各自不同也。若其证，则皆疑似者也。若其地位虽则皆同，而亦各有其异也。以何别之？曰：大柴胡汤之地位，在胃中而上及心下、胸胁者也；大承气汤之地位，正在胃中者也；大陷胸汤之地位，亦在胃中而上及心下，下及少腹者也。是三汤地位之别也。若其病因，则各不同，以何别之？曰：大柴胡汤之病因，以热实为主，而其胃中见实物，则其旁证也，是为胃中实强而实证病也。大承气汤之病因，以胃中有实物为主，而其有热实，则其旁证也，亦为胃中实强而实证病也。大陷胸汤之病因，本是胃中虚弱而有其邪，客气主于内，而热与水结而在胃中也，是阳病实病而胃中有虚邪者也。故大陷胸汤之证，虽复一时热实结胸，而必热与水并者也；若其胃中有实物，则其旁证也。此三汤病因之别也。然大陷胸汤之胃中有虚邪，特是阳证实病中之虚邪，而与阴证虚寒之病大不同也。故虽云有虚邪，犹是实证病也。

○小结胸病，正在心下，按之则痛，脉浮滑者，小陷胸汤主之。㊟凡小者对大之名也。不对大而云小者，未闻之。今有大陷胸汤而无大结胸，故小陷胸汤可言，而小结胸不可言也。且病有大小，而证无大小，何则？病之大小，素有定分.证之剧易，不可定，故言轻重，而不言大小也。而结胸者，伤寒病中之一证，而非建为一病者。可见名且不正，其余不足取。

○小陷胸汤方

黄连一两　半夏半升　栝蒌实大者一个

上三味，以水六升，先煮栝蒌，取三升，去滓，内诸药，煮取二升，去滓，分温三服。

○太阳病二三日，不能卧，但欲起，心下必结，脉微弱者，此本有寒分也。反下之，若利止，必作结胸；未止者，四日复下之；此作协热利也。䃽脉微弱者，阴证也，故云本有寒也。反下之，是阴证而下之，故云反也。既云反下之，又云作结胸者，上下矛盾也。何则？结胸者，热实证也，未有阴证下之而变作热实证者也。

○太阳病，下之，其脉促，不结胸者，此为欲解也。脉浮者，必结胸也；脉紧者，必咽痛；脉弦者，必两胁拘急；脉细数者，头痛未止；脉沉紧者，必欲呕；脉沉滑者，协热利；脉浮滑者，必下血。䃽凡医疗之法，先问闻而后诊脉，以断阴阳表里，而处治法者，医之大经大法也。何则？证多变候，脉有定法。恶寒发热，身体疼痛，而脉浮者，太阳病也。证虽同而脉沉，则少阴病也。故先举证而合之于脉，而后断治法者，古之道也。而今此章以脉断证者，倒行逆施，溃乱医法为甚也，学者察焉！

○病在阳，应以汗解之，反以冷水潠之，若灌之，其热被劫不得去，弥更益烦，肉上粟起，意欲饮水，反不渴者，服文蛤散；若不差者，与五苓散。寒实结胸，无热证者，与三物小陷胸汤。白散亦可服。䃽此章以冷水潠①灌病人，水寒闭皮肤，表邪郁为热，则当治以温散也。今以利水为主剂者，为证治不对也。且以水潠灌，何等狂妄，不可解也。又寒实结胸，不接上文，但似谓所潠灌之水寒停心胸也。然本编有水结在胸胁，

---

① 潠：含在口中而喷出。潠同"噀"。

而未闻有寒实结胸也。且小陷胸汤有黄连，白散有巴豆，寒热混淆，杜撰甚矣。

○**文蛤散方**

文蛤五两

上一味为散，以沸汤和一方寸匕服，汤用五合。

○**白散方**

桔梗三分　巴豆一分　贝母三分

上三味为散，内巴豆，更于臼中杵之，以白饮和服，强人半钱匕，羸者减之。病在膈上必吐，在膈下必利，不利进热粥一杯，利过不止，进冷粥一杯。身热皮粟不解，欲引衣自覆者，若以水潠之，洗之，益令热劫不得出，当汗而不汗则烦，假令汗出已，腹中痛，与芍药三两如上法。

○太阳与少阳并病，头项强痛，或眩冒，时如结胸，心下痞硬者，当刺大椎第一间，肺俞、肝俞，慎不可发汗；发汗则谵语，脉弦，五六日谵语不止，当刺期门。**补**是章针家之说，非本编之义也。

○妇人中风，发热恶寒，经水适来，得之七八日，热除而脉迟身凉。胸胁下满，如结胸状，谵语者，此为热入血室也，当刺期门，随其实而取之。

○妇人中风，七八日续得寒热，发作有时，经水适断者，此为热入血室，其血必结，故使如疟状，发作有时，小柴胡汤主之。

○妇人伤寒，发热，经水适来，昼日明了，暮则谵语，如见鬼状者，此为热入血室，无犯胃气及上二焦，必自愈。**补**热入血室证，后贤有用小柴胡汤而得治验之说，是或可试用也。

然始一章，针家之说。中一章举病名论证。末一章云自愈而不举治法，末闻如此剧证，不药自愈者，皆本编之所无也。

伤寒六七日，是举内外之证俱在，其地位似深而反浅者，以明结胸病内外证之别也。此章云伤寒六七日，以照前大陷胸汤章云太阳病者，以明前大陷胸汤章其地位似浅而反深，此章其地位似深而反浅者也。云伤寒六七日者，明其地位似深于大柴胡汤之地位者也。又以此章伤寒六七日，以照下二章云伤寒五六日者，以明下二章其地位似浅而反深，此章其地位似深而反浅者也，又明结胸病内外证之别者。凡结胸病之证，以其外证直引而陷内，而水热结于心下，是通内外证而一途者也。而此章所举者，内外证二途者也。又以此章照下二章者，亦明下二章所举者，通内外证而一途者，而不同此章内外证二途者也。综而言之，则大陷胸汤结胸证，虽不见外证，而犹引外证入内者也。故其外证未去者，固已非二途也。然大陷胸汤结胸之证，既是以其外证陷内者，则其大例不当见其外证，故于大陷胸汤结胸之证，则不可的言。有外证又不可的言无外证，故于此柴胡加桂枝汤内外证二途者，以明大陷胸汤结胸之证，于其内外证者一途也。发热微恶寒，是举外证也。微恶寒者，微微恶寒者也，此外证欲去而未去者也。此发热微恶寒之不去者，但以内有大柴胡汤之证故，是表证欲去而未能去者也。少和其表，则此微恶寒发热自去者也，乃所以加桂枝也。肢节烦疼，是明其热在间位，是小柴胡汤之所主也。微呕，亦明小柴胡汤之所主也。微呕者，谓病人但有欲呕之气，而未呕者也。心下支结，是明大柴胡汤之所主也。心下支结者，谓非心下有硬状，按之而濡，心下有结聚，而其结聚支引左右也，是比胸胁苦满似浅而反深一等者也。外证未去者，柴胡加桂枝汤主之。是为加桂枝举之也。外证未去者，谓上之发热微恶寒者；外证未去者，犹云外证欲去而未去者也。外证欲去而未去者，少和其表则自去，是所以加桂枝也。云柴胡加桂枝汤主之者，是大柴胡汤方中加桂枝者也。云主之者，此章所举之证，似有多途者，故云主之，以断其无多途也。凡云主者，皆主一而无他适之言也。何以知之？夫发热微微恶寒者，是无他，是外证欲去而未能去者也。又肢节烦疼、微呕者，虽云小柴胡汤之所主，然而伤寒六七日，是大柴胡汤之地位而其深者也。而又有呕与心下支结之证，深于胸胁苦满一等；又有发热，发热，胃中之事也，故其地位已深，其证又深于胸胁苦满；又以其发热而呕，合此三者，是大柴胡汤之谛证也。故曰柴胡加桂枝汤主之也，是言伤寒六七日，是为大柴胡汤之地位。然而发热微恶寒，是仍少有外证也。而肢节烦疼、微呕、胸胁满者，是小柴胡汤之证也。外证当去而未去者，是小柴胡加桂枝汤主之也。若伤寒五六日，大柴胡之地位；而外证发热微恶寒，又内证肢节烦疼、微呕而心下支结者，是心下支结，其证已深也，故虽肢节烦疼，犹是大柴胡汤之证也。而外证当去而未去者，大柴胡加桂枝汤主之也。此二证者，皆阳证实病也。若其大陷胸汤之证，则内有胃中虚证，而其外证似皆已解，而其实外证仍未解，直引其外证而入其里，遂结于心下。故其外证似已解者，而其病之地位，则在大柴胡汤之地位。故大陷胸汤之证，综而言之，则内有胃中虚证，外表证未解而似已解者。故伤寒六七日，发热头痛而且心下微结、脉沉，外证似已解者，是大陷胸汤之所主也。此三证者，地位已同而其病因之别如此，不可不审察者也。

柴胡加桂枝汤方

大柴胡汤方中加桂枝三两，水煮与本方同法。🈑此方宋板、成本俱以小柴胡汤合桂枝汤也。然据论中云心下支结，则当以大柴胡汤加桂枝也。且云柴胡加桂枝汤，则加桂枝一味审矣。

伤寒五六日，是举阳虚在上，而见其证于心下者，以明与大陷胸汤证相类，而其实不同者也。是柴胡桂枝干姜汤之证，阳虚在上，而见其证于下心下者也。大陷胸汤之证，胃中虚在下，而见其证于上心下者也。其微结，小便不利，渴而不呕，但头汗出，心烦者，大陷胸汤、柴胡桂枝干姜汤皆同其证者也。但其所见之证，有先后之次第耳。若伤寒五六日，已发汗而表证仍未解，而复下之，遂续而先见胸胁满之证，又寻见往来寒热之证，加之微结，小便不利，渴而不呕，但头汗出，心烦者，是虽表证似解而未解者也。何以知之？以其先见其胸胁满之证，又见往来寒热之证故也。又以其不呕而心烦，与已发汗而外证仍未解，故知阳虚在上者也。若伤寒五六日，已发汗而表证仍未解，而复下之，遂续而先见心下微结之证，又见小便不利，渴而不呕，但头汗出，心烦，外证已悉入在里，于是见往来寒热，则知此往来寒热，在大柴胡汤之地位。然则其地位同于大陷胸汤，而其证亦合大陷胸汤，是不疑为大陷胸汤之证者也。何以言之？有胸胁满之证，而有往来寒热之证，是柴胡之的证也。而大陷胸汤之证与大柴胡汤之证，同其地位者也。故往来寒热，虽非其常证，而亦当时有之耳。若其胸胁满，则大属小柴胡汤，而小属大柴胡汤者也。故其于大陷胸汤之证，则终不得有之也。故大陷胸汤前章，亦举往来寒热，然此不可常者。而其在学者，当以意求之者也。非独此而已，至其他疑证，亦无不皆然。此仲景诊病之定法也。云伤寒五六日者，是举大小柴胡及大陷胸汤之地位也。凡举日数者，不过举其病所在之地位。故凡读伤寒论者，苟得其病所在之地位，则不必拘拘其日数，是谓之善读伤寒论者也。何以知其病所在之地位，在先知其药方之地位何如也。又在诊其脉证，以知其浅深也。故苟知其病所在之地位，则于其日数，是筌蹄①之于鱼兔也，获鱼兔而忘筌蹄。得病之地位，而忘其日数，是为得诊病之道也。其要在学者之意悟之也。已发汗而复下之，既云已而又云复者，此甚之辞也，何以甚之乎？曰：是以为阳虚在上，而医不察，故用甚之之辞也。言伤寒五六日，已发汗而外证未去，谓是其病在内；故外证不得去，而复下之也。是非其病在内而外证不得去者，但以阳虚在上之故也。虽已发其汗而外证不能去，又虽复下之，而外证不能去也。而医不察焉，故云已发汗而复下之也。胸胁满先云胸胁满者，是明非其病在内，是始引其外证而入其里者也。若其病在内之下而复下之，使胃中空虚，则其外证之入里者，必先见微结于心下者也。今先见胸胁满，是非其病之在内之下，又非胃中空虚者。然而已发汗，而外证不得去。又复下之，而外证不得去。今遂入里，而为胸胁满者，此阳虚在上故也，是所以先云胸胁满也。微结，是谓微结于心下也。先云胸胁满而次云微结者，先见胸胁满之证，而稍见微结。或以胸胁满为主证，而微结为旁证也，是明非结胸证也。小便不利，先云微结而次云小便不利，但以微结于心下之故，致此小便不利也。若其结胸证，而有此小便不利，则必少腹有事也。而结胸之证，不云少腹有事者，是结胸之证而有少腹有事，是其常也。然而见其证与不见，是所不明者，唯在学者之意悟之也。故此先云微结，而次云小便不利者，以明此小便不利，是微结之所致也。渴而不呕，此心下微结，小便不利，渴而不呕，

---

① 蹄：原作"谛"，据文义改。

是似大陷胸汤结胸之证。然此以胸胁满为主证，则非复大陷胸汤结胸之证。但以心下微结之故，致此渴耳。而其不呕者，胸胁心下，虽有此满结。而心下之下及其腹中，则终无事也。然则其病之所在者，下极心下，而上在心胸之中也。其病既下极心下，而上在心胸之中，终不见腹部之证，则其病之所根，犹在其表可知也。又云不呕者，以明亦非大、小柴胡汤之证也。但头汗出，往来寒热，心烦者，是明非无表证者，亦非大陷胸之证，是阳虚在上，而表邪上攻者也。云但头汗出者，谓余处无汗者也。余处无汗，但头汗出者，似是无表证者也。又虽有胸胁满之证，然心下微结，小便不利，渴而不呕，但头汗出，似是大陷胸汤之证。然而往来寒热，而胸胁亦满，则是非无表证者，亦非大陷胸汤之证。然而其心烦者，是其病在上也，非复全在表者，亦非大陷胸汤之证也，是上于大陷胸汤之证一等者也。是即阳虚在上，而表邪上攻者也。此为未解也，柴胡桂枝干姜汤主之。谓虽是似表证已解者，而仍未解者也。言阳虚在上，而表证直入于上者，虽似表证已解者，然于法是为表证未解者而治之也。是其治法，不与表证直入小柴胡汤之地位者同也。凡表证直入小柴胡汤之地位者，皆为表证渐解，而但有里证者。若其阳虚在上，表证直入其上者，是于法为表证未解，直引而入其里者也。故于白虎汤之证，云表里证者，亦同于此道也，非必有其表证者也，是治法之大别也。故此章云此为未解者，明此治法也。此章综而论之，言伤寒五六日，已一发汗，其表证仍未解；而医见其表证仍未解，以为此病在内之故，表证不能解，遂复下之，其表证遂入里。先见胸胁满之证，寻而心下微结，小便不利，不渴而呕，心烦，往来寒热者，柴胡加桂枝汤之所主也。若表证渐解，而但有此证者，大柴胡汤之所主也，是皆前后同一证者也。若伤寒五六日，虽已一发汗，而以内有胃中之虚证，故其表证不能去。而医不深察焉，但谓内有实病，乃复下之，遂致胃中空虚，阳气内陷，表证悉皆入里。其证先见心下微结，小便不利，渴而不呕，但头汗出，往来寒热，心烦者，此将成结胸，大陷胸汤主之也。若伤寒五六日，虽已一发汗，而以内有阳虚在上，故其表证不能去。而医不深察焉，但谓病在内而表证不能去，乃复下之，于是表证遂直入里，表邪上攻。先见胸胁满之证，寻而心下微结，小便不利，渴而不呕，但头汗出，往来寒热，心烦者，是于治法，虽似表证已解，而以为仍未解者治之也，柴胡桂枝干姜汤主之也。

柴胡桂枝干姜汤方

柴胡半斤　桂枝三两　干姜三两　黄芩三两　栝蒌根四两　牡蛎三两　甘草二两

上七味，以水一斗二升，煮取六升，去滓，再煎取三升，温服一升，日三服。〇初服微烦，复服汗出便愈。⑪初服以下，后人之所加，当删去也。

伤寒五六日，头汗出，微恶寒，手足冷，心下满，口不欲食，大便硬，脉细者，此为阳微结，必有表，复有里也。脉沉，亦在里也，汗出为阳微。假令纯阴结，不得复有外证，悉入在里。此为半在里半在外也。脉虽沉紧，不得为少阴病，所以然者，阴不得有汗。今头汗出，故知非少阴也，可与小柴胡汤。设不了了者，得屎而解。⑪此章烦碎冗长，出于后人者也。且云阴结、阳结者，非本编阴阳之义也。又沉紧者，少阳之本脉，而非少阴之脉也。

伤寒五六日，呕而发热者，是举大陷胸汤之证与大、小柴胡汤证之异同，且辨大陷胸汤结胸之硬与半夏泻心之痞硬，及大柴胡汤心下满急结，其状各有异同也。大柴胡加桂枝汤之证，是有里有表者也。是与大陷胸汤之证，同其地位而异其证者也。大陷胸汤之证，引其表证入而为一里证者也。与大柴胡加桂枝汤之证，表里并有者不同也。又柴胡桂枝干姜汤之证，是阳虚在上，而见心下之证者也。大陷胸汤之证，是胃中虚在下，而见心下之证者也。又大陷胸汤之证与大小柴胡汤之证异同者，大陷胸汤之证与大柴胡汤证，同其地位。而其引其外证而入里者，与小柴胡汤证同也。是大陷胸汤之证，与大、小柴胡汤异同者也。又大陷胸汤结胸之硬，则与腹皮俱石硬者也。半夏泻心汤心下痞满之硬者，腹皮颇濡，而内有其硬者也。然比之于大陷胸汤结胸之石硬，则不足谓之硬也。而大柴胡汤心下满急结者，比之于半夏泻心汤心下痞之硬，亦为有间①。是三汤证之大别也。云伤寒五六日，呕而发热者：伤寒五六日者，是明大小柴胡汤之地位也。而其呕而发热者，以明有大、小柴胡汤之一证，而未全具大、小柴胡汤证者也。云柴胡汤之证具而以他药下之者：柴胡汤证具者，或往来寒热，或胸胁苦满者也。伤寒五六日而已至大、小柴胡汤之地位。又呕而发热，以见大、小柴胡汤之一证。又复见胸胁苦满，或往来寒热者，故云柴胡汤证具也。云伤寒五六日者，是举柴胡汤之地位也；云呕而发热者，是举柴胡汤之一证也。柴胡汤证具，既在柴胡汤之地位，又见呕而发热之一证，于是或见往来寒热，或见胸胁苦满，或见心下急而腹中痛者，是柴胡汤之证具也。而以他药下之，是当以柴胡汤主之，而医不察焉，以他药下之，是误治也，故云"而"也。柴胡证仍在者，复与柴胡汤。复者，谓复于其初也。

---

① 有间：有差别。

柴胡汤者，通大小柴胡汤言之也。是柴胡汤证具，而医以他药下之，是误治也。虽云下之，而不能下柴胡汤之证，故柴胡汤之证依然仍在也。柴胡汤之证仍在者，虽已下之，而察其脉证，却复于其初，以与大、小柴胡汤也。若呕而发热，往来寒热，或胸胁苦满者，虽似是大柴胡汤证，而既经其下之故，与小柴胡汤也。若呕而发热，心下急，腹中痛者，虽已下之，仍与大柴胡汤下之也。此虽已下之，不为逆，此谓与大柴胡汤下之者也。必蒸蒸而振，却发热汗出而解。是谓与小柴胡汤者也，却谓复其初者也。此言小柴胡汤之证，引其表证而入里者也。既入其里，则其表证似已解者，而其实未解者也，故与小柴胡汤，则必蒸蒸而振，却复其初证，发热汗出而解也。既云虽已下之不为逆，以举与大柴胡汤之事。又云必蒸蒸而振，却发热汗出而解，以举与小柴胡汤之事，然后承之以大陷胸汤之证也。若心下满而硬痛者，此为结胸也，大陷胸汤主之。是言大陷胸汤之证于其地位，则与大柴胡汤同也。若其病因则不与大柴胡汤同，而同于小柴胡汤。引其表证以入其里者也，是大陷胸汤之证，所以不与大、小柴胡汤之证同也。言伤寒五六日，呕而发热者，柴胡汤证具，而以他药下之，已下之后，若心下急而痛者，此柴胡汤之证仍在也，与大柴胡汤主之。若心下满而石硬如板，按之而痛者，此即为结胸也。是以下之之故，胃中虚以见此证，是无所可疑者也，固当断然以大陷胸汤主之也。但满而不痛者，此为痞，是举大陷胸汤之硬与半夏泻心汤之硬大不同也。而心下之满，大陷胸汤之满，亦犹半夏泻心汤之满也，是异其硬而同其满也。故上文不云心下硬满，云心下满而硬痛。下文云但满而不痛，而故略其硬也。是其意言大陷胸汤之硬者，其硬如板。而与腹皮硬者，所谓石硬也。半夏泻心汤之痞硬者，犹在其里，犹濡也，比之于大陷胸汤之硬，则蔑如①也，故此略其硬。而下生姜泻心汤及甘草泻心汤，始举其硬，是以半夏泻心汤之硬，远之于大陷胸汤之石硬也。柴胡汤不中与之，宜半夏泻心汤。此欲以明半夏泻心汤硬，与柴胡汤心下急结者，其状颇相似也。又不云半夏泻心汤主之，而云宜半夏泻心汤者。宜者，权用之言也。其意言柴胡证之剧者，时有可疑于半夏泻心汤之证者。又大陷胸汤之始证，时有可疑于半夏泻心汤之证者，故权用半夏泻心汤，以观其后证如何也。此章综而论之，言伤寒五六日，呕而发热者，或胸胁苦满，或往来寒热，或心下急若支结者，是柴胡汤地位，而柴胡汤之证已具者也，法当先与小柴胡汤，而后以大柴胡汤下之也。而医不察焉，以他药下之，是误治也。故虽下之而不能下柴胡之证，故下之之后，柴胡之证仍在者，更复其初，以与大、小柴胡汤也。若呕而心下急，往来寒热者，以大柴胡汤下之也。是虽已下之，不为逆也。若呕而发热，胸胁苦满者，与小柴胡汤，必蒸蒸而振，却发热汗出而解也，是仍有表证故也。伤寒五六日，在大柴胡汤之地位，呕而发热者，或胸胁苦满，或往来寒热，或心下急结，柴胡汤之证具。而医以他药下之，遂在其地位而引表证入里，心下满而硬痛者，此为结胸也，无复可疑者，大陷胸汤主之也。若但满而不痛，其硬不足言硬者，为痞硬也，半夏泻心汤主之。若与半夏泻心汤之后，其硬遂成石硬而满痛者，仍是大陷胸汤之所主也。若与半夏泻心汤之后，心下急或微结，其痛如腹痛者，大柴胡汤之所主也，故权用半夏泻心汤，以观其后证如

---

① 蔑如：不及。此指程度甚轻。《南史·齐纪上·高帝》："高勋至德，振古绝伦，虽保衡翼殷，博陆匡汉，方斯蔑如也。"

何也。

　　㊟上四章，始一章举结胸之全证，以照上节而明大陷胸汤之地位也。第二章举内外两证者。第三章举外证直入于上者，比并以明各证之异同也。第四章举大、小柴胡汤之证而明辨结胸与痞，以结前起后也。

半夏泻心汤方

　　半夏半升　黄芩三两　干姜三两　人参三两　黄连一两　大枣十二枚　甘草三两

　　上七味，以水一斗，煮取六升，去滓，再煮取三升，温服一升，日三服。

　　○太阳少阳并病，而反下之，成结胸，心下硬，下利不止，水浆不下，其人心烦。㊟结胸证既具于本编，此章忽略且不举治法，不足取。

　　○脉浮而紧，而复下之，紧反入里，则作痞，按之自濡，但气痞耳。㊟此章伤寒表证脉浮紧者，不发汗而反下之，其热入里而作痞者，故云紧反入里，则作痞也。然不举证而论，以脉论者，非本编之例也。且云气痞者，亦非本义也。

　　太阳中风，下利呕逆，是举太阳大表之病证，而并有里证之下利呕逆者，以辨大、小柴胡及大陷胸汤等之直引其表证而入其里之别也。此太阳中风，下利呕逆者，其表证自是表证，而其里证是自①里证，是表里二证并有之也。大小柴胡及大陷胸汤等之证，虽有表里之证，俱是一本证也。此两道者，颇涉于疑似者，故此章明其别也。夫太阳中风，虽复云大表证，而其剧者，其热暴急，与伤寒及太阳病之剧者，其证相似者也。

---

　　① 是自：当乙转为"自是"。

然则，何以辨下利呕逆与太阳中风病证各自为一证？又何以辨伤寒及太阳病之剧者表里通为一证者之别？曰：是以其发病辨之也，以其发汗后辨之也。曰：其治法何以别之？曰：虽复太阳病伤寒及中风，苟有恶寒发热之表证，则于其治法，同是一道也，皆以表发为其治法者也，是乃无异者也。至其发汗后，然后始知是为伤寒太阳病，是为中风也。以何之故？曰：伤寒及太阳病，其证本热悍者也。而表证暴急如此，则虽经发汗，其表里之证未可遽除者也。若乃太阳中风，其病证无根据于内者也。故其表热虽复暴急，而经其发汗，则其表热之证洒然①也。是发汗后之异候也。又举此证于此者，欲以明下之生姜泻心汤、甘草泻心汤、赤石脂禹余粮汤、旋覆代赭石汤，皆是单里证而不干涉于表证者也。云太阳中风，下利呕逆者，云太阳中风者，是明为太阳大表之病证。是为太阳大表之病证，则其已下利呕逆，别是其里之余证已，是其为病证贰其本也，与大小柴胡及大陷胸汤等之内外诸证一其本者固别也。太阳中风，其热暴急者，时亦有呕逆者也。然则此文当云太阳中风，呕逆下利，而今云下利呕逆者，欲以明太阳中风是为太阳大表之病证，则虽有呕逆之证，而于其治法谓为他证也。况下利而呕逆，愈以为下利之所致也。假令此呕逆，为中风之所致者，其于治法，则非所先也。何则？假令为中风之呕逆，则治其表证而不治呕逆也。表证已治，则呕逆自治故也。故不云呕逆下利，而云下利呕逆也。表解者，乃可攻之。言太阳大表中风之证，而又内别有下利呕逆之证者，此表证里证并有也。当先治太阳大表中风之证，然后治其下利呕逆也。若太阳大表之证未解，则

---

① 洒然：病痛顿失貌。

未可攻其下利呕逆也。太阳大表中风之证已解，然后乃始可攻其下利呕逆也，是治法也。云攻之者，主十枣汤攻击之剂言之，而包半夏泻心汤及生姜泻心汤、甘草泻心汤之证也。是太阳大表中风之证，而其病无根据于内者也。故疑表证已解之后，下利呕逆、心下痞硬者，或是半夏泻心汤及生姜泻心汤、甘草泻心汤之证也。何则？半夏泻心汤及生姜泻心汤、甘草泻心汤之证，其病亦无根据者之故也。而其十枣汤之证，亦无根据而颇其剧者也，故此类举之也。其人漐漐汗出，发作有时，头痛，是为十枣汤举其疑途也，其疑途有三也。发作有时者，热之发作有时也。何谓疑途有三乎？若其人漐漐汗出，发作有时，头痛而恶寒者，是表未解者也。若但其人漐漐汗出，热之发作有时，头痛者，是调胃承气汤之疑途也。若其人心下痞硬满，引胁下痛，短气或干呕者，是内有十枣汤证之故，使其表证不得去也。心下痞硬满，引胁下痛，干呕短气，是总举十枣汤之本证也。云心下痞硬满者，是明十枣汤之心下痞硬满，不同于大陷胸汤及半夏泻心汤之证也。十枣汤之心下痞硬满，比之大陷胸汤之石硬，则其硬满太濡也；比之于半夏泻心诸汤之心下痞硬而满者，则此十枣汤之心下痞硬满已是颇剧。故此十枣汤之心下痞硬满，是在大陷胸汤与半夏泻心诸汤之中间者也。故此文不云心下痞硬而满，而云心下痞硬满，以明其别也。云短气者，是具举十枣汤之诸证也。其实，干呕或短气者，短气或干呕者也，未必具此两证者也。汗出不恶寒者，此表解里未和也，言其人漐漐汗出，发作有时，头痛而不恶寒者，此似其表未解也，而非其表未解者。又非调胃承气汤之证，是内有十枣汤水气之证之故，使其里不和而见此证也，非谓十枣汤之能和其里也。十枣汤主之。是其为病证，虽有三疑途，而今有心下痞硬满，引胁下痛，干呕或短气之证，则是为十枣汤之的证，无所可疑者也，故云主之也。此章综而论之，言太阳中风，既是太阳大表之证，而内别有下利呕逆之证，表里各异其病，而并病而病之者，其治法当先治其大表之证。若其大表之证未解，则未可攻其下利呕逆之里证也；其表证已解，然后乃始可攻其下利呕逆之里证也。太阳大表之证已解之后，下利呕逆，心下痞硬而不痛而但满者，是半夏泻心汤之所主也。若下利呕逆，心下痞硬满，引胁下痛者，是当与十枣汤攻之。若已服十枣汤之后，下利呕逆或腹中雷鸣，心下痞硬而满，心烦者，是已在十枣汤服后，则甘草泻心汤之所主也，生姜泻心汤亦主之，当从其证而与之也。太阳中风，下利呕逆者，既解其表后，其人漐漐汗出，热之发作有时，头痛者，此调胃承气汤之所主也。若其人漐漐汗出，热之发作有时，头痛而不恶寒，心下痞硬满，引胁下痛，短气或干呕者，此虽似其表未解者，而是其表已解者也。但以内有十枣汤水气之证之故，使其里不和也。与十枣汤以快利其水，则其漐漐汗出，热之发作有时，头痛之诸证，皆从之而去也。

十枣汤方

芫花　甘遂　大戟　大枣

上三味等分，各别捣为散，以水一升半，先煮大枣肥者十枚，取八合，去滓，内药末，强人服一钱匕，羸人服半钱。○温服之，平旦服。若下少，病不除者，明日更加半钱，得快利后，糜粥自养。㈜温服以下，后人之所加，当删去也，且疑有误脱。

○太阳病，医发汗，遂发热恶寒，因复下之，心下痞，表里俱虚，阴阳气并竭，无阳则阴独，复加烧针，因胸烦，面色青黄，肤瞤者，难治；今色微黄，手足温者，易愈。㈡此章杜撰妄言不待辨。然恐初学之惑，故分疏示其概焉。太阳病，本发热恶寒者，医发其汗，遂续发热恶寒，则前证依然表未全虚也，因复下之。唯见心下痞一证，而未见下利数十行，腹中雷鸣，谷不化等之证，则里未全虚也。而云表里俱虚，阴阳气并竭，其杜撰一也。又上云阴阳气并竭，下云无阳则阴独。夫既阴阳气并竭，则阴何独有！且人以阳气为有生之本，若无阳阴独，则不死何为！其杜撰二也。又上既云无阳则阴独，下云复加烧针。夫烧针为发汗设也，而今无阳独阴证，虽狂愚者，亦何加烧针之为！其杜撰三也。又云复加烧针，因胸烦，面色青黄，肤瞤者，难治。今色微黄，手足温者易愈者，因阴阳生克分难易，非本编之例，其杜撰四也。又脉证不具，治法不举，其杜撰五也。且成无己注竭阳为表虚，竭阴为里虚，无阳为表证罢，阴独为里有痞，皆不合于医书之字例，况本编之例乎？要之，通篇皆以为正文，而不知有后人之伪章，故牵强作解，其不可依据如此，学者察焉。

○心下痞，按之濡，其脉关上浮者，大黄黄连泻心汤主之。㈡此章及下二章，无冒首，且论证不具，故不可知病之所因而来也。然痞证因误下而来者多矣。故本编云医见心下痞，谓病不尽，复下之，其痞益甚，此非结热，但以胃中虚，客气上逆，故使硬也。而今此证若因误下而来，则不可用大黄再下，亦既明矣。若不经误下而成痞，则法当兼治表里，而独不可攻其痞也。若有变证可独攻其痞，则当具论①其脉证也。今突然用大黄黄连泻心汤者，不知本编之例也。

---

① 具论：详细讨论。

○大黄黄连泻心汤方

大黄二两　黄连一两

上二味，以麻沸汤二升渍之，须臾绞去滓，分温再服。

○心下痞，而复恶寒汗出者，附子泻心汤主之。㊜凡本编之例，阴阳两证者，先治阴证而后治阳证，是仲景氏之心诀，而治法之大关键也。今恶寒，汗出者，既非桂枝证，则是阳虚证也；而以大黄黄连泻心汤为主，而加附子，以兼治阳虚与痞证者，恐不败，鲜矣！

○附子泻心汤方

大黄二两　黄连一两　黄芩一两　附子二枚，别煮取汁

上四味，切三味，以麻沸汤二升渍之，须臾，绞去滓，内附子汁，分温再服。

○本以下之，故心下痞，与泻心汤。痞不解，其人渴而口燥烦，小便不利者，五苓散主之。㊜此章深于五苓散证一等者也，而不举其下利止与不止，与脉状论，则不可的知本证也。

伤寒汗出解之后，是举伤寒病已解之后，非有其余毒，而但承表热之后，而胃中不和者，以辨与上章十枣汤证表里并病不同也。是其为病证，非有根据于中者，但以承其表热之后，故有此胃中不和之证也。云伤寒汗出解之后者，以明伤寒表证固已不剧，而其余毒不足根据于中，但以承表热之后，姑有此证也。胃中不和，是为法语也。夫胃中之和与不和，是不可见者也。然而为治之道，自非知其众证之所归者，会此一途，则茫洋不知所适从，而不可得而处其方。故必举其法语，以总括其众证之所归会者，以示学者以其方法也。言心下痞硬而干噫食臭者，是于法为胃中不和之所致也。又心下痞硬，而胁下有

水气，腹中雷鸣，下利者，是亦于法为胃中不和之所致也。故但心下痞硬，而干噫食臭者，是即生姜泻心汤之所主也。又心下痞硬，而胁下有水气，腹中雷鸣，下利者，是亦生姜泻心汤之所主也。并举此二证者，是悉举其众证也。必举其众证者，终始泻心汤之证，以明其地位，使夫学者意悟其所之①，以临机制变，以多多益辨也。故干噫食臭，而胁下有水气，腹中雷鸣，下利者，及心下痞硬，而腹中雷鸣，下利者，苟得其要领，则皆与生姜泻心汤可也，不必悉具众证。要在得其地位也，是所以建法语也。心下痞硬，干噫食臭心下痞硬之证，其途固非一二，必有干噫食臭之证，然后可以为胃中不和之所致也。是噫气也，而云干噫者，以别噫气有食臭而吐其食物及吐出浊水者，故云干噫也。噫气有食臭，而吐出其食物者，是有实也；噫气有食臭，而吐出浊水者，是有饮也。不与此胃中不和之证同，故云干噫，以明其异也。胁下有水气，腹中雷鸣，下利者，云胁下有水气者，是法语也，又其证候也。以法语言之者，欲使学者自弘②其证也。言胃中不和者，其证候必胁下有水气者也。故心下痞硬，腹中雷鸣，下利者，虽无的见胁下有水气之证候，而苟有其类证，则断以为胃中不和而治之也。又其证候者，胁下沥沥然有声也。又云胁下有水气，腹中雷鸣，下利者，以明此证有三疑途也：其一则胁下有水气，腹中雷鸣不痛。先雷鸣，然后但下利者，而心下痞硬，此胃中不和也。其二则先下利日数十行，然后始腹中雷鸣而不痛者，是胃中虚者也，非但胃中不和也。其三则腹中雷鸣而腹切痛、下利者，是有寒也，

---

① 所之：所去的地方。之：到。
② 弘：扩充。

是明其疑途者也。生姜泻心汤主之。言伤寒病不甚剧者，但汗出而解之后，当其余毒不足根据于中，但以承大热之后，使胃中不和也。故心下痞硬，而干噫食臭者，是为胃中不和之所致，生姜泻心汤主之也。若噫而出水及噫而出物者，是有饮也，又有实也，皆非此汤之证也。又心下痞硬，胁下有水气，腹中雷鸣，下利者，亦生姜泻心汤之所主也。又心下痞硬，腹中雷鸣，下利者，亦生姜泻心汤之所主也。然是必须见胁下有水气之类证也，是皆胃中不和之所致也，其证必不腹痛者也。又下利日数十行，而后始腹中雷鸣，心下痞硬者，是胃中空虚者也，非复胃中不和者，即甘草泻心汤之所主也。若腹中雷鸣切痛而下利者，是为有寒也，非复胃中空虚之例也。

生姜泻心汤方

生姜四两　甘草三两　人参三两　干姜一两　黄芩三两　半夏半升　黄连一两　大枣十二枚

上八味，以水一斗，煮取六升，去滓，再煎取三升，温服一升，日三服。

伤寒中风，医反下之，其人下利日数十行，是举胃中虚而下利者，与以其表证而下利者之疑途也，又以明胃中不和与胃中虚者之别也。胃中不和者，以承表证之后，故适致其不和，无有他根据者也；其胃中虚者，是属阳虚者也，故其治法以治其阳虚为先也。云伤寒中风，医反下之，其人下利日数十行者。伤寒中风，先与汤药以治其表证，而其表证未去，医见以为其热在里，故使其表证不得解也，故医与以下剂也，以为下其里热，则其表证自解也。然而中风伤寒，虽已攻其表，而其表热仍在者，于法未可下者也；而今医下之，是误治也，故云反下之也。故云医反下之，其人下利日数十行者，言此下利，非其病之所为者，是医人误治之所为者也。谷不化，腹中雷鸣，心下痞硬而满，干呕心烦不得安，是举胃中空虚之证也，是此章之主证也。而言之于此者，欲使学者知，就其病数证疑途之中，审择其主证也。言若其人但下利日数十行，心下痞硬而满，干呕，心烦不得安，表里俱热者，此协热利也。若见少阳证者，此表热入攻其上者也。若谷不化，腹中雷鸣者，而有此下利，心下痞硬而满，干呕，心烦不得安者，是胃中虚者也。凡学者之于其病数证疑途之中，以审定其主证，皆用此法，以为诊视众病之法则也。云心下痞硬而满，干呕，心烦不得安，而承谷不化，腹中雷鸣之下者，以明谷不化，腹中雷鸣，是此章之主证；而心下痞硬而满，干呕，心烦不得安者，是为其旁证。凡胃中虚而谷不化，腹中雷鸣者，不必具下利，心下痞硬而满，干呕，心烦不得安之数证。而因下之，表热遂入里而上攻者，必多具下利，心下痞硬而满，干呕，心烦不得安之数证者也。而此举胃中虚，谷不化，腹中雷鸣者之主证，而必带说心下痞硬而满，干呕，心烦不得安之数证者，其义犹云其人下利，心下痞硬而满，干呕，心烦不得安者。若谷不化、腹中雷鸣者，即是谷不化、腹中雷鸣为其主证也。若无谷不化、腹中雷鸣之证者，心下痞硬而满是为其主证也，故历举二病之全证，以示审定其主证也。医见心下痞，谓病不尽，复下之，其痞益甚，云见者，以明其粗也；云谓者，以示以其臆度从事也，以讥不审推其见证，以定其主证也。言医不审推其见证，以定其主证，而遽见心下痞硬而满，干呕，心烦不得安者，以己之臆度谓：是表热入里上攻，而为此心下痞硬；是心下痞硬，为此病之主证，而表病不尽之所致。然则此心下痞硬，是为热结也，是医之粗也；不审推谷不化，腹中雷鸣之故也。故医复下之，其痞益甚也。何则？原以其下之之故，胃中虚使之然。而今复下之，以益成其虚，故其痞益甚也。此非结热，但以胃中虚，客气上逆，故使硬也，甘草泻心汤主之。云但者，以示不足深疑之辞也。言此证似是表热深剧之所致，是可深疑者。然有谷不化，腹中雷鸣之证，则所谓深剧者，是但胃中虚，客气上逆，故使硬也，不足深疑，固当与甘草泻心汤而主之。言伤寒中风，外证未解，是未可下，而医反下之，是逆治也。若其人遂协①热下利日数十行，心下痞硬，干呕，心烦，表里未解者，桂枝人参汤之所主也。若其人协热下利日数十行，心下痞硬，干呕，心烦而见少阳证者，此黄芩加半夏生姜汤之所主也；是其心下痞硬，于法为热结者也。又伤寒中风，外证未解，而医反下之；表证已解，心下痞硬，胁下有水气，腹中雷鸣，下利，或干噫食臭者，是下利不剧而谷仍化者，是于法为胃中不和之证也，非复胃中虚者也，生姜泻心汤主之也。又伤寒中风，外证未解，而医反下之。其表证已解，其人下利日数十行，谷不化，腹中雷鸣，而心下痞硬而满，干呕，心烦不得安者，是其人下利日数十行，而又谷不化，又腹中雷鸣者，是胃中虚之本证也。而又心下痞硬而满，干呕，心烦者，是客气上逆之故也，皆非热结之所为，甘草泻心汤主之也。

甘草泻心汤方

甘草四两　黄芩三两　干姜三两　半夏半升　大枣十二枚　黄连一两

上六味，以水一斗，煮取六升，去滓，再煎取三升，温服一升，日三服。

---

① 协：原作“胁”，据上下文义及医理改。下同。

一七〇

伤寒服汤药，下利不止，是承上章胃中虚而下利者，以明伤寒有表证，而下焦有久寒下利者，及表热入下焦，水谷不分离而下利者也。上章胃中虚而下利者，是未成寒者也。此章伤寒有表证，而又下焦有久寒，是下焦久寒，先伤寒表证而有之也。又胃中虚者，其上也；下焦久寒者，其下也，故次之也。伤寒者，明有表证也。服汤药者，明服解表证之药也。下利不止者，明此下利与伤寒表证俱并起者也。心下痞硬。是明下利仍不止，续而心下痞硬者也。伤寒服汤药，下利不止，心下痞硬者，是言伤寒表证，其发病之时，既与此下利俱并起者。医见以为此下利，表证之所为也，先与解表证之汤药，则此下利自止也。而病人已服此解表证之汤药，表证以解，而此下利仍不止，续而心下痞硬也。是心下痞硬，在此下利之后也。然则此心下痞硬，下利不止之所致；而此下利，非心下痞硬之所致明矣。服泻心汤已，复以他药下之，利不止，服泻心汤已者，服泻心汤已，而下利不止，而心下仍痞硬也。复以他药下之者。云复者，甚之之辞也。医不察其证之前后见者，而以己私意强行其治，是所以甚之也。以他药下之，利不止者，医以为心下有结毒，而以他药下之，其下利仍不止也。服泻心汤已，复以他药下之，利不止者，言此心下痞硬，下利不止之所致；而下利，非心下痞硬之所致也。而医不察其证之前后见者，遽观心下痞硬。以为此下利不止者，是心下痞硬之所致也。与泻心汤，以解其心下痞硬，而利仍不止也。而医犹不却察其证之前后见者，以改其前治之谬，遂强其私臆，以为此心下痞硬是心下有结毒之所致也。而下利不止者，亦因此也，而又以他药下之也。然此心下痞硬，是下利不止之所致。而此下利，非心下痞硬之所致也。故虽以下心下结毒之药下之，而其药是他药，而终非此证之的药，故虽下之而其下利不止也。医以理中与之，云与者，权时为之也。以理中与之者，言虽在此医，而非以理中为可治下利之剂。但治心下痞硬，而下利不止，复以他药下其结毒，而下利仍不止。故医不得已，权以理中与之，以理中焦也，其意以为此下利或在中焦。若然，则理中焦，此下利或将自止也，故云以理中与之也。利益甚，以明其治非其下利之所在也。理中者，理中焦，言理中者，理中焦者也。今与理中，而其下利益甚者，此下利本在下焦，而今理其中焦，以输之下焦，故其下利益甚也。此利在下焦，赤石脂禹余粮汤主之。言先治心下痞硬，以理上焦，而下利不止。又复以他药下其结毒，而其下利仍不止。又复以理中与之，以理中焦，而其下利仍不止。此其下利既不在上焦，又不在结毒，又不在中焦，然则是其下利的然在下焦无疑也。非独在下焦而已，却观之于其发病之始，此下利与伤寒表证俱并起，则此下利非表证之所致，而下焦有久寒之所致也。此其病源为二本，然则为赤石脂禹余粮汤之所主无疑也。复利不止者，当利其小便。是又云复者，以其疑证为甚之辞也。甚之者，言下利之证，既尽于上。而下利之治，又尽于上。而复下利仍不止者，是非下利之证之致此下利，亦治下利之剂之当治此下利，是协热入里而水谷不分离，故致此下利也。是表证与下利同是一本也。其治法当利其小便，此下利自止也。然则此下利，伤寒病中之下利。是其治法，当最在其始也。今反在其最后者，伤寒发病之时，未可入其里以为此下利。然而以其表证而有此下利，则是变而非其正，非其所常，故置之于后，以示其不得已治法也。是伤寒有表证，又内有久寒下利者也。不然则是表热入里，水谷不分离而下利者也。而医不推其证因，而徒以其臆度从事者也。言伤寒发病之时，既有其表证，又有此下利。医以为此下利者，是伤寒表证之所致也；与解表之汤药以治其表证，则此下利当自治也。而病人服解表之汤药，其表证果治，而此下利依然不止，续而心下痞硬，是其下利，非表证之所致也。而心下痞硬，此下利不止之所致。而非因心下痞硬，以致此下利者也。何则？此下利不止与心下痞硬，其证之见固有先后，是主证旁证之所分也。而医不随其证之先后所见者论之，而徒取之于己之臆，以为此病有心下痞硬，则是下利不止者，此心下痞硬之所为也。今先治其心下痞硬，则此下利当自止也。而病人既服泻心汤已，而虽心下痞硬颇已，然其下利依然不止也。何则？医不知证有先后，而有主证旁证之别故也。医犹尚不自觉悟，以为此下利者，是内有结毒之所致也；复以他药，以下其结毒，而此下利依然不止也。于是医犹尚不知却其始，以绎其证之先后所见者，以为既治其上焦，而下利不止。又治其结毒，而下利仍不止，此下利当在中焦也。今若理其中焦，则此下利当自止也。故理中汤虽非治下利之药，而以权时之宜，与此理中汤也，而下利依然益甚。何以下利益甚？曰：理中汤者，理中焦之药也。而此下利本在下焦，今理中焦，而输之于下焦，是所以使下利益甚也。又此下利既不在上焦，又非结毒之所致也，又不在中焦，然则此下利的然是在下焦。又伤寒发病之时，与其表证并起，而表证已解，此下利依然不止，则此下利是为久寒之所致也的然矣，是赤石脂禹余粮汤之所主也，亦无可疑矣。是已治上焦，又治结毒，又治中焦，又治下焦，而下利复尚不止者，非下利之正证，是伤寒表热入里，使水谷不分离之所致也。当利其小便，是下利当自止也。然而伤寒发病之时，既有此下利，则是于法不可为表热入里之证而治之，是不得已之时之变法也，学者当审此治法也。

赤石脂禹余粮汤方

赤石脂一斤　禹余粮一斤

已上二味，以水六升，煮取二升，去滓，三服。

○伤寒吐下后，发汗，虚烦，脉甚微，八九日心下痞硬，胁下痛，气上冲咽喉，眩冒，经脉动惕者，久而成痿。❸此章不举治法，非本编之例也。

伤寒发汗，是举阳证有虚寒者，与胃中不和、心下痞硬而有噫气者，其病本异也。若以其病浅深之位言之，则生姜泻心汤为浅，甘草泻心汤次之，旋覆代赭石汤次之，赤石脂禹余粮汤又次之，是浅深之序也。而旋覆代赭石汤与赤石脂禹余粮汤相对者也，而彼赤石脂禹余粮汤，阴证虚寒，其病在下焦者。而此旋覆代赭石汤，阳证有虚寒者，是其病之大别也。然则此旋覆代赭石汤，其序当在甘草泻心汤之下，赤石脂禹余粮汤之上也。今不然者，其义有三焉：一则生姜泻心汤之证，但阳证胃中不和，而未见其虚者也。甘草泻心汤之证，已见其阳虚者也。赤石脂禹余粮汤，又更见阴证虚寒者也。且生姜泻心汤，同其腹中雷鸣，下利之证者也。故生姜泻心汤之下，受之以甘草泻心汤、赤石脂禹余粮汤之证，则与生姜泻心汤、甘草泻心汤同其心下痞硬、下利之证。故生姜泻心汤、甘草泻心汤之下，受之以赤石脂禹余粮汤也。二则甘草泻心汤之下利，在上焦者也。理中汤之下利，在中焦者也。赤石脂禹余粮汤之下利，在下焦者也。此亦三汤之所序也。三则生姜泻心汤、甘草泻心汤及赤石脂禹余粮汤，其证大烦者也。而此旋覆代赭石汤之证，其证大简者也。其类不同，故不序之于上三汤之间也。而此旋覆代赭石汤之章，是受于上之生姜泻心汤，而与赤石脂禹余粮汤相照者也，故其次序在此也。何则？生姜泻心汤之证，但阳证胃中不和者耳，无复他证者也。而此旋覆代赭石汤之证，虽云阳证有虚寒，而其病无复他证者也。是则相似也，而有虚实之异，是旋覆代赭石汤之所以承生姜泻心汤也。又与赤石脂禹余粮汤相照者，彼赤石脂禹余粮汤之证，是阴证虚寒而在下焦者也。而此旋覆代赭石汤之证，阳证有虚寒而并及上焦者也，是二汤之所以相照也。此上三道者，其病与其药浅深剧易之大别也，不可不察焉。云伤寒发汗者，是明伤寒表证已解，而无复余证者也。若吐若下，以明或吐之，或下之，以然之故。本证已愈之后，或有胃中不和之证，或有阳证有虚寒者也。解后以明此心下痞硬，噫气不除者，非复伤寒表证之所致也。若表证仍未解者，此心下痞硬，噫气不除者，必是表证之所致也。乃今不然，故知此心下痞硬，噫气不除者，非胃中不和之证，则是阳证有虚寒之所致也。心下痞硬，噫气不除者，以明心下痞硬而有噫气者，是于法为胃中不和，当先与生姜泻心汤也。已与生姜泻心汤，而仍是心下痞硬，噫气不除者，非复胃中不和之证，即是阳证有虚寒之所致也。此但云噫气，而不云干噫食臭者，以明非是有物出者，又亦非有食臭者，但是其气噫而有臭耳。故干噫食臭者，是胃中不和之的证也。但其气噫臭者，未必胃中不和之证也。旋覆代赭石汤主之。凡云主之者，以明此是的然之证，而无复疑途者也。谓心下痞硬，噫气不除者，既非伤寒表证之所致者，又非胃中不和之所致者，又无见其他证者，然则是的然阳证有虚寒者之所致也，故云旋覆代赭石汤主之，以明其义也。言伤寒发汗，以解其表，或一吐之，以治其在里者。或一下之，以治其在里者。于此二者，而行其一，然后伤寒表证之在表里者，皆已解后，但心下痞硬而有噫气者，虽非复干噫食臭者，是于法为胃中不和之所致者，当先与生姜泻心汤也。已与生姜泻心汤，仍是心下痞硬，噫气不除，无复见他证者，是的然阳证有虚寒之所致也，旋覆代赭石汤主之。若其表证仍在，而心下痞硬，有噫气者，此柴胡汤之所主也。若表证已解，与泻心汤，而仍心下痞硬，噫气不除，腹中雷鸣，下利者，是甘草泻心汤辈所治。各审其证，以法处之也。

　　㊫上合四章，始一章明辨太阳中风，表证里证并起而下利，心下痞硬，由表解里不和者也。第二章明辨伤寒表解后，下利，干噫食臭，心下痞硬，由胃中不和者也。第三章明伤寒中风误下后，下利，谷不化，心下痞硬，由胃中虚者也。第四章明伤寒下利不止，心下痞硬，其本在下焦者也。终章明伤寒吐下后，心下痞硬，噫气不除，由阳虚有虚寒者也。

旋覆代赭石汤方

　　旋覆花三两　人参二两　生姜五两　半夏半升　代赭石一两大枣十二枚　甘草三两

　　上件七味，以水一斗，煮取六升，去滓，再煎取三升。温服一升，日三服。

　　○下后不可更行桂枝汤，若汗出而喘，无大热者，可与麻黄杏仁甘草石膏汤。㊫此章已见于前，但"发汗后"换"下后"已。

　　㊫自前篇太阳病未解，阴阳脉俱停章，至于此正文，二十六章合为一大段，分为七节也。首节五章明小柴胡汤之地位也。第二章举小柴胡汤之本证。第三章举带表里证者。始章与第四章举脉状与调胃承气、小建中二汤，夹比以明小柴胡汤地位之浅深也。既明小柴胡汤之地位，故终章附小建中汤之地位也。第二节三章明大柴胡汤之地位也。始章举大柴胡汤之地位，且

接上节第二章、三章，举柴胡加芒硝、调胃承气二汤，比并明大柴胡汤地位之浅深也。第三节三章明发狂之地位也。此始章例当举柴胡加龙骨牡蛎汤接上章而不然者，此三章地位浅深不同，故举桃核承气汤自深至浅，则于次序为宜，且以接调胃承气汤也。第二章举柴胡加龙骨牡蛎汤之地位，再接上节也。终章举桂枝去芍药加蜀漆牡蛎龙骨救逆汤，以比并明发狂三证之地位也。且首节以柴胡之地位起，故中章举柴胡之地位照应首节。终节举桂枝之地位，与后节隔段级，以为一小结也。第四节三章，前节既结，故此节别明狂证之地位也。且其地位深在下焦，与前节隔段级，故不以地位接而以证接也。此三章俱明抵当汤之地位也。第五节三章明结胸之地位也，是以上焦接下焦也。始章举结胸之本因。中章举结胸之本证。终章举结胸带旁证与变证者，以明大陷胸汤之地位也。第六节四章明心下诸证之地位也。始章举大陷胸汤之地位，以接前章，且起下三章也。第二章、三章举柴胡加桂枝、柴胡桂枝干姜二汤，相比并明三汤之地位也。终章举半夏泻心汤，以益明大陷胸汤之地位。且一小结，又起下节也。第七节五章明心下痞硬之地位也。始一章明十枣汤之地位，以接前节也。第二章、三章明二泻心汤之地位，又以审十枣汤之地位也。下二章举痞而有异证者，以为总结也。上七节次序、地位、浅深、表里、上下，起伏照应，过接断续，如观一篇文章。学者能反复熟读，则当得无穷之妙也。

卷之五

太阳病篇第五

太阳病，外证未除，而数下之，是举太阳病浅证，外证未除而数下之，表里合而成一病，其病犹是浅易者也。以与下白虎加人参汤之证，表证已解，而表里俱热，其病大是深剧者相照也。凡此章所明者，以明表里证并在者，其治法有三途也：一则以明表里之证并在者，各分其表里为二途而治之者，先与桂枝汤，而后与生姜泻心汤之类是也。一则以明表里之证并在者，合其表里为一病而治之者，桂枝人参汤、柴胡加桂枝汤之类是也。一则以明表里俱热而恶风者，但为里证而治之者，白虎加人参汤之类是也。此三途者，施治之要诠也，不可不审辨矣。此章上承小柴胡之章，以分其派者也。其义言凡太阳病之诸证，至小柴胡汤之地位，而其证入腹部，以见大柴胡汤以下之诸证者有之，或遂入阳明者有之。此小柴胡汤之章以至旋覆代赭石汤章之一派也。又凡太阳病诸证，或尚前于小柴胡汤之地位，直以其表证遂入上部者有之。或至小柴胡汤之地位，遂以其表热直入少阳者有之。此章以下至白虎汤章，此其一派也。故此章之病证，大浅于小柴胡汤之地位，而其义则承小柴胡汤之章，以分其病所入之派也。而其病证，则与上之生姜泻心汤证相照者也。若其治法，则凡太阳病诸证，直入上部者，以仍带表热治之者也。或其不见表证者，其治法犹尚以此意从事，是病入上部者之治法心诀也。云太阳病，外证未除，而数下之者，是明逆治也。言既有其外证者，当急攻而除之。而后病仍不尽者，乃始下之也。而今医反下之，是失治法之甚者。云数下之者，是以其逆治为大甚之辞也。言已一下之不止，复再下之，复更三下之也。以言表热之当攻者，反不攻之。而其里之不当攻者，反数攻之，是失治法之甚也。遂协热而利，协谓合而为一，相助以为隆者也。言表热之当攻者，反不攻之；而其里之不当下者，反数下之。以此之故，表热则入其里，而其里则为虚；是以其表热入里，与里虚合而为一病，相助扇以为其隆。以此之故，其热益剧，而利又益甚，此谓协热利也。利下不止，心下痞硬，不云下利，而云利下者，以明协热利之状也。云利下者，谓其利已无他状，但洒洒①然而下也。云不止者，以明致心下痞硬之由也。言以利下久不止之故，遂致心下痞硬也。此明与生姜泻心汤之心下痞硬异其证也。彼生姜泻心汤之证，先为心下痞硬，而后下利，是其病主心下痞硬而下利者也。此桂枝人参汤之证，以利下不止之故，遂致心下痞硬，是其病主下利，而致心下痞硬者也。表里不解者，桂枝人参汤主之。是明治法也。以言此病证得之于表热，当攻而除之。而未攻而除之，而反数攻其里而下之，表里二证合而为一病，相助扇以为隆者也。若今以攻治之，则其病益急剧而不已。若以和解表里治之，则其病证乃愈也。何则？此病以表里不得和解之故，致此急剧者也，桂枝人参汤主之，无复疑途也。是言太阳病浅证，外证仍在者，医当攻其外证而除之，而反不为攻而除之。若其里则未可下之，而反数下之，是逆治也。以此之故，医虚其里，而表热稍入，与里虚相得，合而为一病，相助扇以为剧，表热益隆，下利又益甚。虽然，其利但洒洒然而下，无复他状，

---

① 洒洒：连绵不绝的样子。清·刘大櫆《游黄山记》："飞泉蔽洞门而下，洒洒不绝"。

而攻之不止，续致心下痞硬者，是虽见心下痞硬，非复他病，以利下不止之故，见此心下痞硬耳。又其利但洒洒然而下，无复他状，则虽热益隆，利益甚，是亦非复他病，则协热利之的候也。此病医未除其表证，故表未和也。医又数下，以虚其里，故里未和也。此两不和者，合而不能和解，故姑为此急剧耳。是其治法，不宜攻之。若攻之，则益为其急剧。故今将欲治之，则其法当通其表里而和解之，诸证必脱然罢者也。是不涉疑途，而的然桂枝人参汤之所主也。若太阳病浅证，表热已解，先见心下痞硬之证，续致下利，其下利不止者，是胃中不和之所致也，生姜泻心汤主之也。

桂枝人参汤方

桂枝四两　甘草四两　白术三两　人参三两　干姜三两

上五味，以水九升，先煮四味，取五升，内桂，更煮取三升，温服一升，日再夜一服。

〇伤寒大下后，复发汗，心下痞，恶寒者，表未解也。不可攻痞，当先解表，表解乃可攻痞。解表宜桂枝汤，攻痞宜大黄黄连泻心汤。㊜此章云当先解表，表解乃可攻痞，解表宜桂枝汤，攻痞宜大黄黄连泻心汤者，不知本编之治例也。凡本编之例，表邪入腹部者，必先解表而后攻下之。以表邪乘虚陷里，则益为剧也，承气、陷胸、十枣汤证是也。又表邪入胸胁心下，而表仍未解者，必并表里而和解之，以表里犹为一病也，小柴胡、柴胡加桂枝、桂枝人参汤证是也。若表既解，则唯治里证，半夏、生姜、甘草三泻心汤证是也。今此证，表证因误下入里，而心下痞，表仍未解者，是表里一病，则法当从并治表里之例也。且误下而作痞，复用攻下者，可谓霜上加雪也。说见上。

〇伤寒发热，汗出不解，心中痞硬，呕吐而下利者，大柴胡汤主之。㈣大柴胡汤证，以热结在里而心下急为主，而此证则热在心胸中者，即黄芩加半夏生姜汤之所主也。

○病如桂枝证，头不痛，项不强，寸脉微浮，胸中痞硬，气上冲咽喉，不得息者，此为胸有寒也。当吐之，宜瓜蒂散。㈣此证水饮上逆之所为也，故云胸有寒也。寒者即水寒之寒，当效小青龙汤之例，治以温发者也。而今以吐方为主者，不知本编之例也。

○瓜蒂散方

瓜蒂一分　赤小豆一分

上二味，各别捣筛，为散已，合治之，取一钱匕，以香豉一合，用热汤七合，煮作稀糜，去滓，取汁和散，温顿服之。不吐者，少少加，得快吐乃止。诸亡血虚家，不可与瓜蒂散。

病胁下素有痞，连在脐旁，痛引少腹，入阴筋者，此名脏结，死。㈣此章无冒首，不举脉状与治法，皆非本编之例也。

伤寒病若吐若下后，是举似有表里两证者，而其实但是里证者，以照前章表里两证并在者，以辨其浅深、剧易之不同，以断诸疑惑之证，而审定白虎汤之本证也。以明前章有表里两证者，反是浅易，而无复疑惑之证。而此章似有表里两证，而但是里证者，反是深剧，太多疑惑之证，而不可名状。然以热结在里为主求之，则诸疑惑之证，不足复辨也。云伤寒病者，以明此是伤寒本病，而其本病已多可疑惑者，或似太阳病深剧者，或似阳明病急剧者，然是伤寒的证，而无复可疑惑者，故云伤寒病也。云若吐若下后，七八日不解者：若吐者，谓其病似太阳病深剧，而热结在上者，故吐之也。而吐后不解，引至七八日，本证愈益急剧者，非复太阳病深剧，而热结在上者，是其热结别有所在也。若下者，谓其病似阳明病急剧，而热结在下者，故下之也。而下后不解，引至七八日，本证愈益急剧者，非复阳明病急剧，而热结在下者，是其热结别有所在者也。七八日不解，以明其地位已深，其证又急剧也。又以明是似坏病，而不可名状者也。热结在里，是法语也。表里俱热者，总括其证，以辨别其热结之异也。云热结在里者，犹云伤寒病若吐若下后，七八日不解，是非他病，热结在里故也。言本伤寒病，既似太阳病深剧者，又似阳明病急剧者，又其热结如在上部而吐之，又其热结如在下部而下之。若吐若下，七八日不解而急剧，状如坏病，不可名状，其地位亦已在深处，是非他病也。热结在里之故，致此种种之证也。表里俱热，是标异白虎汤之热结也，犹云是热结在里也。而热结在里者之见其证，亦非一也。若表里俱热者，是白虎加人参汤之证也。言热结在上者，柴胡桂枝干姜汤之证也。若热结在下者，大柴胡汤之证也。若热结在内者，承气汤之证也。若热结在里而其证表里俱热者，是白虎加人参汤之证也。时时恶风，大渴，舌上干燥而烦，欲饮水数升者，上云表里俱热者，举目也；此云时时恶风，大渴，舌上干燥而烦，欲饮水数升者，举其详也。时时恶风，是举表热也。大渴、舌上干燥而烦、欲饮水数升，是举里热也。云时时恶风者，是辨非其表不解者也。若其表不解者，其表必发热，而其热无间断，其恶风亦常在者也。而今此证表无大热而有间断，时时恶风，是非其表不解者也。云欲饮水数升者，既是大渴，又舌上干燥，而又心中烦，故病人以为得水数升饮之，则当解其大渴，又解其烦，而又和其舌上干燥者，以得快意，故欲饮水数升也。白虎加人参汤主之。言伤寒病，既似太阳病深剧者，又似阳明病急剧者，又其热结如在上部，又其热结如在下部，若吐若下后，七八日不解而急剧，状如坏病，不可名状，其地位亦已在深处。是其为证，虽则不可名状，然是非他病，是热结在里之所致也，不足多疑也。但当就此热结中，以求表里俱热之证也。若已求表里俱热之证，而外得此时时恶风之证，内得大渴，舌上干燥而烦，欲饮水数升者，则是的然白虎加人参汤之证也，不复容疑惑，故云白虎加人参汤主之也。此章综而言之，本伤寒病，其证似太阳病深剧者，热结在上，胸胁满微结，小便不利而渴，但头汗出，往来寒热，心烦者，柴胡桂枝干姜汤之所主也。若热结在下，不大便五六日，舌上干燥而渴，日晡所少有潮热者，大柴胡汤之所主也。本伤寒病，其证似阳明病急剧者，咽干口苦，腹满而喘，不恶寒反恶热，身重，手足漐漐汗出，谵语者，大承气汤之所主也。本伤寒病，其证似太阳病深剧者，又似阳明病急剧者，其热结如在上部而吐之，又如在下部而下之，若吐若下后，七八日不解而急剧，其状如坏病，而不可名状，又其地位已在深处，是于法为热结在里也。当就其众病之不可名状者，以审识其热结在里之别也。若热结在里之所致，而其证表里俱热，其表热则有间断，时时恶风。其里热则大渴，舌上干燥而心烦，欲饮水数升者，虽复其众证纷出，而不可名状，皆不足容疑惑，非复他证，是白虎加人参汤之所主也。

白虎加人参汤方

白虎汤方中加人参二两，水煮与本方同法。

伤寒无大热，是举白虎汤证内外之热候、上下之部、浅深之地位，以明白虎加人参汤之所主也。前章既举似表证仍在，而又有里证者，而其实无表证，始及于白虎汤之地位者，以辨白虎汤之疑惑。此章遂举白虎汤之证，内外热候、上下之部、浅深之地位，以明白虎汤的然之地位也。云伤寒无大热者，大热者，谓翕翕发热也。无大热者，其表虽有热，热之易者，而非复表证翕翕发热之热也；其热之状，犹如身热之易者也。口燥渴，口中燥渴者，口中燥干，又大渴也。心烦，背微恶寒者，白虎加人参汤主之。背微恶寒者，其地位已在阴阳交也。云伤寒无大热，口燥渴者，言伤寒其表虽有热，而但似身热之易者，而无复表证翕翕发热之状。若其里热之状，则其口干燥，又且大渴，是其里热如爇①者也，是热结在里之候也。又云口燥渴，心烦者，是上则有其口燥干，又且大渴之证；下则有心烦之证，合此二者观之，是其热结所在上下之部，乃在心胸之内也。又云心烦，背微恶寒者，是前则有心烦之证，后则有微恶寒之证，是其病浅深之地位，在阴阳之交也。此三者，白虎加人参汤之证，内外之热候、上下之部、浅深之地位也。凡为医者，既已审辨此三者，则白虎加人参汤之地位可得而一定，而无复疑惑者。故审得此三者，则虽云余证杂出，而不足多疑也。此章综而论之，伤寒无大热，口燥又渴者，是其表已解，而里热已盛者也。既口燥，又渴而心烦者，是热结在心胸之内者也。又心烦，背微恶寒者，是其病之地位，既在阴阳之交也。此三者，白虎加人参汤，表里之热候、上下之部、浅深之地位也。苟审得此三者，则腹满而喘，或身重，或谵语，或口苦，或面垢而口不仁，或遗尿，小便不利，或自汗出，虽云众证杂出，如可疑惑者，皆以一定而无顾虑，是即白虎加人参汤之所主也。

伤寒脉浮，发热无汗，是举伤寒有白虎汤之证，而不可与白虎汤者；与白虎汤之证不具，而当与白虎汤者，以弘用白虎汤之道也。伤寒不解，而至七八日以上者，是其地位已至白虎

① 爇（ruò 若）：烧。

汤之地位者也。然其脉浮，其证发热而无汗者，是其无汗者，以其表证急切之故，使之无汗也。其脉已浮，其证又发热，如此者，虽无恶寒，而是与有恶寒者同一也。何则？脉浮，发热而无汗者，是表证急切之候也。恶寒，亦是表证急切之候也，故举无汗而略恶寒也。又必以无汗言之者，以照白虎汤证之有自汗者也。其表不解者，以明其他诸证，口燥而渴，心烦，背微恶寒，及时时恶风，大渴，舌上干燥而烦，欲饮水者，是虽具白虎汤之证者，而其表不解者，不可与白虎汤也。不可与白虎汤。是必云与者，与者，权先与此汤，而观其后证如何之辞也。是明其表已解者，虽不悉具白虎汤之证，而自汗出，无表证，权先与白虎汤，以观其后证如何也。故云与，以明其治法也。渴欲饮水，无表证者，白虎加人参汤主之。是明他诸证，虽不悉合白虎汤证，而渴欲饮水，又无脉浮，发热无汗或恶寒之表证者，是即的然白虎汤之证无疑者也。而有渴欲饮水之证，是为白虎加人参汤之证无疑者也。故云渴欲饮水，无表证者，白虎加人参汤主之也。此章言伤寒不解，而至七八日以上者，是已在白虎汤之地位者也。而其脉则浮，其证则发热而无汗者，即是无汗，为其表证急切之候，或但恶寒，其表不解者，虽悉具白虎汤证，口燥而渴，心烦，背恶寒者，虽时时恶风，大渴，舌上干燥而烦者，犹不可与白虎汤也。是虽悉具白虎汤证，而其表证不解者，是非白虎汤证，当与其表药以解之，不可与白虎汤也。若伤寒七八日以上，已至白虎汤之地位，其表已解，无有脉浮，发热无汗及其恶寒之证，但身无大热，口燥或舌上干燥，心烦，或时时恶风，或背微恶寒者，虽不悉具白虎汤证者，是其于治法，当权先与白虎汤，以观其后证如何也。若有此诸证，虽不悉合白虎汤证，而渴欲饮水，无脉浮，发热无汗，及恶寒之表证者，是的然白虎汤之证无疑者也。而渴欲饮水，是白虎加人参汤之所主也，不须疑者也。

㊜上正文四章，始一章，明太阳病协热下利，表里不解者，合而为一病治之者也。第二章，明伤寒热结在里者，独治其里者也。第三章，举虽背微恶寒，而里证剧者，亦独治其里者，以益明白虎之证也。终章，举虽有里证，而其表不解者，当先治其表者，以明白虎之证，与始章表里为一病，而治者大殊也。

○太阳少阳并病，心下硬①，颈项强而眩者，当刺大椎、肺俞、肝俞，慎勿下之。㊜是针家之说已。

太阳与少阳合病，是举太阳少阳俱病而其地位同。又有太阳大表之证，而其实无大表证者，以明其下利与呕，异其治方者也。云太阳少阳合病者，发热，恶寒，头痛等之证，谓之太阳也。口苦，咽干，目眩等之证，谓之少阳也。是太阳之诸证与少阳之诸证，同其地位而病，谓之合病也。合病者，谓其病证皆同其地位而混合也。若太阳少阳二证，各异其地位而病，谓之并病也。并病者，二阳各病也。是合病并病之别也。自下利者，是谓但有太阳少阳二证，而无他致下利之证，但以太阳少阳本证而下利者也。若有他证而下利者，是为其病证而下利也，不得云自下利也。与黄芩汤；与者，谓先与此黄芩汤，以观其后证如何之辞也。何则？有余证足为下利而下利者，当审其下利，以施其治方也。今太阳与少阳合病，其证悉具，而更有下利证，是太阳与少阳其病同其地位而更下利也。是其下利，太阳与少阳合病，其热在心胸中，而不能摄其下，故致此下利。而又致其外证，有此外证，故不能去者也。故其治法，不治其

_____

① 硬：原作"鞕"，宋本《伤寒论》为"鞕"，据此改。

伤寒论特解

一八六

大表，又不治其下利，而但治其热在心胸中者，而其大表证与其下利自治者也。若呕者，黄芩加半夏生姜汤主之。太阳与少阳合病者，其下利者，若有他证而下利，则当审其病证，以他药治之，黄芩汤不中与之，此黄芩汤之疑途也。若太阳与少阳合病者，而有其呕者，此不待疑者也。何则？太阳与少阳之合病者，其气当上逆者也。其有呕者，固其所也，无可疑者，故云主之也。是言太阳与少阳合病者，已是发热恶寒，或头痛，又口苦，咽干，目眩，而无他证，但自下利者，此热在心胸中也。但治其热，则下利及其他诸证皆随而治也。若更有他证而致此下利，疑是其下利，是他证之所为也。若太阳与少阳合病者，发热恶寒，口苦，咽干，目眩，又更有其呕，是其为太阳少阳之证无疑也。然但治其太阳与少阳合病之地位，则其呕不可治也。故就其黄芩汤，又更加生姜、半夏，以治其呕。故云黄芩加半夏生姜汤主之也。

黄芩汤方

黄芩三两　甘草二两　芍药二两　大枣十二枚

上四味，以水一斗，煮取三升，去滓，温服一升，日再夜一服。

黄芩加半夏生姜汤方

黄芩汤方中加半夏半升，生姜三两，水煮与本方同法。

伤寒胸中有热，是举伤寒病之有日，而表证已解，内有阳虚，加之以胃中有邪气者也。胸中有热者，欲呕吐之法语也。胃中有邪气，是腹中痛之法语也。必以法语言之者，欲使学者想像其病之形状也。是伤寒病之有日，表证已解，其内亦大半得和，而胃中独有邪气之在者也。其云胸中有热者，谓胸中温温闷闷①，是有热之状也。而无有一处之别适指其病形所在者，但举一胸中觉其温温闷闷而已，故云胸中有热也。云胃中有邪气者，胃中以和为常。而今一胃中，以和为体，而邪气客居其中也。胃中有邪气而腹中痛者，其痛非刺痛，又非漫痛。其所痛之状，似拒痛而非拒痛者也。欲明此腹中痛之形状，故以胃中有邪气言之也。上云胸中有热，胃中有邪气，而先言胸中，而次言胃中者，以其病形言之也。以其病形言之，则胸中热状，其状剧而似是主证。胃中邪状，其状易而似是旁证。故言其病形，则先胸中而后胃中也。腹中痛，欲呕吐者，黄连汤主之。先云腹中，而次言呕吐，以与上文相反者，以明腹中痛是其主证，而欲呕吐是其旁证也。是有胸中、胃中之两证者，于法胃中为主证，而胸中为旁证者也。大抵其病有上下两证者，皆准此法而取之者也。故兼举胸中、胃中之法语，又举腹中痛、欲呕吐之本证，以明其诊病之法也。欲呕吐者，谓胸中温温闷闷也。此章言伤寒病之有日，其表证已解，而其内亦大半得和，但胃中有邪气，而致胸中有热者。诊其病状，胸中有热者，其形状剧，而似是主证；胃中有邪气者，其形状易，而似是旁证。然胸中有热，反是旁证；而胃中有邪气，反是主证也。其腹中之痛，已非刺痛，又非漫痛，其痛状似拒痛而不可言拒痛。而又其胸中温温闷闷欲呕吐，是内有阳虚，又加之以胃中有邪气也。是当以腹中痛为主证，而以欲呕吐者为旁证。而施其治法，而无疑惑，是的然黄连汤之所主也，不可疑惑其病形状也。

黄连汤方

黄连三两　甘草三两　干姜三两　桂枝三两　人参二两　半夏

---

① 温温闷闷：郁闷不舒。温：通"愠"（yǔn 允），郁结。《孔子家语·辩乐》："南风之薰兮，可以解吾民之愠兮。"

半升　大枣十二枚

上七味，以水一斗，煮取六升，去滓，温服一升，日三服夜二服。

伤寒八九日，是举单表证入里，身体疼烦，不能自转侧者，浅作大柴胡汤之证，深作白虎汤之证者，与表里双证相搏，作桂枝附子汤之证者，以明其别也。又以明其用药之法也。凡表证深入里者，其用药之法，必略其外，而主其里，犹如柴胡加桂枝、白虎加桂枝之类是也。又其表里二证并在者，其用药之法，略内而主外，犹如桂枝附子汤及桂枝附子去桂枝加白术汤之类是也。风湿相搏，是法语也。风谓表证也，湿谓其病不在里之极深处，又未成寒者也。然风湿相搏，是未可执定者也。故必以身体疼烦，不能自转侧，与脉浮虚而涩，以审定其风湿相搏之证也。身体疼烦，不能自转侧，虽是明风湿双证相搏，然而单表证入里者，大柴胡汤证或时有之，又白虎汤证或时有之，必得脉浮虚而涩者，然后知是风湿相搏者也。故身体疼烦，不能自转侧者，此风湿相搏之证也。不呕，不渴，但身体疼烦，不能自转侧者，或有大柴胡汤之证，或有白虎汤之证，故云不呕，以明有大柴胡汤之证。又云不渴，以明有白虎汤之证也。但身体疼烦，不能自转侧者，必得脉浮虚而涩，然后审定是桂枝附子汤风湿双证相搏也。故身体疼烦，不能自转侧而有其呕者，是大柴胡汤之证也。身体疼烦，不能自转侧而更有渴者，是白虎汤之证也。脉浮虚而涩者，桂枝附子汤主之。其脉浮者，是有表证也。虚而涩者，里亦有里证也，是桂枝附子汤之所主也。桂枝附子汤，桂枝汤方中去芍药加桂枝，又更加附子三枚者也。桂枝汤方中去芍药加桂枝者，是主逐之于外，而不主和其下，故去芍药也。更加桂枝者，是主和而达之于表，故更加桂枝也。凡用附子之法，就纯阴正寒之证，则不过用附子一枚，是附子之本治也。其用附子及二枚、三枚者，非附子之本治，是其旁证也。故此章用附子三枚者，剧攻以逐之于外故。且亦此证非在其里之极深处而成正寒者，故无害于剧攻，是以用附子太过耳。其他附子汤之证，此纯阴正寒之证也。然其于少阴病，犹未致其剧深者也。故当剧攻以达之于外，故用附子二枚也。是加用桂枝附子之义也。若其人大便硬，小便自利者，去桂枝加白术汤主之。是身体疼烦，不能自转侧，而又更大便硬，小便自利，其脉浮虚而涩者也，此犹为风湿相搏之证也。其诊之法，先以大便硬、小便自利者，引而合之于身体疼烦，不能自转侧之证；则此大便硬、小便自利者，以风湿相搏之故，使其里不和，而不疏通者也，故亦使身体疼烦，不能自转侧也。此证亦当和而疏通，以剧攻而逐之于表，故去桂枝加白术也。去桂枝者，白术既足以和之，故去桂枝单用白术也。其云大便硬，小便自利者，是举其里不和而不疏通者也。故虽大便利，小便不利者，亦同于此法也。此章言伤寒八九日，身体疼烦，不能自转侧，其脉浮虚而涩者，此表里双证并在者，而名风湿相搏者也。表证之风入里，而与其旧在其里之轻寒湿相搏，故使身体疼烦，不能自转侧也，桂枝附子汤主之。若其人身体疼烦，不能自转侧，又更大便硬，小便自利，其脉浮虚而涩者，是亦风湿相搏者，而深前证一等者也，桂枝附子去桂枝加白术汤主之也。若伤寒八九日，身体疼烦，不能自转侧者，呕而或胸满者，是非复风湿相搏者，是单表证入里者也，大柴胡汤主之。若其人身体疼烦，不能自转侧，渴，其脉浮虚而滑者，是热结在里，白虎汤主之也。

桂枝附子汤方

桂枝四两　附子三枚　生姜三两　甘草二两　大枣十二枚

上五味，以水六升，煮取二升，去滓，分温三服。

去桂枝加白术汤方

桂枝附子汤方中去桂枝加白术四两，水煮与本方同法。

〇风湿相搏，骨节烦疼，掣痛不得屈伸，近之则痛剧，汗出短气，小便不利，恶风不欲去衣，或身微肿者，甘草附子汤主之。㪍此章无冒首，非正文。然方证相对，有益于治法也。

甘草附子汤方

甘草二两　附子二枚　白术二两　桂枝四两

上四味，以水六升，煮取三升，去滓，温服一升，日三服。初服得微汗则解，能食，汗止复烦者，服五合，恐一升多者，宜服六七合为妙。

伤寒脉浮滑，是举阳热已极，而将成阴证者，以明白虎汤之地位也。凡白虎汤之地位，在阴阳两证之交者也，阳热既极而至阴分之地位者也。凡其阳病阳证阳脉，而其地位已至阴分者，但此白虎汤脉浮滑之证耳。故苟见此证脉，则其为证，虽千殊万异，而皆不足以疑之也。故此章但举其脉，以明其地位也。当与厥阴篇白虎汤章并见而参考之也。此章但云伤寒脉浮滑者，是明阳证阳脉，而其地位已至阴分者，但此白虎汤之证也。《厥阴篇》云脉滑而厥者，里有热也。而不云其浮者，以明此已至阴分之地位。而其脉犹滑者，是非阴证，是阳热既极，而至阴分之地位者也。此表有热，里有寒，白虎汤主之。表谓阳表也，里谓阴分之地位也。表有热，谓犹有阳表之热也。言其阳表虽不见大热，而是阳表有热者也。里有寒，言虽不见阴分之证，而已至阴分之地位也。何以知之？以其脉浮滑也。故云浮者，以明阳证阳脉已至阴分之地位者，但此白虎汤证也。滑脉，是阳热既极，而已至阴分地位之脉也。其义言伤寒脉浮滑者，不须诊其证，此阳热既极，而已至阴分之地位者。苟审此阳证阳脉，而至此地位，则其证虽云千殊万异，不足以疑之，是的然白虎汤之证也，故云白虎汤主之也。又此章受于太阳与少阳合病以下四章之后者，以明白虎汤之证，或有其病在上，而其证在下者，或有其证在上在下者，或有其证在表在里者也，但无有大表证耳。此章综而论之，言伤寒脉浮滑者，此阳证阳脉而已至阴分之地位者也。其证或似太阳少阳合病，下利而呕，脉浮滑者，白虎汤主之也。其证或腹中痛，欲呕吐，其脉浮滑者，白虎汤主之也。其证或身体疼烦，不能自转侧而渴，其脉浮滑者，白虎汤主之也。其证或骨节疼痛，而恶风，脉浮滑者，白虎汤主之。其证或腹满，口不仁而面垢，谵语，遗尿，自汗出，或额上生汗，手足逆冷，脉浮滑者，白虎汤主之。其证或咽干，口苦，腹满而喘，发热汗出，恶寒，身重而渴，脉浮滑者，白虎汤主之也。故诊其脉浮滑，以审其地位，则其证虽云千殊万异，皆不足以疑之，是白虎汤之所主也。

上正文四章，前二章，一者明合病有下利与呕者，但治胸中也。一者明伤寒解后，有上下证者，亦但治腹中也。后二章，一者明风湿相搏，脉浮涩者，治其表也。一者明阳热之极，脉浮滑者，治其里也。

上二节八章为一段也。前一节始章举太阳病误下，心下痞硬，表里不解者，以反照前三泻心汤心下痞，单里证者也。次二章举伤寒虽似表不解，而是单里证者，亦照始章双解表里者也。终章举有表证者，以总照前三章之治法也。后一节，前二章举合病弃表里而治其上者，与伤寒里证治其下者，以照前节表里之治法也。后二章举单表者与单里者，亦照前二章之治法也。一段八章，悉备表里上下之治法，而终章举阳极之治法，以总结大病篇者，所以示太阳病以阳热为本也。

白虎汤方

知母六两　石膏一斤　甘草二两　粳米六合

上四味，以水一斗，煮米熟汤成，去滓，温服一升，日三服。

○伤寒脉结代，心动悸，炙甘草汤主之。㊟本编建中汤、白虎汤、四逆汤等章，唯举脉状而不具论证候者，以有所牵联照应，而得不尽之病情故也。今此章突然出之，既无所照应，又不具论证候，不可得而知病情也。

○炙甘草汤方

甘草四两炙　生姜三两　桂枝三两　人参二两　生地黄一斤
阿胶二两　麦门冬半升　麻子仁半升　大枣三十枚

上九味，以清酒七升，水八升，先煮八味，取三升，去滓，内胶烊消尽，温服一升，日三服。一名复脉汤。

○脉按之来缓，而时一止复来者，名曰结。又脉来动而中止，更来小数，中有还者反动，名曰结，阴也。脉来动而中止，不能自还，因而复动，名曰代，阴也。得此脉者必难治。㊟前章注，混于本文者也。

卷之六

阳明病篇

阳明病者，胃中之阳病也。其为病之本者，胃中有实物而为之本，以见其诸证也。又其发病之时，以阳实之体，见胃中不和之证者，亦谓之阳明病。然是非阳明病之正，是因阳明之建名，以附其同一地位之阳病耳。故阳明病之正者，斥胃中有实物者也。其名之阳明者，取之于其病证之形状而名之也。阳也者，阳病也；明也者，隆赫①之名也。凡阳病之形状，本隆盛者也。而今此病之形状，更加其隆赫，故谓之阳明也。又所以名之阳明者，其所由来者，凡三道：一则分之于太阳病而出之者也；一则对之太阴病而名之者也；一则取此病证形状之终始而名之者也。何谓分之于太阳病而出之乎？凡太阳病者，主大表证而综诸阳病者也。故自风病、水病、湿病、血病，以至胃中热实与胃中不和。凡属阳证者，皆管之于太阳，故太阳篇综诸阳病者也。而就诸阳病中，取此胃中有实物，而其病证形状之隆赫者而出之，更别名之阳明也。言是其为病，于太阳阳病形状之隆盛者，更加之隆赫者也。何谓对之于太阴而名之乎？夫阳明、太阴，其病俱在胃中者，而同其地位，异其病本者也。而阳明之病，阳证隆赫者也，太阴之病，微寒客于阳实之体者。此二者俱在胃中，同其地位，其病本相反者也。俱是在胃中同其地位，而其病本相反，故以阳明、太阴名之也。曰何谓也？亦分之于太阳之名而生此二名也？夫太阳斥日之名也。太阴斥

---

① 隆赫：盛极之状。

月之名也。而阳明者，太阳之日而更加之隆赫者也，譬之犹烈夏之炎日也。夫阳明、太阴之在胃中，而其病本相反也。阳明其病证之形状隆赫，犹烈夏炎日也。太阴其病本虽浅易，而有惨毒之气，譬之犹月下有冷阴之气，故以太阴名之者也。何谓取其病证形状之始终而名之乎？凡百阳病皆起于隆盛，而毙于静衰①者也。唯此阳明病，独始于隆赫而毙于隆赫者也，故名之云阳明也。曰本论之次篇，何以先阳明病而后少阳病也？夫少阳病者，其病本仍与太阳病同其类，而但变其见证者耳，是少阳病为太阳病中之一变证。而阳明病者，既去太阳之部位，而转入阳明之部位，其病本已移，而其见证亦异。是阳明病与太阳病，别各自一病也。然则次篇之序，当先少阳病，而次之以阳明病也。而今反先阳明病而后少阳病者，何也？曰：凡人之毙于病者，直以太阳病而毙者，未之有也。唯太阳病之转入阳明者，自阳入阳，遂以其阳而毙者也。故凡太阳病之至于毙者，大抵太阳病之极，一二转而入少阴以毙者有之。又以太阳病遂进一二转而入厥阴以毙者有之。又自太阳病转入少阳，而又一再转而入少阴、厥阴以毙者有之。皆不毙太阳、少阳而毙于少阴、厥阴者也。唯太阳病之入阳明，独毙于阳病者也。故太阳篇之后承之以阳明病者，以结起于阳病，毙于阳病者，故阳明篇为太阳病之一结也，故太阳篇后承以阳明篇也。其太阳病之不入阳明，而直入少阴、厥阴者，及入少阳者，皆以一再转之后，始至于毙。是与太阳病入阳明，直以阳病而毙于阳病者不同。故阳明篇后承以少阳篇，以明凡太阳阳病之至于毙者，已至大、小柴胡汤之地位。又至白虎汤之地位，一再转然后去

---

① 静衰：虚极。

太阳之部，而入少阴以毕。又入厥阴以毕，故少阳篇承太阳阳明后，所以明此义也。

　　〇问曰：病有太阳阳明，有正阳阳明，有少阳阳明，何谓也？答曰：太阳阳明者，脾约是也；正阳阳明者，胃家实是也；少阳阳明者，发汗、利小便已，胃中燥、烦、实，大便难是也。㪤本编设三阳三阴者，所以明万病之地位，而建治法之规则也。故太阳病皆论之于太阳部。阳明病皆论之于阳明部。少阳病皆论之于少阳部，其于三阴皆然。其法严正致密，无有出入，是则阴阳表里之大本也，此道明而后可言治法也。而今云太阳阳明，正阳阳明，少阳阳明者，非啻不知本编之例，违道之大者也。且以问答建论者，非本编之例也。●燥烦实，《千金翼》作燥实。

　　阳明之为病，胃家实也。"胃家"之"家"，后人之所掺入者也。凡称胃家、脾家、湿家之类，皆非汉时之语，皆晋以下之言也。故本篇当云阳明之为病，胃实也。而但云胃实则不便于诵读，故后人加之以"家"字，以便于诵读也。云阳明之为病，胃家实也者，是阳明篇之总目章也，以明阳明病之大本不出胃实也。何则？阳明病之凡固非一途，有初阳明，有后阳明，有渐阳明，有正阳明，有疑阳明，有变阳明，旁阳明也。总举其病本则有四道：一曰胃中不和；二曰胃气不通；三曰胃家实；四曰旁阳明瘀实也。而胃气不通与胃实犹是一途也，但以其剧易分其名耳。其旁阳明瘀实病，但以类附之也。然则阳明之本病，则唯胃中不和与胃实二道耳。何谓初阳明也？阳明单病之发病，及太阳阳明合病之发病，自桂枝汤证以至葛根、麻黄二阳之证，皆胃中不和之浅易者也，故今分之为初阳明也。何谓后阳明也？或是太阳病之后，或是伤寒病之后，表热已解，独见胃中不和之证者，如《太阳篇》中所举生姜泻心、甘草泻心、理中及旋覆代赭石汤之证，此名为后阳明也。何谓渐阳明也？《太阳篇》中所举胃气不和及胃气不通，调胃承气、小承气之所主者是也。此将渐成胃家实者，故分之名为渐阳明也。何谓正阳明也？此即本篇所举胃家实之正证，大承气汤之所主者也，阳明病脉迟及伤寒若吐若下后不解证皆是也，是《阳明篇》之主证也，故以正阳明名之也。何谓疑阳明也？此胃实病之疑证错出而难审识者也。本篇所举三阳合病及二阳并病证皆是也，故今分而名之，为疑阳明也。何谓变阳明也？是阳明病而其见证疑于少阴证者也。《少阴篇》所举大承气汤及猪苓汤之所主是也，此二者皆阳明病胃实与水气也，而见少阴证，故名之为变阳明也。何谓旁阳明也？本篇所举栀子豉、吴茱萸、茵陈蒿汤之证是也，是皆非胃实病，但瘀实在胃中之证者，其以瘀实与胃实相类之故，附之于本篇也。已非阳明胃实之证，故别名之为旁阳明也。凡此上数名之者，综而合之，则不过三道：初阳明、后阳明是为一道，而皆胃中不和之证也；其渐阳明、正阳明、变阳明、疑阳明是为一道，皆胃实病也；旁阳明是为一道，即瘀实病也。而此瘀实病非为阳明病之本证，故名为旁阳明也。其阳明本病二道之中，初阳明、后阳明、渐阳明，本经皆出之于《太阳篇》中，皆未至于实故也。其变阳明之证出之于《少阴篇》，以重少阴证之故也。独正阳明、疑阳明出之于本篇，欲使审识本病之故也。故云阳明之为病，胃家实也者，其义有二道也：其一道则舍其众类而拔其一特者之辞也。其一道则举其病本，以概其众证之辞也。何谓舍其众类而拔其一特者乎？曰：凡阳明病，其初阳明及后阳明及其渐阳明，此阳明众类证皆属之于《太阳病篇》，而独拔此胃家实，别自为一太阳病名也。故云阳明之为病，胃家实也者，其犹云阳明众类之证，皆属之于太阳病中。而今此举阳明病，以为一太阳病名特胃家实耳，其他众类之证不与及也。曰：此何义也？曰：作者之本意，则曰凡诊病者，审识别阴病、阳病，则诊病之能事悉尽于此也。苟审识别是为阳病、是为阴病，则其治法之大数已明也。其他诸证者，皆其中之小岐路也。虽有出入，不足以为深患。故本论凡其阳病皆属之于太阳，凡其纯阴病皆属之于《少阴篇》。此即为学者立其大数者，使其知其大途之别也。故《太阳病篇》举初阳明、后阳明、渐阳明之诸证，又举少阳病者，是以凡百阳病皆属之于《太阳篇》也，是欲使学者知三阳皆为一阳病故也。又阳病而见少阴证，皆属之于《太阳病篇》，而于《少阴篇》特举纯阴证，是欲使学者知阴病之大归故也。故作者之本意在审识别阴病、阳病二途，故阳病皆属之太阳，而纯阴病皆属之于少阴也。然则作者之本意，审识别阳病、阴病二途，则其要皆在于太阳、少阴二篇也。而今于太阳阳病证，特拔胃家实之证，标为阳明病者，其病独缓易，则学者但知是为阳病而可也。若此胃家实一证，则其病太剧急者也。是于阳病中，学者当审识别其病者，故特标以示其义也，是其一义也。何谓举病本以概其众多之证乎？曰：《伤寒论》之例，其于六部总目之章，皆举其一定之诸证与其脉状，以明其病所在之地位，必使人先知其病所在之地位，以正之于其方药，而识别其治法，无出于其樊篱①之内也，是六部总目章之常例也。而今于此《阳明病篇》则独不然，置其所见之诸证，而不论著之于总目章上，独举其病本胃家实，是与他部总目章之例相反也。何则？

^{伤寒论特解}

^{一九八}

---

① 樊篱：领域，范围。

其所见诸证是其病本之所为也。而胃家实其病本，而所见诸证之本因也，是于例当以法语论之者也。譬如干噫食臭，胁下有水气，腹中雷鸣，下利者，此为胃中不和是也。是胃中不和，即法语也。以此所见之诸证之故，即知是胃中不和也。以此胃中不和之故，见此诸证也，是伤寒论诊病之定法也。而今独举此胃家实之法语，而不举其所见之诸证者。何也？曰：阳明胃家实之为病，其所见之证变化多端，不可以一途期之，故独举其病本之胃家实，以概略其所见之诸证也。其意犹云胃家实之为病，虽诸证杂出，疑途已多，而学者苟审识是胃家有实，则不复疑于诸证杂出，断然以法治之可也。故作概略之辞，云阳明之为病，胃家实也，以明其义，是其一义也。

〇问曰：何缘得阳明病？答曰：太阳病，若发汗，若下，若利小便，此亡津液，胃中干燥，因转属阳明。不更衣，内实，大便难者，此名阳明也。**补**本编云阳明为病，胃家实也者，毒热充实于胃中，而其证大剧者也。而此章所举者，汗下后诸证去，而唯胃中津液干燥，大便难之证，与本编所谓阳明病相去天渊①也。凡篇中以津液干燥之证为阳明病者，皆出于后人者也。

〇问曰：阳明病外证云何？答曰：身热，汗自出，不恶寒，反恶热也。

〇问曰：病有得之一日，不发热而恶寒者，何也？答曰：虽得之一日，恶寒将自罢，即自汗出而恶热也。

〇问曰：恶寒何故自罢？答曰：阳明居中，主土也，万物所归，无所复传，始虽恶寒，二日自止，此为阳明病也。**补**本

---

① 天渊：高天与深渊，喻差别极大。

编之例以胃实为阳明病，而无以外证称阳明病者也。上三章所说者，《素问》传经之说，非本编之义也。

○本太阳病初得病时，发其汗，汗先出不彻，因转属阳明也。🉑太阳病汗出不彻者，变证多端，未必转属阳明，不可以为规则也。

○伤寒发热无汗，呕不能食，而反汗出濈濈然者，是转属阳明也。🉑本编之例以汗出与汗多，未以为阳明之证也，故云虽汗出、不恶寒者，其身必重，短气，腹满而喘，有潮热者，此外欲解也。又云若汗多，微发热，恶寒者，外未解也。是汗出与汗多，并未为阳明之证也。又云手足濈然而汗出者，大便已硬也，大承气汤主之。是云手足濈然汗出者，则余所无汗可知也。由此观之，此章云汗出濈濈然者，是转属阳明也者。及篇中以汗自出为阳明病，又云阳明病，法多汗者，与本编为矛盾也，学者察焉。且本编太阳波及阳明之证，皆论之于太阳部；胃实纯证，论之于阳明部，而无设转属转系之名。篇中云转属转系者，皆出于后人者也。

○伤寒三日，阳明脉大。🉑本编之例，阳明之脉迟或微也。此章之义，传经之说已。

○伤寒脉浮而缓，手足自温者，是为系在太阴。太阴者，身当发黄，若小便自利者，不能发黄。至七八日大便硬者，为阳明病也。🉑太阴病者，胃中寒冷之证。发黄者，胃中瘀热之证，相反如冰炭也。且大便硬之一证，安为阳明病乎？

○伤寒转系阳明者，其人濈然微汗出也。🉑此章说见上。

○阳明中风，口苦咽干，腹满微喘，发热恶寒，脉浮而紧。若下之，则腹满小便难也。🉑中风者，其证浅易，在于太阳大表之名也。故太阳部之外，无有其证也。此章云阳明中风及少阳、太阴、少阴、厥阴称中风者，皆不知本编之例也。且此章口苦咽干者，阳明瘀实证也；腹满微喘者，阳明胃实证也。发热，恶寒，脉浮而紧者，太阳伤寒也。而今称之为中风者，不知本编病道之例也。

○阳明病，若能食，名中风；不能食，名中寒。补伤寒者即中寒也，故本编无中寒之名也，况有阳明之中寒、中风乎？且后世所谓中寒者，即本编之少阴病也。中风说见于上。

○阳明病，若中寒，不能食，小便不利，手足濈然汗出，此欲作固瘕，必大便初硬后溏。所以然者，以胃中冷，水谷不分故也。

○阳明病，初欲食，小便反不利，大便自调，其人骨节疼，翕翕如有热状，奄然发狂，濈然汗出而解者，此水不胜谷气，与汗共并，脉紧则愈。

○阳明病欲解时，从申至戌上。

○阳明病，不能食，攻其热必哕，所以然者，胃中虚冷故也。以其人本虚，故攻其热必哕。

○阳明病，脉迟，食难用饱，饱则微烦头眩，必小便难，此欲作谷疸。虽下之，腹满如故，所以然者，脉迟故也。补上五章，第一章、第五章，以胃中虚冷而水谷不分离所致也。第四章，唯胃中虚冷者，其地位皆属胃，故为阳明病。然是本编所谓太阴病而非阳明病也。第二章，太阳病水气证。第三章，五行生旺之说，皆非本编之例也。

○阳明病，法多汗，反无汗，其身如虫行皮中状者，此以久虚故也。补阳明病，则胃实证，岂有以久虚证为阳明病乎？

○阳明病，反无汗，而小便利，二三日呕而咳，手足厥者，必苦头痛。若不咳不呕，手足不厥者，头不痛。

○阳明病，但头眩，不恶寒，故能食而咳，其人必咽痛。若不咳者，咽不痛。**补**上二章非阳明病，且论证不具，不足取。

○阳明病，无汗，小便不利，心中懊恼者，身必发黄。

○阳明病，被火，额上微汗出，而小便不利者，必发黄。**补**上二章议论肤浅，不足取。

○阳明病，脉浮而紧者，必潮热，发作有时。但浮者，必盗汗出。**补**此章以脉断证，非本编之义也。

○阳明病，口燥，但欲漱水，不欲咽者，此必衄。**补**不论已病，而卜未病，非本编之例也。

○阳明病，本自汗出，医更重发汗，病已差，尚微烦不了了者，此大便必硬故也。以亡津液，胃中干燥，故令大便硬。当问其小便日几行，若本小便日三四行，今日再行，故知大便不久出。今为小便数少，以津液当还入胃中，故知不久必大便也。**补**此章卑杂冗长，且以津液干燥，大便硬为阳明病者，非本编之例也。其说见于上。

○伤寒呕多，虽有阳明证，不可攻之。

○阳明病，心下硬满者，不可攻之。攻之利遂不止者死，利止者愈。**补**上二章，呕多者、心下痞硬者，俱太阳病而非阳明病也。

○阳明病，面合赤色，不可攻之，必发热，色黄，小便不利也。**补**合者，通也。面合，犹通面也，是以通面赤色为表证，故云不可攻也。然论证不具，不足取。

○阳明病，不吐不下，心烦者，与调胃承气汤。**补**阳明病固无吐下，而今不论本证，因心烦一证，遽用调胃承气汤者，可谓卤莽矣。

阳明病，是举太阳病伤寒，既服麻黄、大、小青龙汤等，而后遂入阳明大承气汤之证者，及里至小柴胡汤之地位，而不之大柴胡、白虎汤之证，遂为阳明大承气之证者也。脉迟，云脉迟者，以分之于浮数紧滑之为太阳脉，以明阳明之脉状也。虽汗出不恶寒者，汗出者，仍是为太阳证，而非阳明病之所有者。故云汗出者，以明小柴胡汤之地位以下，及于大柴胡、白虎汤之地位者也。小柴胡汤以下及于大柴胡、白虎汤之地位者，其证多有汗出而恶寒者。故举汗出，以明其地位也。又云不恶寒者，以明自麻黄、大、小青龙汤之证，而遂入阳明证也。何则？主恶寒者，太阳大表之候也。汗出者，太阳间位以内之候也，非复桂枝诸方汗出之证也。作者之本意，欲以汗出明其地位也，欲以不恶寒者明非太阳证。故云汗出，不恶寒，以明其入阳明，虽有先后迟速，而其地位则一也。云阳明病者，其脉与证皆为阳明证故也。脉迟，身重，短气及脉迟，腹满而喘。此二者，已入阳明之候。故虽汗仍出者，而不恶寒者，断然命之云阳明病也。其身必重，短气腹满而喘，云必者，十中期七八之辞也。故云其，又云必，以明自太阳而入阳明，其初候十中八九，必自身重，短气，喘起也。其他十中二三，直以腹满而喘起也。言太阳病，其脉变迟，虽汗出，不恶寒者，若见身重、短气之二证，则虽不见其他阳明证，而学者须识是已入阳明也。何则？凡太阳之变而入阳明者，其证大抵十中八九，自身重，短气，喘起者之故也。若自腹满而喘起者，既是阳明本证也，不须疑矣。故先云身重，短气，而后云腹满而喘也。故太阳病虽汗出，不恶寒，其人身重，短气，而其脉迟者，虽不见他阳明证，而学者断然以为阳明病，与调胃承气汤而可也。又太阳病，虽汗出而已不恶寒，其腹满而喘，其脉迟者，固当与调胃承气汤，以通其胃气也。有潮热者，此外欲解，谓汗出是为外证也。欲解者，言今有潮热，故此汗出之外证当自解也。言此其外证已解，则此汗出之证，亦当自解也。而外不解者，以里有阳明证之故，其证欲解而不解也。可攻里也。言是虽有汗出表证，非复表证也。何则？既无恶寒，又有潮热故也。将当断然攻其里是定法也，不须复疑矣。故云可攻里也者，拔疑之辞也。此用拔疑之辞也，以明上之汗出，身重，短气者及其腹满而喘者，虽于法当与调胃承气汤，而仍有汗出之表证，而阳明之证犹未太甚，则当审其证而处其方也，故此用拔疑之辞也。故云有潮热者，此外欲解，可攻里者，其义言太阳病虽汗出，不恶寒，身重，短气，其脉迟者，及虽汗出，不恶寒，腹满而喘，其脉迟者，此虽于法当断然与调胃承气汤，而有汗出之表证，而阳明之证犹未太甚，则学者当审其证，以处其方。若汗出，不恶寒，身重，短气，其脉迟，又有潮热者，是阳明之证悉具，虽仍有汗出之表证，而非复表证，则当断然攻其里，小承气汤主之也。若其汗出，不恶寒，腹满而喘，脉迟，又有潮热，亦同上法，复小承气汤主之也。何则？调胃承气汤，但通胃气者也。小承气汤，和胃气者也。大承气汤，下胃实者故也。手足濈然而汗出者，余处无汗，但手足濈然而汗出者也。此大便已硬也，此者指手足濈然而汗出者也。手足濈然汗出者，是大便硬之验候，故云此。又云也，又云已，以明其义也。云大便已硬者，言其大便之硬，虽未见其形验，而是已硬者也，不可复疑矣，正当断然与大承气汤也。大承气汤主之；言太阳病汗出，不恶寒，其人身重，短气，脉迟者，是已入阳明者也。此证而又有潮热者，是入阳明而将成其实者也。而其后又更加手足濈然而汗出之证者，是阳明证之剧者，而大便已硬也，固当断然与大承气汤，而勿疑之也。又太阳病汗出而不恶寒，腹满而喘，其脉迟者，是已入阳明者也。此证而又有潮热者，是入阳明而将成其实者也。然后又更加手足濈然而汗出之证者，是阳明之剧者，而大便已硬也，固当断然与大承气汤，而勿疑之也。若汗多，微发热恶寒者，外未解也。是特举其汗出多者也。其云微发热恶寒者，假举以示其有表证也。言其人虽身重，短气，或腹满，其脉迟者，而其汗出太多，则未可遽断为阳明证，诚恐仍伏藏其表证也。然而但其汗出太多，而别无他证，则未可遽断以为有表证，又未可遽断以为阳明全证。故此汗出太多者，学者当审谛其微，以断其表里也。若汗出太多而微见表证之征验，则是外未解也，不必发热，恶寒。故云微发热恶寒，以示其义也。何况有发热恶寒者乎？其为外不解断然也。其热不潮，未可与承气汤；汗出太多，微有表证之征验者。若汗出多，微发热恶寒，虽表证之征验已除，虽已不恶寒，而其汗续出太多，而其表热仍在，则其里虽有身重，短气，腹满而喘之阳明证，然而是外仍有表证者也，犹未可与三承气汤，以攻其里也。必须①其表热变为潮热，然后始可与三承气汤，以攻其里也。若腹大满不通者，以腹大满之故，胃气不通行者也。可与小承气汤，微和胃气，是举权时之法，故云可与也。是权时之法，而观其后之辞也。观其后者，时亦有与大承气汤之法也。微和胃气者，谓微微和胃气，使之足以通行也。勿令大泄下。勿者，诚辞也。是既有表证仍在，若令大泄下，则恐遂虚其内，使表热内攻。是可为大诫，故云勿令大泄下也。若腹大满不通，可与小承气汤，微和胃气，勿令大泄下也。言阳明病汗出多，微发热恶寒，或微有表证之征验，而身重，短气，其

---

① 须：等到。

脉迟者，若腹大满而胃气不通行者，是外有表证，而内有阳明证者也。于法当先与解表之剂，然今腹大满而胃气不通行者，则虽与解表之剂，而其药亦不得通行，而不为其用。故当以权时之法，以与小承气汤微微和其胃气，使之足通行也。若与小承气汤，而胃气不和，不得其通行，则可权与大承气汤以一下之，慎诫勿令大泄下。若令大泄下，则恐遂虚其内，而使表热内攻。故其治法，当以权时之法，先与大、小承气汤微和胃气，使之足通行，然后却用其本方解表之剂。其表已解，然后又却攻其里之阳明证，大承气汤主之也。若其汗出太多，微发热恶寒，或微有表证之征验，腹满而喘，其脉迟，若腹大满而胃气不通行者，其治法又亦同于上也。此章综而论之，本太阳病，今虽汗出，不恶寒，其人身重，短气，脉又变迟者，断然是阳明病也，当与调胃承气汤，以观其变也。若与调胃承气汤，微有恶寒及有他表证之征验者，观之于汗出之证，以知其仍有表证，当却解其表证，而后治其里之阳明证也。又太阳病虽汗出，不恶寒，腹满而喘，其脉变迟者，是断然阳明病也。若微有恶寒及微他表证之征验，其治法亦同于上也。若此汗出，身重，短气，其脉迟者，及汗出，腹满而喘，其脉迟者，此两道之证而有潮热者，虽有汗出之表证，而是其表证已解者也。但内有阳明证之故，汗出之表证，欲解而不能解者也，当断然以攻其里之阳明证，其表证自解，小承气汤主之也。若汗出，身重，短气，有潮热，其脉迟者，手足濈然汗出，则是虽不见大便之硬状，而是大便已硬者也。大便已硬者，大承气汤之所主也。若汗出，腹满而喘，有潮热，其脉迟者，手足濈然汗出，则是亦大便已硬者，大承气汤主之也。若汗出，身重，短气，其脉迟者及汗出，腹满而喘，其脉迟者，此两道之证，而其汗出太多，则诚恐仍伏藏其表证，学者当谛其征证，以辨明其表里之别也。若微有表证之征验，则观之于汗出太多者，以知是外仍有表证，而内亦有阳明证也。若微发热恶寒者，其发热恶寒，虽复微微者，而观之于汗出太多，则是外有表证，而内亦有阳明证也。于法当先解其表，而后攻其阳明证也。若恶寒已去，表证之征验已除，而其汗仍太多，表热仍在，则亦犹为有表证，其表热不变为潮热，则未可与三承气汤，当先解其表证也。然而其腹大满而胃气不通行者，虽与解表之剂，而不能为其用。诸如此者，当以权时之法，与小承气汤，微微和胃气，使之足通行也。若与小承气汤，而胃气仍不和，而不足为通行，则更与大承气汤也。然而微和胃气，使之足为通行则止，慎诚勿令大泄下，诚恐遂虚其里，使之表热内攻，是学者之当知者也。

卷
之
六

二
〇
七

大承气汤方

大黄四两　厚朴半斤　枳实五枚　芒硝三合

上四味，以水一斗，先煮二物，取五升，去滓，内大黄，更煮取二升，去滓，内芒硝，更上微火一两沸，分温再服，○得下余勿服。

小承气汤方

大黄四两　厚朴二两　枳实三枚

以上三味，以水四升，煮取一升二合，去滓，分温二服。○初服汤当更衣，不尔者尽饮之，若更衣者，勿服之。朴上章"得下"以下，此章"初服"以下皆后人之所加，当删去也。

○阳明病，潮热，大便微硬者，可与大承气汤，不硬者不与之。若不大便六七日，恐有燥屎，欲知之法，少与小承气汤，汤入腹中，转矢气者，此有燥屎，乃可攻之。若不转矢气者，此初头硬，后必溏，不可攻之，攻之必胀满不能食也。欲饮水者，与水则哕。其后发热者，必大便复硬而少也，以小承气汤和之。不转矢气者，慎不可攻也。㊎审谛大便硬而用大承气汤之法，本编具论，为千古之规则，无可以加焉。此章所论，回顾摸索，其害大者也。说见于下。

　　〇夫实则谵语，虚则郑声。郑声，重语也。㊎重者，重涩也。口舌重涩而语无清气也。乃知谵语者，语言清爽也。虽出于后人，可为视诊之法也。

　　〇直视谵语，喘满者死，下利者亦死。

　　〇发汗多，若重发汗者，亡其阳，谵语。脉短者死，脉自和者不死。㊎上二章，其义肤浅，不足取。

　　伤寒若吐若下后不解，是举阳明胃实极剧之证，以明大承气汤极深之地位也。不大便五六日，是举二因也。其一则言伤寒吐后不解，不大便五六日者也；其一则言伤寒下后不解，不大便五六日者也。必言吐后不解者，言其表热仍炽，而其里已虚，故其表热入里，极剧之因也。其云下后不解者，其义亦同也。云不大便五六日，亦为阳明证，举其大证因也。上至十余日，言于其五六日，则绝不大便，而却推其前七八日。虽则大便利，而其大便利，不是足云大便利者，其必当有实者也，是亦为阳明证举其一大因也。日晡所发潮热，不恶寒，独语如见鬼状。言但日晡所发潮热耳，仍有表证之微候，则未为阳明全证，必须不恶寒，然后为阳明全证也。而加之以独语如见鬼状之证，是的然阳明确证也。独语者，即谵语之变者也。况如见鬼状者，是胃中有事之候，无所容其疑也，是大承气汤之所主也。若剧者，发则不识人，此义有二焉：一者以明上所云之独语如见鬼状者，既是不识人之证，然诘之，则其正神依然者也。

一明此病发作有时，若剧则不识人，醒则俄然复其正神也。循衣摸床，惕而不安，微喘直视，是当云发则惕而不安，微喘直视，循衣摸床也。何则？循衣摸床与直视，俱是为其类候也。今不然，以惕而不安之一句，厝①之于循衣摸床、微喘直视之中间者，欲以明发则惕而不安，微喘直视者有之。又发则惕而不安，循衣摸床者有之也。惕而不安，即怵惕烦躁也。脉弦者生，独语如见鬼状，发则惕而不安，循衣摸床者，及独语如见鬼状，发则惕而不安，微喘直视者，此两途之证，而其脉弦者生也。何则？其脉弦者，于法其内有所急紧之脉也，又其内有所急紧而发惊证之脉也。今以此独语如见鬼状，惕而不安者，观之于弦脉，则知内有胃实，又内有所急紧，而外发此惊狂之证者也。当与大承气汤，以观其后证，而后解其惊狂之证。故云脉弦者生也，是无他故，但内有胃实，又有所急紧者，而不见其内虚故也，是仍为实病，故下之则生也。涩者死。凡涩脉者，内已极虚之脉也。独语如见鬼状，发则惕而不安，循衣摸床者，及独语如见鬼状，发则惕而不安，微喘直视者，此两途之证而其脉涩者，是其内已极虚，而又有内实之剧证。然其所病者，即大承气的证也。今若与大承气汤以攻其内实，则是以虚加于其虚者，其毙可立而俟也。若不与大承气汤而攻内实，则亦为此内实之剧证可毙，故曰涩者死也。微者，但发热谵语者，大承气汤主之。○若一服利，则止后服。是犹云微者，大承气汤主之。但发热、谵语者，大承气汤主之也。云微者，此脉微者，非复少阴之微脉也。但以胃气不通行之故，使其脉微微者耳。何以知之？若少阴之微脉，则其证必深静者也。而今

---

① 厝（cuò 措）：安排。

其证暴剧，故知此脉微者，是阳明内实，胃气不通行之所为也。独语如见鬼状，发则惕而不安，微喘直视者，及独语如见鬼状，发则惕而不安，循衣摸床者，此两道之证而其脉微者，是阳明内实，胃气不通行之所为也，非内有少阴证者。故与大承气汤，以下其内实，则其脉出而其证必解也。云但发热谵语者，大承气汤主之者，伤寒吐后不解，不大便五六日，但发热，不恶寒，谵语者，及其剧者，发则不识人，惕而不安，循衣摸床者，及发则不识人，惕而不安，微喘直视者，此三途之证而其脉微者，亦大承气汤之所主也。伤寒下后不解，不大便五六日，但发热，不恶寒，谵语者，及其剧者，发则不识人，惕而不安，循衣摸床者，及发则不识人，惕而不安，微喘直视者，此三途之证，而其脉微者，亦大承气汤之所主也。伤寒过经十余日，不大便五六日，上至十余日，但发热，不恶寒，谵语者，及其剧者，发则不识人，惕而不安，循衣摸床者，及发则不识人，惕而不安，微喘直视者，此三途之证，而其脉微者，亦大承气汤之所主也。若此九途之证而其脉弦者，非复此例也，当以权时之法治之，以观其后证耳。若其涩者，皆不可救者也。此章综而论之，言伤寒吐后不解，不大便五六日，日晡所发潮热，不恶寒，独语如见鬼状，发作有时者，大承气汤之所主也。若其剧者，发则不识人，惕而不安，循衣摸床者，及发则不识人，惕而不安，微喘直视者，此两途之证，而其脉弦者，此内有阳明胃实之证，又其内有所急紧而发惊狂者也。先与大承气汤，然后观其后证，以处其方者也。若其脉涩者，此其内已极虚，而又有阳明胃实之剧证者也，以其内极虚之故，不可与大承气汤而下之。然舍而不下，则为胃实可毙也。若与大承气汤，则是以虚加其极虚，其毙亦可立而俟也。若其脉微者，是非少阴证之微脉，但以其胃实剧之故，使胃气不通行，故见此微脉。见此微脉，适足以征其胃实，大承气汤主之也。伤寒下后不解，不大便五六日，日晡所发潮热，不恶寒，独语如见鬼状，发作有时者，大承气汤之所主也。若其剧者，发则不识人，惕而不安，循衣摸床者，及发则不识人，惕而不安，微喘直视者，此两途之证，而其脉弦者，先与大承气汤，然后观其后证，以处其方也。若其脉涩者，是不可救者也，然其证即大承气汤之证也，与大承气汤亦死，不与亦死，始与大承气汤可也。若其脉微者，是的然阳明胃实之剧证也，大承气汤主之，不容疑者也。伤寒过经，不大便五六日，上至十余日，日晡所发潮热，不恶寒，独语如见鬼状，发作有时者，大承气汤之所主也。若其剧者，发则不识人，惕而不安，循衣摸床者，及发则不识人，惕而不安，微喘直视，此两途之证而其脉弦者，先与大承气汤，然后观其后证也。若其脉涩者，是不可救者也，始与大承气汤可也。若其脉微者，是的然阳明胃实之剧证也，大承气汤主之，不容疑者也。伤寒吐下后不解，不大便五六日，或已过经，不大便五六日，上至十余日，仍虽发热而不恶寒，谵语，其脉微者，是亦的然阳明胃实之剧证也，以其脉微故知之，大承气汤主之也。若其剧者，发作有时，发则不识人，惕而不安，循衣摸床者，及发则不识人，惕而不安，微喘直视者，此两途之证而其脉弦者，是亦的然阳明胃实之剧证，大承气汤主之，不容疑者也。"若一服利，则止后服"八字，后人之所加，当删去也。

⊕上二章，始一章举阳明病正脉正证，以明用大承气汤之正法也。后一章举阳明病吐下后极剧证，以明审识三等之脉状，而后用大承气汤之法也。

○阳明病，其人多汗，以津液外出，胃中燥，大便必硬，硬则谵语，小承气汤主之。若一服谵语止，更莫复服。㊜此章津液枯燥，大便硬证，而非本编所谓阳明病也。且谵语，本编以为胃气不和之候，不足以征大便硬也。

　　○阳明病，谵语发潮热，脉滑而疾者，小承气汤主之。因与承气汤一升，腹中转气者，更服一升，若不转气，勿更与之。明日又不大便，脉反微涩者，里虚也，为难治，不可更与承气汤也。㊜阳明病之本脉，迟也。滑者，即白虎汤之脉也。今谵语，发潮热者，未具腹大满不通等证，则非小承气汤之全证也。而与之摸索，明日遂至脉微涩而难治，是其人为误逆死昭昭，岂有医圣而惨酷如此哉！又且笔之为治法，使后人傚嚬①，流毒于千岁，其谓之何！

　　○阳明病，谵语有潮热，反不能食者，胃中必有燥屎五六枚也；若能食者，但硬耳。宜大承气汤下之。㊜此章谵语、潮热同前章，而以不能食为燥屎之候，用大承气汤者，粗漏甚矣。

　　○阳明病，下血谵语者，此为热入血室，但头汗出者，刺期门，随其实而泻之，濈然汗出则愈。㊜是针家之说，非本编之义也。

　　○汗出谵语者，以有燥屎在胃中，此为风。须下之，过经乃可下之。下之若早，语言必乱，以表虚里实故也。下之则愈，宜大承气汤。㊜此章无冒首，突然云汗出谵语；又以汗出谵语征燥屎；又云此为风，须下之；又云过经乃可下之，而不举其证；又以汗出为表虚，皆非本编之义也。

　　○伤寒四五日，脉沉而喘满，沉为在里，而反发其汗，津

　　①　傚嚬：即"效颦"。傚，同"效"，《诗经·小雅·鹿鸣》："君子是则是傚。"嚬，同"颦"，皱眉。宋·颜延之《庭诰》："悦彼之可，而忘我不可，学嚬之敝"。

液越出，大便为难，表虚里实，久则谵语。⊕脉沉而喘满者，阳明证既见一斑者也。而反发汗，则以火救火者，其变何啻津液越出，大便为难乎？且以阳明证之汗为表虚，阴阳且不分，何论其余。

三阳合病，是举三阳合病，其证之本因不可适定者，以明其治法先后之序也。云三阳合病者，三阳谓太阳、阳明、少阳也。凡以合病言之者，其所见其证者，皆同其地位。而其病之所主在者，混然同合①而不可适定者也。腹满身重，难以转侧，口不仁而面垢，谵语遗尿。三阳之合病，其于太阳之证者，仍有发热恶寒。既有发热恶寒，而又有腹满，身重，难以转侧，而面垢之证者，是于法为太阳之病，而其热在表亦在里而瘀郁者也。仍有太阳发热恶寒之证，而有遗尿，此必非阳虚之证，必是邪热盛于内，而正气不能摄其内，故使之遗尿也。若以口不仁而面垢，而又加之以遗尿言之，则是为病入少阳，而阳虚在上，不能摄其下，故使之遗尿也。若以腹满，身重为主，而又加之谵语，则是阳明胃实之证也。是三阳之证，混然同合，而同其地位，其病之所主在者，不可适定也。若以柴胡加龙骨牡蛎汤等攻之，则是遗发热恶寒之表证与口不仁而面垢，遗尿之在上之证。若以柴胡姜桂汤等攻之，则是遗发热恶寒之表证与腹满，身重，谵语之在下之证也。若以白虎汤与之，则是遗发热恶寒之表证也。然则将如之何？曰：是于治法，当分内外者也。其治外者，宜麻黄汤。其治内者，宜大承气汤也。云腹满，身重，难以转侧者，是举在腹部者也，是有二疑途：仍有发热恶寒，而腹满，身重，难以转侧，则疑表热入里而伏之者

① 混然同合：完全融会。

也。又腹满，身重，难以转侧，而更有谵语，则疑阳明胃实之证也。云口不仁而面垢者，是举在胸部者也。然云口不仁而面垢，必云而以隔之者，面垢之证，有二疑途故也：腹满，身重，难以转侧者，已伏热之所为，则此面垢之证，亦疑是同其证因，是其一疑途。又有口不仁之证，是其病在上部之候也。今加之以面垢之证，则疑其证因亦在上部，是其二疑途也。其下始云谵语遗尿者，以此谵语合之于上腹满，身重，难以转侧者，以明有阳明疑证也。其云遗尿者，以遗尿合之于上口不仁而面垢者，以明有少阳疑证也。既是口不仁而面垢，又更有此遗尿，是即的然阳虚在上之候也。而未敢断然以阳虚从事，而犹视以为邪气盛于内，而正气不能摄之所致者，仍有发热恶寒大表之证故也。发汗则谵语；则者，两歧之辞也。既以治法分治内外，若其表热入里之盛，而胃中之证，则以发其汗之故，其始谵语者，今弥益加其剧。然则不可得终极其发汗，姑遗①其治，而先治其胃实也。若无阳虚之证，但是表热与胃实之所为，则其病乃愈也。将明此义，故云“则”，以用两途之辞也。下之则额上生汗，手足逆冷。又用两途之辞者，言已发其汗，则谵语弥益剧也。以其谵语弥益剧之故，见以为阳明胃实证，而大承气汤下之也。然今谵语不止，而额上生汗，手足逆冷也。是今才下之，而见此变证，益其谵语不止，则是不可得终极其下者也。是始以腹满，身重，谵语，以为阳明胃实者，是误也。腹满，身重，难以转侧，谵语，又有发热恶寒，是外有表证，而内有瘀郁之热也。又始以口不仁而面垢，遗尿，以为非阳虚之证，此亦误也。故今以大承气汤下之，而额上生汗，手足逆冷也。

---

① 遗：放弃，抛弃。

额上生汗者，是外有表证而内有瘀郁之热。今下之，则额上生汗，手足逆冷，此外仍有表证，内有热厥，白虎加桂枝汤之所主也。而复下之，使虚其内，故额上生汗也。手足逆冷者，此始有阳虚在上而不能摄其下。而今下之，以加其虚，是以手足逆冷也。如此而仍有发热恶寒，是表里皆有其证，白虎加桂枝汤所主也。是内有白虎之证，而外有表证发热恶寒故也。若自汗出者，白虎汤主之。是明无发热恶寒之表证者也。于此言之者，一以受之于上，额上生汗者；一以受之于上，腹满，身重，难以转侧，口不仁而面垢，谵语，遗尿也。其义言三阳合病，发热，时时恶寒，而腹满，身重，难以转侧，口不仁而面垢，谵语，遗尿者，自汗出者。虽云时时恶寒，而不复常有恶寒者，又加以自汗，是无表证也，白虎汤主之。又三阳合病，腹满，身重，难以转侧，口不仁而面垢，谵语，遗尿，而又有发热恶寒之表证者，今已发汗，又复下之，额上生汗，手足逆冷，发热恶寒已止，而自汗出者，白虎汤主之。此章之义，综而论之，三阳合病，发热恶寒，腹满，身重，难以转侧，口不仁而面垢，谵语，遗尿者，其发热仍在，而其恶寒时有时无，又自汗出者，是表热入里而结，阳虚在上者，白虎汤主之也。又三阳合病，发热恶寒，腹满，身重，难以转侧，口不仁而面垢，谵语，遗尿，是外有表证，上有少阳证，内有阳明证者也。口不仁而面垢，加之以遗尿，虽复似阳虚在上者，仍是发热恶寒，则于法未可为阳虚也。是其治法，当须内外分治者也。发汗宜麻黄汤，下之宜大承气汤。然而其表热入里之剧者，麻黄汤以发其汗，则诸证不解，而其谵语愈益剧者也。若然者，姑置其发汗，而大承气汤以下之也。若阳明证之所致者，则诸证于此皆解也。若此谵语，非阳明证之所致者，而表热入里，阳虚在上之所为者。而今以大承气下之，则额上生汗，手足逆冷，是外仍有表证，内有热厥，白虎加桂枝汤之所主也。若发热仍在，而恶寒时有时无，又自汗出者，是但有里证而无表证，白虎汤主之也。

二阳并病，是举太阳、阳明一时俱病，而其病各别，而太阳浅、阳明深者也。云二阳并病者：二阳谓太阳、阳明也。并病谓太阳、阳明其病各别，而不同地位者也。此二阳并病，以照上文之三阳合病，使人辨别合病与并病，故此举二阳并病也。此二阳并病，其证必是发热恶寒，腹满，身重，谵语，遗尿，而无少阳证者也。是何以知二阳并病，而非二阳合病乎？曰：发热恶寒，而无少阳证者，是太阳之证浅也，故不见少阳证也。腹满，身重，谵语，遗尿，是阳明之证大深也。故知是二阳并病，而其病各别，非复二汤合病也，以不见少阳证之故知之也。既是二阳并病，而发热恶寒，腹满，身重，谵语遗尿，则于法当先治太阳，而后治阳明证，是一定之法而不容疑者也。太阳证罢，但发潮热，手足漐漐汗出，言既治太阳证，而发热恶寒皆罢。前此之时，未有潮热者，与汤之后，不见余证。今但发潮热，而又手足漐漐汗出也。故云"但发"而明其义也。大便难而谵语者，谓前此之时，大便已难，而又谵语者，故云"而"以明其义也。下之则愈，既是太阳与阳明并病，则其太阳证无所干涉于阳明者也。而今太阳证罢，但阳明证则是无所可疑者，故决然下之则愈。若犹畏懦而不能下之，则其病不愈也。故云"则"以明其义也，是明决然与大承气汤而无所可疑也。宜大承气汤。是姑与大承气汤以观后变之辞也。此句之义，与上句大反者，言二阳并病，发热恶寒，腹满，身重，谵语，遗尿者，今但其发热恶寒罢，余证仍如前。今又发潮热，手足漐漐汗出，大便难而谵语者，或恐是二阳并病之变证，故姑与大承气汤，以观其后证变，然后决然用大承气汤。故用上下相反之辞，以明其义也。此章之义，综而论之，言二阳并病，发热恶寒，腹满，身重，评语，遗尿，而无少阳证者，是太阳证浅而阳明证太深也。故知是为并病而其病各别也。于法当先治太阳证，而后治阳明证。既治太阳证，而但发热恶寒罢，余证仍如前。今但发潮热，手足漐漐汗出，前此之时，大便已难，而又评语者，是为其阳明证无所可疑者，决然下之则愈。若犹畏懦不能下之，则其病不愈也，大承气汤主之也。是二阳并病，而太阳之证，无所干涉于阳明证故也。然此二阳并病，发热恶寒，腹满，身重，评语，遗尿者，既治太阳证，而但其发热恶寒罢，余证如前，则虽云发潮热，手足漐漐汗出，大便难而评语，而犹或恐二阳合病之变证，故姑与大承气汤，以观其后变也。若与汤之后，无有后变，则遂决然用大承气汤也。

阳明病，脉浮而紧，咽燥口苦，腹满而喘，发热汗出，不恶寒，反恶热，身重。是举阳明中三病自作合病者，又辨太阳深病白虎汤之证与阳明水气并病者也。此脉浮而紧，咽燥，口苦，腹满而喘，发热，汗出，不恶寒反恶热，身重者，似是太阳、阳明合病者。而此章首必决然谓之阳明病者，何也？曰：咽燥，腹满而喘，发热，汗出，不恶寒，身重者，是阳明胃实之证也。不恶寒反恶热，身重，口苦者，是阳明瘀实之证也。然则其脉浮而紧者，但似阳明邪脉。然其脉紧者，是阳明瘀实之变脉。而其脉浮者，亦是阳明水气之正也。然则是阳明中之三病自作合病者，故决然冠之以阳明病也。咽燥，口苦，腹满而喘，若以顺言之，则当云口苦，咽燥，腹满而喘，何则？口苦者，似是脉浮而紧者之所为者也。而今以咽燥冠之者，是以口苦为阳明瘀实之变证也。又恶热，身重者，当云身重，腹满而喘。而今必云恶热，身重者，是以身重近之于恶热，以为阳明瘀实之所为也。夫咽燥，口苦，腹满而喘，发热，汗出，不恶寒反恶热，身重者，谓之阳明证，则的然无所疑者。然而其脉浮而紧者，谓之阳明脉则未安也。故又疑太阳深病白虎之证，与阳明水气并病者也。然而亦不可决然从之也，何则？咽燥，腹满而喘，发热，汗出，不恶寒，身重者，将谓之阳明胃实之证，则未具谵语之证，未可与承气汤也。不恶寒反恶热，身重，口苦，其脉紧者，将谓之阳明瘀实之证，则未具心中懊憹，舌上胎者，未可与栀子豉汤。又其脉浮而杂见阳明诸证者，将谓之阳明水气之证，则未具渴而欲饮水，小便不利之证，未可与猪苓汤。又脉浮而紧，咽燥，口苦，腹满而喘，发热，汗出，不恶寒反恶热，身重者，将谓之太阳深病白虎之证。与阳明水气并病者，则未具渴而欲饮水，口干舌燥之证，未可与白虎加人参汤也。而又未具小便不利之证，则未可与猪苓汤也。然则此其治法将如之何？曰：是其治法，以权宜从事，以观后证何如也。以权宜从事，将先与何汤也？曰：权其脉证，此咽燥，口苦，腹满而喘，发热，汗出，不恶寒反恶热，身重者，凡此众证，谓之阳明，则无可疑者。但其脉浮而紧者，属之阳明，则未安也。然而汗出，不恶寒，则其浮，亦非太阳之浮脉，当是阳明水气之浮脉也。而紧亦当是阳明瘀实之变脉也。然则此其治法，当从事其众证，而姑遗其脉之不安者，先治阳明胃实之证，以视其后证也，是其治法也。若发汗则躁，心愦愦，反谵语，是举阳明胃实及阳明瘀实合病者，因其误治，以始见其本证者也。言是其为病，虽云脉浮而紧，而汗出不恶寒，则非复表证之浮脉也。而医见其脉浮，以为仍有表证，以发其汗，则必亡津液而躁。又犯瘀实之证，使之心中愦愦。又犯其胃实，使之谵语也，是误治也。然则是其治法，当先少与承气汤，以观其后证也。云反谵语者，以明此谵语是阳明胃实之谵语，而非热结之谵语也。今发其汗者，是解热之法。而反谵语，是非热结之所为，而阳明胃实之所为也，故曰反也。若加温针，必怵惕，烦躁不得眠。是举太阳深病白虎之证，与阳明水气之证并病者，因其误治以见本证者也。言是其为病，虽脉浮而紧，汗出，不恶寒，而观之于咽燥口苦，腹满而喘，恶热，身重之诸证，则非复邪在间位者也。而医见其脉浮而紧，汗出，不恶寒，以为邪在间位，以温针劫之，是误也。必摇动太阳深病白虎之热与阳明水气之证，使之怵惕烦躁不得眠也，非独加温针。若发汗则怵惕，烦躁不得眠者，若少与承气汤，而其后证怵惕，烦躁不得眠者，是非承气、栀子豉汤之证，而必白虎，猪苓汤证之所伏也。当须认此，勿令误也。若下之，则胃中空虚，客气动膈，心中懊憹，舌上胎者，栀子豉汤主之。则者，两歧之辞也。是必云"则"，而用两歧之辞者，阳明胃实之证，则虽颇具其证，而犹未可的然一决于阳明胃实之证，或恐是太阳深病白虎汤证之所为也，又疑伏阳明水气之证也。故先少与承气汤下之，以视其后证也。故用两歧之辞也。言脉浮而紧，咽燥口苦，腹满而喘，发热，汗出，不恶寒反恶热，身重者，医误发其汗，则亡津液而躁，心中愦愦，反谵语。是以误治之故，颇见阳明胃实与瘀实之本证也。于此二证，瘀实未具其证，而胃实颇具其证也。故今随其见证，以先治阳明胃实之证也。然未可的然一决于阳明胃实之证，或恐太阳深病白虎汤证之所为也。故先与承气汤少下之，以视其后证也。若与承气汤少下之，而胃中空虚，客气动膈，心中懊憹，舌上胎者，是阳明胃实与阳明瘀实并病者也，非复白虎证之所为者也。仍与承气汤，次以栀子豉汤主之也。若与承气汤下之，而渴欲饮水，口干舌燥者，非复阳明胃实之证，是太阳深病白虎汤证，白虎加人参汤主之也。若已与大承气汤下之，次以栀子豉汤主之，然后诸证仍未去，而其脉但浮，发热，渴欲饮水，小便不利者，以有阳明水气之证之故，诸证不得去，当以猪苓汤主之也。若渴欲饮水，口干舌燥者，白虎加人参汤主之。若脉浮发热，渴欲饮水，小便不利者，猪苓汤主之。此二证俱冠云"若"者，一则受上之"若下之"之言也；一则受上之"若加温针，必怵惕烦躁不得眠"之语也。其受上之"若下之"之言者，已详解于上，故不复赘于此也。其受上之"若加温针，必怵惕烦躁不得眠"之语者，言脉浮而紧，咽燥口苦，腹满而喘，发热汗出，不恶寒反恶热，身重者，若太阳深病白虎汤之证与阳明水气证并病。而其证伏者，而医见以为其病在间位，而加温针劫之，则必怵惕烦躁不得眠也。若怵惕烦躁不得眠，渴欲饮水，口干舌燥者，白虎加人参汤主之。已服白虎加人参汤，脉紧已去但浮，诸证仍未解，而发热，渴欲饮水，小便不利者，是以内有阳明水气证之故，诸证不能去也，猪苓汤主之。此章综而论之，言阳明病脉浮而紧，咽燥口苦，腹满而喘，发热汗出，不恶寒反恶热，身重者，是其治法，以权宜从事，先与承气汤少下之，以观其后证如何也。已与承气汤下之，诸证仍未解，心中懊恼，舌上胎者，是阳明瘀实之证，栀子豉汤主之也。已服栀子豉汤，脉紧已去，脉但浮，诸证未解，发热，渴欲饮水，小便不利者，是以内有阳明水气证之故，诸证不得去，猪苓汤主之也。若以权宜之法从事，先与承气汤下之，诸证不解，更加渴欲饮水，口干舌燥之证者，非复阳明胃实、瘀实之证，是太阳深病白虎加人参汤之所主也。已服白虎加人参汤，脉紧已去，其脉但浮，诸证仍未解，而更发热，渴欲饮水，小便不利者，是内有阳明水气证也，猪苓汤主之也。又脉浮而紧，咽燥口苦，腹满而喘，发热汗出，不恶寒反恶热，身重者，医误以为其病仍在表，以发其汗，则必亡津液而躁，心中愦愦反谵语也，是以其发汗犯阳明胃实瘀实之证故也。然而犹恐是太阳深病白虎汤证之所为也，然是于治法，当先与承气下之。若已以承气汤下之，诸证仍未解，而胃中空虚，客气动膈，心中懊侬，舌上胎者，是阳明瘀实之证，栀子豉汤主之也。已服栀子豉汤，脉紧已去，其脉但浮，而更发热，渴欲饮水，小便不利者，是有阳明水气证之故也，猪苓汤主之也。若与承气汤下之，诸证不解，而更加渴欲饮水，口干舌燥之证，非复阳明胃实瘀实之证，是太阳深病而白虎加人参汤之所主也。已服白虎加人参汤，脉紧已去，其脉但浮，而更发热，渴欲饮水，小便不利者，是以有阳明水气证之故也，猪苓汤主之也。又脉浮而紧，咽燥口苦，腹满而喘，发热汗出，不恶寒反恶热，身重者，医误以为其病在间位，加温针而劫之，则必怵惕烦躁不得眠也，是太阳深病白虎汤之证与阳明水气证并病之伏者。而温针以劫之，犯此二证，故使之然也。若怵惕烦躁不得眠，而诸证不解，更加渴欲饮水，口干舌燥之证者，白虎加人参汤主之也。已服白虎加人参汤，脉紧已去，其脉但浮，诸证仍未解，而更发热，渴欲饮水，小便不利者，是以有阳明水气证之故也，猪苓汤主之也。

猪苓汤方

猪苓　茯苓　阿胶　滑石　泽泻各一两

上五味，以水四升，先煮四味，取二升，去滓，内阿胶烊消，温服七合，日三服。

〇阳明病，汗出多而渴者，不可与猪苓汤。以汗多胃中燥，猪苓汤复利其小便故也。㊍凡用方剂之道，在审识立方之主意，而当之于本证。能如此，虽则有旁证，无所顾虑也。若方证不对，则凡百方皆有害，何唯猪苓汤乎？

○脉浮而迟，表热里寒，下利清谷，四逆汤主之。㊍下利清谷，里寒外热，少阴之剧证，通脉四逆汤之所主也。本编具论焉。

○若胃中虚冷，不能食者，饮水则哕。㊍是太阴病而非阳明病也。

○脉浮发热，口干鼻燥，能食者则衄。㊍论证不具，不足取。

阳明病，下之，是举阳明胃实病，其中伏瘀实之证而未见其证，既下之之后，始发见①其证者，以明阳明胃实病，其中伏太阳深证，而未见其证，既下之之后，始发见其证者也。云阳明病下之者，其义有二焉：一者以明见栀子豉汤证之因也。一者以明有太阳深证之疑途也。其外有热，必云其外有热者，以其外有热，以明其内宜无有病也。言阳明病而下之，则其内宜无有病。而今其外有热，则是其外有热者，疑是太阳深证之所为也。手足温，不结胸，是明太阳深证大陷胸汤及白虎汤之疑途也。又以辨大陷胸汤、栀子豉汤与白虎汤之地位之别也。白虎汤之证手足当冷，而大陷胸汤、栀子豉汤之证，其手足温也。心中懊憹，饥不能食，必举饥不能食者，是为栀子豉汤辨其病之所在，且以辨大陷胸汤及白虎汤之别也。凡白虎汤之证，其病必在胃中及心中者也。大陷胸汤之证，其病本必在胃中，而上见证于心下、心中者也。栀子豉汤之证，其病本虽伏在胃

---

① 发见：显现，出现。亦作"发现"。

中，而以胃中空虚为因，而及其发见其证，则其病皆在心中，而胃中则无事，故其证必饥不能食也。其于大陷胸汤、白虎汤之证，但当不能食，而无有饥者也。但头汗出者，栀子豉汤主之。头汗出者，阳明瘀实之所为也，以明太阳深证大陷胸汤之证，亦有汗出者。然不结胸，而头汗出者，则栀子豉汤之证也。此章之义，综而论之，言阳明病胃实之证，既与承气汤下之，则其里宜无有病。而今下之之后，其外有热，疑是太阳深证，伏在其内，而今始发见其证者也。若其外有热，手足温，心下硬痛，心中懊恼，但头汗出者，此为结胸，太阳深证之颇易者，大陷胸汤主之也。若其外有热，手足冷，心中懊恼，渴欲饮水，自汗出者，是太阳深证之已剧者，白虎汤主之也。若既下之之后，其外有热，手足温，不结胸，心中懊恼，饥不能食，但头汗出者，是阳明瘀实之所为也。非复太阳深证，而其地位与大陷胸汤同者，而栀子豉汤之所主也。

阳明病，发潮热，是举阳明病大承气汤证，以为其本病而后致胸胁满，小便不利者，以明其治法有前后也。是阳明病，不恶寒，脉迟，身重短气，或腹满而喘，发潮热者，遂续致胸胁满，小便不利也。是胸胁满，小便不利，虽为小柴胡汤之证。而此胸胁满，小便不利，大承气汤胃实之所致，而非复小柴胡汤之证也，故先与大承气汤治之。既与大承气汤，而胸胁满不去，然后始与小柴胡汤主之也。若先胸胁满，小便不利，而后见阳明证者，是为有表证，必往来寒热，先与小柴胡汤，然后与大承气汤也。是治法前后之别也。云阳明病发潮热者，谓阳明病诸证已具，但未潮热者，今又发其潮热，无复疑惑，的然胃实证，而与大承气汤下之也。阳明病诸证，谓本不恶寒，脉迟，身重短气，腹满而喘者也。"发"者，有须①而决疑之辞也。大便溏，以明与大承气汤后，胃实证皆已去也。小便自可，言此胸胁满，小便不利，是小柴胡汤之证也。故此小便不利，非大承气汤之所能治者。然推其病之所因者，本以大承气汤胃实证为因，致此小便不利者，故与大承气汤。胃实证已去，则此小便不利不药自可也。故凡为医者，不可谬以此小便自可，为大承气汤之所治，遂用大承气汤以去其胸胁满②，是误治也。云自可者，以明非大承气汤之所治也。胸胁满不去者，与小柴胡汤，谓与大承气汤，而胸胁满不去者也。言此胸胁满，小便不利，虽为胃实之所致者，而其病本为一，而其病所在之地位已在上，则不复大承气汤之所治者，故其小便自可者，适自然耳。故此胸胁满不去者，亦非大承气汤所能治者，当与小柴胡汤主之也。此章综而论之，言阳明病不恶寒，身重短气，或腹满而喘，然后始发潮热，续而胸胁满，小便不利者，是以大承气汤胃实之证为其病本，而致小柴胡汤证，胸胁满，小便不利者也。故此其治法，当先与大承气汤而下之也。已与大承气汤而下之，胃实诸证已去。而大便溏，是大承气汤之所能治也，以其地位当故。若其小便不利，今得其可者，是非大承气汤之所能治者，但以其胃实诸证去之故，小便自可也。医见与大承气汤而小便已可，以为此胸胁满，亦胃实之所致者，则亦当遂用大承气汤，而胸胁满自去，是误治也。何则？小便不利，其证本在下，故胃实已去，则小便自可也。若其胸胁满，其地位已在上，非复大承气汤之所主者，小柴胡汤主之也。若阳明病，

---

① 有须：有些。
② 胸胁满：原作"胸胸满"，据上下文义改。

先见胸胁满，小便不利，然后见身重短气，腹满而喘，发潮热，是为有表证也。是其治法，当先与小柴胡汤，而后与大承气汤，是治法先后之别也。

●静斋先生之注解止于此章。自此而后，正文伪章，俱徽之所注，故伪章之注首不冠"补"字也。

○阳明病，胁下硬满，不大便而呕，舌上白胎者，可与小柴胡汤。上焦得通，津液得下，胃气因和，身濈然汗出而解也。此章非阳明病，当论之于太阳部也。且上焦得通以下，注释文，非本编之体也。

○阳明中风，脉弦浮大而短气，腹都满，胁下及心痛，又按之气不通、鼻干，不得汗，嗜卧，一身及目悉黄，小便难，有潮热，时时哕，耳前后肿，刺之小差，外不解，病过十日，脉续浮者，与小柴胡汤。脉但浮，无余证者，与麻黄汤。若不尿，腹满加哕者，不治。云阳明中风者，非本编之例也。其说见上，且议论冗杂无统理也。

○阳明病，自汗出，若发汗，小便自利者，此为津液内竭，虽硬不可攻之，当须自欲大便，宜蜜煎导而通之。若土瓜根及大猪胆汁，皆可为导。此章之义，诸证去后，但津液枯竭，大便硬者，及妇人产后，老人津液枯燥，大便难之类，宜蜜煎为导之证也，与本编所谓阳明病殊不同也。

○蜜煎导方

食蜜七合，一味，于铜器内，微火煎之，当须凝如饴状，搅之勿令焦著，欲可丸，并手捻作挺，令头锐，大如指，长二寸许。当热时急作，冷则硬。以内谷道①中，以手急抱，欲大

---

① 谷道：肛门。

便时乃去之。

〇又，大猪胆一枚，泻汁，和少许法醋，以灌谷道中，如一食顷，当大便出。《千金翼》"欲可丸"作"候可丸"。

〇阳明病，脉迟，汗出多，微恶寒者，表未解也，可发汗，宜桂枝汤。此章截采本编中者，寸锦片玉，不当用也。

〇阳明病，脉浮，无汗而喘者，发汗则愈，宜麻黄汤。此章太阳阳明合病，太阳篇已具论。

阳明病，是举阳明瘀实而发黄者也。此证虽非阳明胃实之本证，然以瘀热实于胃中，故为阳明病也。发热汗出者，此为热越，不能发黄也。瘀热在胃中而郁蒸则发黄也。今发热汗出，则瘀热发越，是以不能发黄也。但头汗出，身无汗，齐颈而还，是举茵陈蒿汤之本因也。言所以发黄者，无他故也。但头汗出，齐颈而还，身无汗，是以胃中之瘀热郁蒸而发黄也。头汗有四证，而本证各不同也：头汗出，而心下硬满而痛者，大陷胸汤之证也。头汗出，而有往来寒热者，柴胡桂枝干姜汤之证也。头汗出，而心中懊恼，饥不能食，或舌上胎者，栀子豉汤之证也。此则头汗出，小便不利，渴引水浆，或口苦咽干者也。然而至其旁证，则不可期也，学者须审识本证也。小便不利，渴引水浆者，是亦发黄之一因也。瘀热在里与水相搏，而为小便不利，且为渴也。而与五苓散及猪苓散证有疑途也。其五苓散证者，发汗后，小便不利，微热，消渴，或汗出而渴，是表水上逆也。猪苓汤证，小便不利，渴欲饮水，或下利呕渴，是里水上逆也。此为瘀热在里，是法语也。此句当在发黄之下，而插于此者，以言瘀热在里而发黄者，茵陈蒿汤主之。又虽不发黄而瘀热在里者，亦茵陈蒿汤主之也。身必发黄，必者，十中期七八之辞也。茵陈蒿汤主之。言阳明病瘀热在里者，发热汗出，则瘀热发越，而不能发黄也。但头汗出，身无汗，齐颈而还，小便不利，渴引水浆者，是瘀热与水搏结郁蒸，而十中七八必发黄也，茵陈蒿汤主之也。又阳明病，但头汗出，身无汗，齐颈而还，小便不利，渴引水浆，十中二三，虽不发黄，是亦瘀热在里者也，茵陈蒿汤主之也。

茵陈蒿汤方

茵陈蒿六两　栀子十四枚　大黄二两

上三味，以水一斗二升，先煮茵陈减六升，内二味，煮取三升，去滓，分三服。小便当利，尿如皂荚汁状，色正赤。一宿腹减，黄从小便去也。

○阳明证，其人喜忘者，必有畜血。所以然者，本有久瘀血，故令喜忘，屎虽硬，大便反易，其色必黑者，宜抵当汤下之。此章诸证皆去后，其人全然复古，唯喜忘之一证，则与本编所谓阳明病大迳庭者也。

○阳明病，下之，心中懊憹而烦，胃中有燥屎者，可攻。腹微满，初头硬，后必溏，不可攻之。若有燥屎者，宜大承气汤。下之，心中懊憹而烦者，栀子豉汤证也。以此为燥屎之候者，未闻之。又云若有燥屎者，宜大承气汤，而无证候之可据也，杜撰已。

○病人不大便五六日，绕脐痛，烦躁，发作有时者，此有燥屎，故使不大便也。此章不举冒首与方药，非本编之例。然其证有据，可为视诊之助也。

○病人烦热，汗出则解，又如疟状，日晡所发热者，属阳明也。脉实者，宜下之；脉浮虚者，宜发汗。下之与大承气汤，发汗宜桂枝汤。日晡发热而脉实者，固非大承气汤证。证同脉浮虚者，亦非桂枝汤证也。桂枝汤之脉浮弱，未闻浮虚也。大承气汤之热潮热，未闻发热也。

〇大下之后，六七日不大便，烦不解，腹满痛者，此有燥屎也。所以然者，本有宿食故也，宜大承气汤。

〇病人小便不利，大便乍难乍易，时有微热，喘冒不能卧者，有燥屎也，宜大承气汤。上二章肤浅，不足取也。

食谷欲呕者，属阳明也，吴茱萸汤主之；此章本与茵陈蒿汤章为一章，为茵陈蒿汤举疑途者也。后人不辨，掺入上之六章于其中也。茵陈蒿汤证，瘀热在里者。吴茱萸汤证，久寒在胃者也。食谷欲呕者，是久寒在胃而不安谷也。瘀热在里与久寒在胃，虽其因则异也。然以其地位则同在阳明部之故，云属阳明也。言阳明病，发黄证，头汗出，小便不利，渴引水浆者，是瘀热在里者，茵陈蒿汤主之。又发黄证，食谷欲呕者，是久寒在胃而不安谷者，此为谷疸也，非复瘀热在胃者也，吴茱萸汤主之也。得汤反剧者，属上焦也。食谷欲呕者，与吴茱萸汤，反其证增剧者，非复久寒在胃者，是瘀热在上部者也，故云属上焦也。属上焦也者，照上栀子豉汤证言之也。言与吴茱萸汤，反其证增剧，头汗出，心中懊恼而欲呕者，是瘀热在上焦者，非复久寒在胃者也，当与栀子豉汤也。

吴茱萸汤方

吴茱萸一升　人参三两　生姜六两　大枣十二枚

上四味，以水七升，煮取二升，去滓，温服七合，日三服。

〇太阳病，寸缓关浮尺弱，其人发热汗出，复恶寒，不呕，但心下痞者，此以医下之也。如其不下者，病人不恶寒而渴者，此转属阳明也。小便数者，大便必硬，不更衣十日，无所苦也。渴欲饮水，少少与之，但以法救之。渴者，宜五苓散。此章议论无统理也。

○脉阳微而汗出少者，为自和也；汗出多者，为大过。阳脉实，因发其汗，出多者，亦为大过。大过，为阳绝于里，亡津液，大便因硬也。此章议论肤浅，不足取。且云阳绝者，非本编之义也。

○脉浮而芤，浮为阳，芤为阴，浮芤相搏，胃气生热，其阳则绝。

○趺阳脉浮而涩，浮则胃气强，涩则小便数，浮涩相搏，大便则难，其脾为约，麻仁丸主之。上二章以脉论证，非本编之例也。

○麻仁丸方

麻子仁二升　芍药半斤　枳实半斤　大黄一斤　厚朴一尺　杏仁一升

上六味为末，炼蜜为丸桐子大，饮服十丸，日三服，渐加，以和为度。

○太阳病三日，发汗不解，蒸蒸发热者，属胃也，调胃承气汤主之。本编云柴胡证仍在者，复与柴胡汤，此虽已下之，不为逆。必蒸蒸而振，却发热汗出解，是蒸蒸发热者，太阳而非阳明也。

○伤寒吐后，腹胀满者，与调胃承气汤。此章吐后腹胀满之一证，无阴阳之可据也。

○太阳病，若吐若下若发汗后，微烦，小便数，大便因硬者，与小承气汤和之愈。

○得病二三日，脉弱，无太阳、柴胡证，烦躁，心下硬。至四五日，虽能食，以小承气汤，少少与，微和之，令小安，至六日，与承气汤一升。若不大便六七日，小便少者，虽不能食，但初头硬，后必溏，未定成硬，攻之必溏；须小便利，屎定硬，乃可攻之，宜大承气汤。上二章，津液干燥之证巳。

○伤寒六七日，目中不了了，睛不和，无表里证，大便难，身微热者，此为实也，急下之，宜大承气汤。此章似热结在里者。然既无表里证，因睛不和一证而用攻下者，呜呼危哉！

○阳明病，发热汗多者，急下之，宜大承气汤。

○发汗不解，腹满痛者，急下之，宜大承气汤

○腹满不减，减不足言，当下之，宜大承气汤。上三章，亦不可知阴阳之所在也。

○阳明少阳合病，必下利，其脉不负者，为顺也。负者，失也，互相克贼，名为负也。脉滑而数者，有宿食也，当下之，宜大承气汤。以五行建论者，非本编之义也。

○病人无表里证，发热七八日，虽脉浮数者，可下之。假令已下，脉数不解，合热则消谷能饥，至六七日不大便者，有瘀血，宜抵当汤。若脉数不解，而下不止，必协热而便脓血也。此章文理混淆无统理也。

○伤寒发汗已，身目为黄，所以然者，以寒湿在里不解故也。以为不可下也，于寒湿中求之。云于寒湿中求之者，指方书之辞也。凡医书分病名论者，隋巢元方为始也。分类聚方者，唐孙思邈为首也。《肘后方》虽出葛稚川，仅仅数十方巳。《金匮》虽称张仲景，为伪撰明也。其他如范汪、梅师、深师今皆亡，其方才载于《外台秘要》，则不知全书如何。然而要之，东晋以后也。由此观之，云于寒湿中求之者，所加于晋以后。而其他伪章，间出于叔和以后亦审也。《千金翼》"于寒湿中求之"一句无矣。

伤寒七八日，茵陈蒿汤之本章，具阳明之全证，故云阳明病。此章未具阳明之全证，故云伤寒也。伤寒七八日者，其地

位与大柴胡汤同也。身黄如橘子色，身黄剧而鲜明者也。小便不利，腹微满者，茵陈蒿汤主之。是为茵陈蒿汤弘其用也。言伤寒七八日，身黄如橘子色者，虽无头汗出而身无汗，渴引水浆证，然小便不利，腹微满者，则瘀热在里，的然茵陈蒿汤主之也。

○伤寒身黄发热，栀子柏皮汤主之。

○栀子柏皮汤方

栀子十五个　甘草一两　黄柏二两

上三味，以水四升，煮取一升半，去滓，分温再服。

○伤寒瘀热在里，身必发黄，麻黄连轺赤小豆汤主之。上二章肤浅，不足取。

○麻黄连轺赤小豆汤方

麻黄二两　赤小豆一升　连轺二两　杏仁四十个　大枣十二枚
生姜二两　生梓白皮一升　甘草二两

以上八味，以潦水一斗，先煮麻黄再沸，去上沫，内诸药，煮取三升，去滓，分温三服，半日服尽。

㊜此篇正文十章，合为一段，分为三节也。始一节三章，始章明阳明病本因也。二章举阳明病之正证，明大承气汤之地位也。终章举吐下后极剧之证，再明大承气汤之地位也。中节二章，前章举三阳合病，明虽阳明也，亦有白虎汤之证也。后章举二阳并病，明虽并病也，亦归大承气汤也。终节五章，始章举阳明病混淆之证，明其治法不必拘大承气汤也。第二章、三章举栀子豉汤、小柴胡汤二证，亦明阳明变证之治法也。第四章、五章举茵陈蒿汤之证，明阳明病不唯胃实也。其次序例，始节明阳明病正证之治法也。既明正证之治法，故中节明合、

并病之治法也。既明合、并病之治法，故终节三章明阳明病变化之治法也。本证正变之治法既备矣，故终二章举瘀实之治法，结收一篇也。

卷之七

少阳病篇

少者，静衰之名也。故阳病之静衰者，谓之少阳病也。夫太阳病者，阳病之隆赫者也。故其脉浮紧，其寒啬啬，其热翕翕，以至下利呕逆，烦躁发狂，皆隆赫者也。而太阳病不解，转入少阳，则浮紧之脉，变为沉紧，啬啬恶寒，翕翕发热，亦为往来寒热，或默默不欲饮食，或胁下硬满，总为静衰之证，故为少阳病也。

少阳之为病，口苦，咽干，目眩也。是少阳病之总目章也。凡称少阳病者，表热入于胸胁心下，而攻其上者也。故其病以胸胁心下小柴胡汤之地位为其根据，而见其证于胸胁以上者也。故以口苦，咽干，目眩为其总目章，以明少阳之地位也。

○少阳中风，两耳无所闻，目赤，胸中满而烦者，不可吐下，吐下则悸而惊。云少阳中风者，非本编之例也。其说见上。且本编凡云不可吐下者，以有其疑证也。此章所举皆小柴胡汤之证，则固无可吐下之疑证，可见其出于后人也。

○伤寒，脉弦细，头痛发热者，属少阳。少阳不可发汗，发汗则谵语，此属胃。胃和则愈，胃不和，烦而悸。头痛发热者，太阳病也。以但脉弦细为属少阳者，即肝为木之义，非本编之例也。且以谵语一证为属胃者，卤莽甚矣。

本太阳病不解，转入少阳者，谓太阳之恶寒，发热，身疼，腰痛，脉浮紧等之表证皆罢也。胁下硬满，太阳病不解，表热入于里，必先见胁下硬满，是为少阳病之本证也。于太阳篇小柴胡汤章，云胸胁苦满，或胸中烦者，其邪犹在太阳之地位，故主胸而稍及胁也。此则其邪入于少阳之地位，故胁下硬满为本证也。又于太阳篇，云胁下痞硬者，置之于诸或变证中，不为本证，以胁下非太阳之地位故也。且云痞硬，而不云硬满者，谓于太阳病，假令见胁下之证，然其邪未深，故为痞硬而未为硬满也。于少阳，则其邪已深，故为胁下硬满也，是为少阳之本证，故首举之也。干呕不能食，是表热入于胁下而上攻也，剧于太阳病默默不欲饮食一等也。往来寒热，于太阳篇小柴胡汤章，以表热为主，故先举往来寒热，次举胸胁苦满也。于此章，以里证为主，故先举胁下硬满，次举往来寒热也。尚未吐下，若已经吐下而其证变动者，则非复少阳病之本证。此章欲明少阳病之本证，故以尚未吐下者，为的候也。脉沉紧者，太阳之证皆罢，故浮紧变为沉紧也。与小柴胡汤。与者，姑与此药，而观其后证之辞也。此章少阳病之本证，而小柴胡汤者，少阳病之本药也。然则当云"主之"，而云"与"者，何也？曰：少阳病之见证，不止胁下硬满，干呕不能食，往来寒热。而今但举此三证，不及余证者。凡太阳病不解，转入少阳者，太阳之证未罢者或六七或二三，而已转入少阳者或二三或六七者多矣。故少阳病之治法，已备于《太阳篇》也。是以此篇欲明少阳病之本证，故但举胁下硬满，干呕不能食，往来寒热三证与小柴胡汤一方，以示治例之大准①也。言少阳病之见证，不止此而已。若见众证，则当准于太阳篇中波及少阳之治法而治之也。故云"与"，而不云"主之"也。若已吐下发汗温针，谵语，柴胡汤证罢，此为坏病，若已经吐下，发汗，温针，而其证变动，柴胡证罢，是以吐下发汗温针，捣坏其本证也。知

---

① 准：法则。

伤寒论特解

二三四

犯何逆，以法治之。知犯何逆者，观其脉证，于吐下，发汗，温针，知犯何逆也。以法治之者，随阴阳之分寸，合之于本编之规矩而处方剂也。此证吐下，发汗，温针，而柴胡证罢，但评语者，似阳明病。然其脉证阴阳，未可先传之，故不设其法方胶定学者之心。且云以法治之者，是作者之所以有深意者也。

○三阳合病，脉浮大，上关上，但欲眠睡，目合则汗。以三部论脉，非本编之例也。且论证不具，不足取。

○伤寒六七日，无大热，其人躁烦者，此为阳去入阴故也。

○伤寒三日，三阳为尽，三阴当受邪，其人反能食而不呕，此为三阴不受邪也。

伤寒三日，少阳脉小者，欲已也。上三章，传经之说已，辨见上。

少阳病欲解时，从寅至辰上。说见上。

卷之八

太阴病篇

太阴病者，胃中之阴病也。其为病之本，胃中有寒而见诸证也。又太阳之表证，因误下而入于里，见腹满时痛者，亦谓之太阴病。然而是非太阴病之正，以同其地位，属之于太阴也。夫太阳、阳明、少阳谓之三阳，皆阳实病而主热者也。太阴、少阴、厥阴谓之三阴，皆虚证而主寒者也。而阳明与太阴，其部位之所处同一胃中也。而阳明者，为胃中之热实。太阴者为胃中之寒冷。故阳明、太阴俱是同一部，而寒热相反如冰炭也。故阳明病，毒热在胃中而表里皆热，犹烈夏炎日。太阴病，寒冷在胃中，而外表犹阳，如昼月之丽于天中也。又大者，犹粗也。阴者，阴病也，言其阴粗浅不周遍密致也。夫少阴病者，为阴病之正，其证恶寒，厥逆，下利，呕逆，无内外皆不虚寒也。太阴病者，但胃中有寒，而其外皆阳实，比之少阴，则其寒不周遍密致也。

太阴之为病，腹满而吐，冷阴在胃中，故腹气混浊而满，且吐食也。食不下，吐后寒气益上逆，故食不下也。自利益甚，不但吐而食不下，又自利而其证益甚也。时腹自痛。又为冷阴在胃中，故时时腹自痛也，非是剧痛，又非不断而痛者也。若下之，必胸下结硬。是太阴病之总目章也，故为总括之辞也。言太阴病，以胃中有冷阴为本，故其证因腹满则虽似当攻下者，然与阳明之腹满，诸证殊不同矣，须以温剂治之也。若误认为阳明之腹满而下之，必寒气上冲，结硬胸下，为逆大也。以太阴、阳明同处一部也。凡病虽见证似阴阳，异如水火者多矣。

须据此章取法，慎莫令误也。结硬者，结聚坚硬，而剧于痞硬者也。

○太阴中风，四肢烦疼，阳微阴涩而长者，为欲愈。云太阴中风者，非本编之例也。

○太阴病，欲解时，从亥至丑上。说见上。

○太阴病，脉浮者，可发汗，宜桂枝汤。太阴病者，胃中有冷阴而见诸证，则假令有表证，法当救里。里证既愈而表仍不和，则当救表，是一定不易之大法也。若无里证，唯桂枝之证而脉浮者，即太阳病而非太阴病也。

○自利不渴者，属太阴，以其脏有寒故也，当温之，宜服四逆辈。自利不渴者，以胃中有寒故也。今以脏论者，非本编之例也。且太阴之本证，而非属病也。

○伤寒脉浮而缓，手足自温者，系在太阴；太阴当发身黄，若小便自利者，不能发黄；至七八日，虽暴烦下利日十余行，必自止，以脾家实，腐秽当去故也。此章自始至七八日，已见于阳明篇，说具于彼也。且不药而脾家实，腐秽自去者，阳病而非太阴也。

本太阳病，云太阳病者，以明有表证也。医反下之，是太阳病有表证者，假令有腹部之证，法当先解外，而后攻其里也。而医不察，误下之，故云反下之也。因尔腹满时痛者，云腹满时痛者，举太阴之地位也。本太阳病以误下之故，胃中虚，微寒客在于胃中。以此为因，而腹满时痛者，是太阴之地位也。"尔"同"而"也。属太阴也，太阳病误下而其证变动者多矣。而腹满时痛者，则太阴之地位也。然是因误下而来，非太阴之正，故云属太阴也。属，附属也。桂枝加芍药汤主之。是本太阳热证也，然因误下之，胃中虚，微寒客在胃中而腹满时痛，则无疑为太阴病，故云主之也。凡云主之者，主一无适之辞也。大实痛者，桂枝加大黄汤主之。虽误下之，然幸不变阴证，阳实热证而大痛者，加大黄再下之，亦不可疑也，故又云主之也。夫太阴者，阴病也。然时有阳证，则治法亦随而变矣，犹《少阴篇》有大承气汤也。

〇太阴为病，脉弱，其人续自便利，设当行大黄芍药者，宜减之，以其人胃气弱，易动故也。前章之注文，不足取。

卷之九

少阴病篇

少阴之为病，阴寒之深剧者也。阴寒深剧而阳气退消，其证静衰也，故以少阴名之也。夫太阴病，虽阴证也，而其寒在于胃中，而外皆阳实者也。少阴病内外皆寒者也。寒也者，今之所谓虚夺之类也。其脉必沉，或微或细。其证或恶寒，或腹痛而下利，或小便白，或大便不变色而不和，或手足寒。其病无急剧之状，唯难起坐，欲寐也。故其状静衰，而其病甚重矣。六部中自头顶至足端，内外皆属于热者，为太阳病也。又自足端至头顶，内外皆属于寒者，为少阴病也。故少阴病与太阳病相反者也。故太阳病为阳病之大本。少阴病为阴病之大本也。少者，静衰之名。阴者，阴病也。

少阴之为病，脉微细，或微或细也。但欲寐也。其气滞著不扬也，是少阴病总目章，故为总括之辞也。言少阴之病，内外皆寒者也。故其证自恶寒，手足寒，身体痛，至吐、利、烦躁、咽痛、胸满、厥逆脉无，无不有者，而不可一定也。其所必有者，其脉或微或细，但欲寐也。

○少阴病，欲吐不吐，心烦，但欲寐。五六日自利而渴者，属少阴也。虚故引水自救，若小便色白者，少阴病形悉具。小便白者，以下焦虚有寒，不能制水，故令色白也。自利而渴者，厥阴而非少阴也。且云虚故引水自救者，即肾属水之义，非本编之例也。

○病人脉阴阳俱紧，反汗出者，亡阳也，此属少阴，法当咽痛而复吐利。脉阴阳浮紧者，太阳伤寒之本脉。而无汗者，一定之证也。而汗出，则脉证相反，为亡阳。亡阳即阴证，故云属少阴也。然凡本编论变证者，先举本证，次举逆治，又次举变证，而后举治法具论者也。今此章忽略不具，非本编之例也。且此证太阳病之变证，例当论之于《太阳篇》也。

○少阴病，咳而下利谵语者，被火气劫故也，小便必难，以强责少阴汗也。此章亦不举本证，徒论变证者也。

○少阴病，脉沉细数，病为在里，不可发汗。脉浮大，病在表，而可发汗者，太阳病也。少阴病，固无此疑证矣。然少阴病脉沉，反发热者，乃可发汗，可见伪章，不足取。

○少阴病，脉微，不可发汗，亡阳故也；阳已虚，尺脉弱涩者，不复可下之。微者，少阴之本脉，不可发汗，一定之法，固不待言也。且所谓亡阳者，有阳证阳脉，而为汗下变来者也。与少阴病不同，当举本证具论者也。又脉分尺寸者，非本编之例也。

○少阴病，脉紧，至七八日，自下利，脉暴微，手足反温，脉紧反去者，为欲解也，虽烦下利，必自愈。

○少阴病，下利，若利自止，恶寒而蜷卧，手足温者，可治。

○少阴病，恶寒而蜷，时自烦，欲去衣被者，可治。上三章，以或手足温，或紧脉去，或利止，或烦欲去衣被，为回阳之候，故为可治也。肤浅之论，不足取。且以紧脉为少阴之脉，非本编之例也。

○少阴中风，脉阳微阴浮者，为欲愈。云少阴中风，非本编之例也。

○少阴病，欲解时，从子至寅上。说见上。

○少阴病，吐利，手足不逆冷，反发热者，不死。脉不至者，灸少阴七壮。此章不举方剂而用灸法，非本编之例也。

○少阴病，八九日，一身手足尽热者，以热在膀胱，必便血也。本编桃核承气汤证，以其人如狂，少腹急结，为热在膀胱，作血证之征也。今此证一身手足尽热者，未足征血证也。且此证太阳病而非少阴也。

○少阴病，但厥无汗，而强发之，必动其血，未知从何道出，或从口鼻，或从目出，是名下厥上竭，为难治。吐利厥逆而无汗者，少阴之定证，谁敢发汗者乎！假令此证而投麻黄、大青龙辈，则变证百出，死在顷刻，何唯动其血！又以此证为厥阴之热厥，则其证固多汗，谁复发之！要之，后人之伪章，不足论也。

○少阴病，恶寒身蜷而利，手足逆冷者，不治。此章少阴之定证，未必为死候也。

○少阴病，吐利躁烦，四逆者死。

○少阴病，下利止而头眩，时时自冒者死。

○少阴病，四逆恶寒而身蜷，脉不至，不烦而躁者死。

○少阴病，六七日，息高者死。

○少阴病，脉微细沉，但欲卧，汗出不烦，自欲吐，至五六日自利，复烦躁不得卧寐者死。上六章，徒举死证而无治法，非本编之例也。

少阴病，始得之，是少阴病始得之，其证但欲寐，又其背恶寒，身体痛，手足寒，而必无吐下，厥逆等里证者也。凡少阴病于法为虚寒，而通篇每章皆包有恶寒，故通脉四逆汤章云"其身反不恶寒"。可见少阴病有恶寒为定证也。反发热，少阴病于法恶寒而不发热为定证，而今发热，故云"反"也。脉沉者，少阴病以微细为本脉。然此证始得之，无里证，故但沉而不微细也。言始得之，其证恶寒，体痛而发热，其脉反沉者，此为少阴病也。若其证恶寒，体痛而发热，脉浮者，是太阳病而非少阴也。此文当云少阴病始得之，脉沉，反发热。而今不然者，欲以"反"字贯发热脉沉二者也。言少阴病当不发热而反发热矣。又发热，则脉当浮而反沉矣。麻黄附子细辛汤主之。少阴病，始得之，恶寒，体痛而不发热，则附子汤之所主也。又才有①里证，则四逆汤之所主也。然则此证始得之，恶寒，身体痛，手足寒，或但欲寐，而反发热脉沉，又无吐利、厥逆等里证者，故麻黄附子细辛汤微发汗，无复所疑，故云主之也。此证疑途有二焉：伤寒总目章云太阳病或已发热，或未发热，必恶寒，体痛，呕逆，脉阴阳俱紧者。本章恶寒而发热，又身体痛，则其所异者，呕逆与脉紧已。又或不必呕逆，则所异者，脉状已。又大青龙汤章曰伤寒脉浮缓，身不疼，但重，乍有轻时，而无少阴证者，此证其恶寒发热，亦所必有也。而身重，似但欲寐者。则其所异者，身不疼与脉状已。本章又不言身疼，则亦唯脉状异已。夫证候之所异者毫厘，而阴阳之所差乃千里。此而误治，则取大灾。学者宜审谛阴阳脉证，而后处其方也。

麻黄附子细辛汤方

麻黄二两　细辛二两　附子一枚

上三味，以水一斗，先煮麻黄，减二升，去上沫，内诸药，煮取三升，去滓，温服一升，日三服。

少阴病，得之二三日，是云得之二三日者，承上章始得之也。且不举其证者，备于上章也。言少阴病始得之，其证身体痛，手足寒，骨节痛，而反发热，脉沉者，则当发其汗。然自

---

① 才有：仅有。

始得之，已至二三日，则疑不复可发汗。而其人无吐利、厥逆之里证，则亦可发汗也。又已至二三日而无他变候，则其证亦缓，故其方以甘草换细辛也。曰：何以知此章亦为反发热证乎？曰：少阴病不发热，则附子汤之所主，而无复发汗之法也。且此章不举脉证，故知与上章互文也。麻黄附子甘草汤微发汗。少阴病不可发汗者，一定之法也。然此证反发热，则为变证，故治法亦变为发汗也，然其法不啻方剂异也。发汗亦微微，而与阳证之发汗不同，故云微，以示其法也。又以此可征桂枝、麻黄、葛根、大青龙汤等方后服法，后人之杜撰也。以二三日无里证，故微发汗也。里证谓吐利、厥逆等也。少阴病，才有里证，则当与四逆辈，而不可发汗，一定之法也。此文略于上章，故备于此矣。

麻黄附子甘草汤方

麻黄二两　甘草二两　附子一枚

上三味，以水七升，先煮麻黄一两沸，去上沫，内诸药，煮取三升，去滓，温服一升，日三服。

少阴病，前章反发热而脉沉者也。得之二三日以上，以上犹以往也，是接上二章而承之也。始章始得之也，次章得之后二三日也，此章自二三日至四五日也。心中烦，不得卧，是少阴病始得之后，自二三日至四五日，既服麻黄附子细辛汤或麻黄附子甘草汤以发汗，寒去而变热，其热在于心胸中，而烦闷不得卧也。此证虽少阴病，本已发热且无里证，故变热亦易，其热直入于心胸中，与太阳之表热入于心胸者同，而与少阴之本证，吐利、厥逆，客气上冲心胸者，殊不同也。黄连阿胶汤主之。心中烦闷不得卧者，虽少阴病变证而非阴证，故黄连阿胶汤主之也。此证疑途有二焉：少阴病，咳而呕渴，心烦不得眠者，虽乃不得眠，然能卧者也。此则但起坐不得卧，则其烦甚于彼也。又太阳病栀子豉诸汤之证，虚烦不得眠，剧者反复颠倒，心中懊憹，或心烦，腹满，卧起不安者，皆发汗吐下之后，虚气上逆之所为。而其所因来，与本证异也。然若其地位，则同在心胸中也。学者当审此三证，而后通变处治也。

上三章，前二章举少阴之表证而变者。后一章举前二章服药之后，寒去而为热者，以结少阴病变表证之治法，而下更起少阴之正表证也。

黄连阿胶汤方

黄连四两　黄芩二两　芍药二两　鸡子黄二枚　阿胶三两

上五味，以水五升，先煮三物，取二升，去滓，内胶烊尽，小冷，内鸡子黄，搅令相得，温服七合，日三服。

少阴病，是少阴病之正表证，脉沉而不发热者也。得之一二日，前章既云二三日以上，结少阴病变表证之一节，故此又云一二日，别起少阴病正表之治法也。口中和，谓无口舌干燥、渴饮等证，而食味不变也。阳证口中不和，阴证口中和。然有吐利、厥逆之里证，则不和矣。故云口中和者，为无里证之征也。又阳证，舌胎黄黑而口中稍和，间有能食者，医者坦然以为可治。而有忽焉告变者，是其人必阳证阴脉也，不详审阴阳之过也。其背恶寒者，○当灸之，当灸之三字，后人之所加，当削去也。附子汤主之。云口中和，其背恶寒者，总括少阴病表证之表里而举之也，又以明少阴之表证与太阳之表证之大别也。言少阴病虚寒为本，故于表则其背唯是恶寒，于里则唯是口中和。则假令虽有旁证，不足复顾虑，当断以为少阴之表证，而以附子汤主之也。又有头项强痛，恶寒发热，身疼腰痛，呕逆等证而才有里证，则口中不和者，太阳之表证也。故于表则无太阳之证，于里则无口中不和之证，而其脉沉者，当断以为少阴之表证，而以附子汤主之也。

附子汤方

附子二枚　茯苓三两　人参二两　白术四两　芍药三两

上五味，以水八升，煮取三升，去滓，温服一升，日三服。

少阴病，少阴之正表证也。身体痛，手足寒，但手足不暖也，与厥冷、厥逆不同也。凡云厥冷、厥逆者，其人吐利，或有剧证者也。是无里证，又无剧证，故但手足寒而不暖也。骨节痛，此三句皆其寒在于表之证也。前章云其背恶寒，则身体痛，手足寒，骨节痛，自包其中，是举大纲也。此章云身体痛，手足寒，骨节痛，则其背恶寒，自在其中，是举细目也。脉沉者，附子汤主之。前章为经证，此章为纬证，俱为少阴之表证，则其口中和，亦可知也。而此章不举之，而前章不举脉沉者，俱为互文也。

少阴病，少阴病表证正变之治法，尽于上，故此章举寒在于下焦者也。其脉微细或沉，但欲寐者也。下利便脓血者，太阳病，热在下焦，血下者，其人发狂者也。此证寒在下焦，脓血与大便下者，其人安静者也。桃花汤主之。此章不举日数及余证，所以直云下利便脓血者，桃花汤主之者。言少阴病，下利便脓血者，此寒在于下焦，而其人安静者也。与太阳病热在下焦，纯血自下，而其人如狂者，阴阳相反者也。不拘日数，不问余证，即当用桃花汤主之，不可复疑也。何则？假令日有多少，证有疑途，然其人下利便脓血，则以便脓血为本证。而便脓血，目睹有征，无所复疑惑故也。

桃花汤方

赤石脂一斤　干姜一两　粳米一升

上三味，以水七升，煮米令熟，去滓，温服七合，内赤石脂末方寸匕，日三服。○若一服愈，余勿服。若以下，后人之所加，当删去也。

少阴病，脉微细或沉，但欲寐者也。上章云下利便脓血，则自始大便脓血杂下者，而为桃花汤之证的然也。此章二三日至四五日，既腹痛，小便不利，下利不止，而便脓血，则似小便不利、下利不止为主证，而便脓血为旁证者，故举此以明治法也。二三日至四五日，此日数与真武汤之证同也。腹痛，寒在于里也。小便不利，下利不止，言此三证，自二三日有之，而至四五日仍未止也。便脓血者，桃花汤主之。是与真武汤之证有疑途也。真武汤章云"少阴病二三日不止，至四五日，腹痛，小便不利"，此文与此章同。而其下文云"四肢沉重疼痛，自下利者"，此为有水气，此章则云"下利不止，便脓血者"。由此观之，真武汤之证以腹痛，小便不利为本证，而以四肢沉重疼痛，自下利为旁证也。桃花汤之证以便脓血为本证，而以腹痛，小便不利，下利不止为旁证也。故腹痛，小便不利，下利不止，姑置不问，以桃花汤直治便脓血，则诸证皆愈，此为治法也。

○少阴病，下利便脓血者，可刺。此证之治法，前二章已悉之，何有所不足，用刺法之为？出于后人者也。

少阴病，吐利，白通汤、通脉四逆汤等少阴病极剧之证，先举下利而后及余证者也。此章云吐利而不云下利，则知其本证在于吐。而下利，即旁证也。手足厥冷，烦躁欲死者，寒在于中焦而为剧也。吴茱萸汤主之。此证寒在于中焦，而利且吐，吐殊甚，里气上逆，手足厥冷，烦躁欲死者，吴茱萸汤主之。若吐且利，利殊甚，里气虚夺，手足厥冷，烦躁欲死者，非复吴茱萸汤之所主，四逆汤主之也。

上五章，初章举少阴表证之大纲也。二章举少阴表证之细目也。此二章，少阴表证之正，而与首节反发热者不同也。第三章、第四章少阴病，其寒在于下焦者也。终章其寒在于中焦者也。此一节五章，皆少阴病寒实之证，而与下节虚寒多变证者，迥乎不同也。

少阴病，脉微细，但欲寐者也。下利咽痛，胸满心烦者，猪肤汤主之。此证太阳病不解，转入少阴，下利日久，腹中稍为虚寒，津液亦衰耗，而余热上攻，见咽痛胸满，心烦者也。上章举寒实在中焦而躁扰者，此章举热毒在上焦而静衰者也。而此证疑途有三焉：其一则厥阴病，消渴，心中疼热者，腹中纯阴，上焦盛热，而上下寒热相反者也。其二则白通加猪胆汁汤之证，干呕烦者，腹中纯阴，而见客热于上者也。其三则通脉四逆汤之证，干呕咽痛者，上下皆纯阴者也，与本章少同大异也，学者须详谛脉证也。

猪肤汤方

猪肤一斤

上一味，以水一斗，煮取五升，去滓，加白蜜一升，白粉五合，熬香，和相得，温分六服。

少阴病，二三日，咽痛者，可与甘草汤，不差者，与桔梗汤。前章咽痛深剧，而此章浅易者也。此云二三日咽痛，而不举下利及余证。又云"与"，而不云"主"者，言少阴病始二三日，咽痛而无下利及余证者，可与甘草汤。不差者，与桔梗汤。然是在于始二三日，而其证浅易者也。若日多证剧，则猪肤汤或通脉四逆汤之所主也。又虽在于始二三日，咽痛而下利，或有余证者，当用其本证之主方四逆辈，而并用甘草汤或桔梗汤。学者须审详其证，而权其宜也，故云与也。与也者，权宜之辞也。

上甘草汤、桔梗汤二方，非少阴之本药，故于少阴病，当与本证之主方并用也。且虽在太阳、阳明、少阳而咽痛者，可随其证而用之。其于太阴、厥阴者亦然。其于他篇不举之，而于此举之者，以类从①也。

甘草汤方

甘草二两

上一味，以水三升，煮取一升半，去滓，温服七合，日二服。

桔梗汤方

桔梗一两　甘草二两

上二味，以水三升，煮取一升，去滓，分温再服。

○少阴病，咽中伤，生疮，不能语言，声不出者，苦酒汤主之。此章及下章，以类证之方附录者也，不足取。

○苦酒汤方

半夏十四枚　鸡子一枚，去黄

上二味，内半夏著苦酒中，以鸡子壳置刀环中，安火上，令三沸，去滓，少少含咽之，不差，更作三剂。

○少阴病，咽中痛，半夏散及汤主之。云半夏散及汤者，苟且之言也。

○半夏散及汤方

半夏　桂枝　甘草以上各等分

---

① 类从：分门别类依次相从。

以上三味，各别捣筛已，合治之，白饮和服方寸匕，日三服。若不能散服者，以水一升，煎七沸，内散两方寸匕，更煎三沸，下火令小冷，少少咽之。

少阴病，脉微，但欲寐，其背恶寒，骨节痛者也。下利，白通汤主之。是少阴病脉微，其背恶寒，骨节痛而下利者，少阴之正证，而表里寒凝者也。故四逆汤减干姜半两，以葱白代甘草，而名白通汤者，以此汤急通内外之阳故也。曰：此章不举脉状与余证，直云少阴病下利，则何以知为少阴病之正证乎？曰：是伤寒论错综章节，寓微意于其际者也。夫猪肤汤之证者，阳热入里而作下利者也，故以咽痛、胸满、心烦证之。真武汤之证者，有水气而作下利者也，故以小便不利、四肢沉重疼痛证之。通脉四逆汤之证者，以里寒外热而作下利者也，故以清谷下利、身反不恶寒、其人面赤色证之。此章以少阴病正证下利，则别无他证之可举，是所以直云少阴病下利也。何则？脉微，但欲寐，总目章举之。其背恶寒，骨节痛，附子汤之证举之，故知此章备二章之证而下利也。若于此章再举之，则正证之外，又似生一歧，是欲详而反紊之也。故直云少阴病下利者，寓微意于章节之际，而所以明少阴病正证而下利者也。读者察焉。

白通汤方

葱白四茎　干姜一两　附子一枚

上三味，以水三升，煮取一升，去滓，分温再服。

少阴病，下利脉微者，即上章之证也。上章举少阴之正证，故不言脉状。此章举变证，故先说本证之脉状也。与白通汤。利不止，厥逆无脉，上章脉微而不厥逆者，今则厥逆无脉也。干呕烦者干呕而心烦也，此二证者，寒变为热而上逆者也。白通加猪胆汁汤主之。〇服汤脉暴出者死，微续者生。服汤以下，后人之所加，当删去也。●是少阴病下利，脉微者，表里寒凝之证，当与白通汤。即与白通汤，其证益剧，下利不止，而前脉微未厥逆者，今厥逆无脉，且干呕而心烦，则是因下利不止，寒稍为热而上逆也，白通加猪胆汁汤主之也。问曰：是阴寒纯证也，而今云寒稍为热而上攻者，何也？曰：是与里寒外热之热同，而与阳证之热大不同也。但彼则里寒外热，是则下寒上热也，皆阳气散浮之所为也。又猪肤汤之为热证，亦津液干涸之所为，而与三阳之热证不同也。学者须意悟之也。

白通加猪胆汁汤方

葱白四茎　干姜一两　附子一枚　人尿五合　猪胆汁一合

以上三味，以水三升，煮取一升，去滓，内胆汁、人尿，和令相得，分温再服。若无胆，亦可用。

少阴病，脉微细或沉，或恶寒者也。二三日不已，至四五日，腹痛，水寒在里也。小便不利，水气之证也。四肢沉重疼痛，云沉重疼痛者，以明水气之证，与太阳表证唯疼痛而不沉重者不同也。自下利者，无别为下利之因，但以本证而下利者，故云自也。此为有水气。法语也，言少阴病脉微细或沉，或恶寒，而二三日至四五日，腹痛，小便不利，四肢沉重疼痛，自下利者，此虽云少阴病，然其实少阴病而有水气者，非复少阴病之正也。学者当须审识其证，而后处其方也。凡法语者，使学者审谛其因，而为治法之准者也。其人或咳，水气上攻也。或小便利，水气在上，而不在下也。或下利，云或下利则不下利者，亦有之也。或呕，亦水气上攻也。真武汤主之。言上件诸证，皆水气之所为，不可疑惑，故云主之也。凡少阴病于法为虚寒，其有水气之证，非少阴之本证。故本章云此有水气，以明虚寒与水气本是非一也。故《太阳篇》小青龙汤章云心下有水气，又生姜泻心汤章云胁下有水气，可见水气别为一证。而少阴、太阳俱非其本证也，故皆云有水气以别其义。故谓少阴证直①为水气者，非也。故水气之为病，不但少阴、太阳，已通六部者也。

少阴病，下利清谷，谷食不变色，而与水俱下也。里寒外热，法语也，言下利清谷则里寒外热之所为，为此证之本因也。通脉四逆汤者为少阴病虚寒上逆极剧之剂，故于少阴病初证，无有即用之者。唯此清谷下利，于法为虚寒极剧，是以虽在初证，而即用之，故章首举清谷下利也。手足厥逆，脉微欲绝，身反不恶寒，少阴病有恶寒为定证，而今外热不恶寒，故云反也。其人面赤色，虚逆外热也。或腹痛，里寒之所为也。或干呕，或咽痛，二证虚逆之所为也。或利止脉不出者，此云利止者，照上白通加猪胆汁汤利不止，厥逆无脉者，及真武汤下利者也。又旁广明少阴下利之诸证。既服余汤之后，遂作虚寒上逆，脉不出者，皆通脉四逆汤之所主也。故此云利止者，专谓利止者。而清谷止者，包在其中也。通脉四逆汤主之。是以里寒为因，而下利清谷，虚逆外热者，少阴病极剧，阳气将绝者，而上诸证虽无一定，然皆通脉四逆汤之所主也。

问曰：或云清谷下利，或下利谷不化，其别如何？曰：夫清者，物生而不和揉之名也。如云自利清水，色纯青，亦可见矣。故清谷下利者，谷皆生而不变色，亦不和揉，洒洒然而下也。是以清谷下利，于法为里寒外热。言其内有寒，而不能消化水谷。其外有热，而不能引水谷之气，故物皆生而不和揉，

---

① 直：同"值"，等同。

洒洒然而下也。故清谷下利，必以里寒外热言之，欲明此义也。若夫下利谷不化者，异于此。夫谷不化者，是胃中不和也。水谷皆变色，其利黄色，洒洒然而下也。虽云胃中不和，而其内温热，犹足以和水谷也。故下利谷不和者，不与表里相干，但胃中不和者耳。夫其内温热，足以消化水谷。其外温和，足以引水谷之气也。今则反此，内不能化水谷，外不能引其气，故以里寒外热言之也。非谓表有热证也，但谓其外温热，不假水谷之气，而邪气为之也，此里寒外热之义也。

问曰：通脉四逆汤章云清谷下利，而下文但以利止言之，何也？曰：通脉四逆汤是少阴虚寒之本药也。故少阴证剧者，无不通管①也。是以少阴下利及下利止后，其证剧者，皆管系此汤也。若唯以清谷止言之，则似遗他诸证。故不言清谷止而云利止者，以明少阴病剧者，不问其证新久，与利不利，皆管系此汤之辞也。曰：其章首必云下利清谷者，何也？曰：清谷下利，此汤之本证也。虽在三阳病及太阴、厥阴，苟有此证，则无所不管系者也。本章欲明此义，故其章首，殊举清谷下利也。

上六章为一节。第一章举下利而上攻者，以接上章吐而上攻者也。第二章举咽痛者为上章之余波，而以弘其证治也。而此二章举阳病，以为后节猪苓汤、大承气之地也。第三章举少阴病之本证下利，以结上而起下也。是表里寒凝之证，少阴之本面目也。第四章举前证进剧上攻者也。第五章举水气证，以弘少阴之证治，犹咽痛之证也。第六章举少阴病极剧者，以结上也，以明少阴病，诸证虽多，至里寒外热，而其剧亦极，以

① 通管：统领。

通脉四逆汤通管之也。

通脉四逆汤方

甘草二两　附子大者一枚　干姜三两，强人可四两

上三味，以水三升，煮取一升二合，去滓，分温再服，○其脉即出者愈。其脉以下及方后加减法，皆后人之所加也。

○后加减法：面色赤者，加葱九茎；腹中痛者，去葱，加芍药二两；呕者，加生姜二两；咽痛者，去芍药，加桔梗一两；利止脉不出者，去桔梗，加人参二两。

○少阴病，四逆，其人或咳，或悸，或小便不利，或腹中痛，或泄利下重者，四逆散主之。证云四逆，方用芍药、柴胡，轻重不对也。且既云四逆，又云泄利下重，阴阳异证也。又四逆者，套语，非本编之体也。

○四逆散方

甘草　枳实　芍药　柴胡

上四味，各十分，捣筛，白饮和服方寸匕，日三服。咳者，加五味子、干姜各五分，并主下利；悸者，加桂枝五分；小便不利者，加茯苓五分；腹中痛者，加附子一枚；泄利下重者，先以水五升，煮薤白三升，取三升，去滓，以散方寸匕纳汤中，煮取一升半，分温再服。

少阴病，下利水气之所为也。六七日，云六七日者，接真武汤四五日而承之也。咳而呕渴，咳而又呕，且渴也。心烦不得眠者，猪苓汤主之。此数证皆水热相搏而上攻者也。言少阴病二三日至四五日，腹痛，小便不利，四肢沉重疼痛，自下利者，为阴证水气，真武汤主之。又少阴病六七日，下利，咳而呕渴，心烦不得眠者，则是阳证水气之证，而非复阴证之水气，

是猪苓汤之所主也。是太阳病不解，入于少阴者，虽其地位即少阴，而病则阳证如此，故治法亦不得不随之也。故云少阴病五六日，接真武汤四五日，而示学者以治法之变化也。不然，是阳证也，宜论之于太阳篇者也。而今冠少阴病者，是作者之所以寓深意者也。凡三阴篇论阳证者，皆此例也。又此章不云小便不利者，咳而呕渴，心烦不得眠者，皆水气上攻之证。而又下利，则其小便不利，随而可知也。又真武汤章云或小便利，则水气之证，不必拘拘小便利与不利，亦可以见矣。

〇少阴病，得之二三日，口燥咽干者，急下之，宜大承气汤。后章自利清水者，以其地位为少阴之故，其证亦与阳明胃实之证大异也，是所以为少阴中大承气汤之证也。此章所举口燥咽干，而太阳、阳明二证亦有口舌干燥，则不可以此一证征为少阴中大承气汤之证也。

少阴病，自利清水，色纯青，是燥屎在肠胃，为火热所煎熬，坚硬如石，药水至此不与之和，自旁侧而利，故其水如此也。心下必痛，云必者，十中期七八之辞也，故十中二三，容①有不痛者也。口干燥者，是火热干燥津液也。此证自利则似阴证，故以口干燥征非阴证也。急下之，宜大承气汤。是燥屎在肠胃，火热干燥津液，故从缓治，则将至不救，故云急下之也。阳明胃实之证，不大便为主者也。而此证自下利，而其利又清水，则似少阴之下利。然而其如清谷下利，虽其水洒洒然下，然其中有清谷杂下者也。其他少阴之下利，虽水泻多，亦皆糟粕杂下而其水混浊也。此则无糟粕又其水清净，其色纯青者也，是不同也。又少阴之下利者，手足厥逆，口舌滋润，

---

① 容：或许，也许。

脉微细或欲绝，或干呕，心烦，或腹痛，或小便不利。而此证则心下必痛，口舌干燥，其脉或迟或沉，或腹满，是亦不同也。然其本证下利，则与阳明胃实不大便者大异也，是所以为少阴中大承气汤之证也。

问曰：是《少阴篇》也，少阴者，阴证之尤盛者也。而此大承气汤一章，不出之于《阳明篇》，而出于此者，何也？且于《阳明篇》则有身重，腹满，短气，谵语，潮热，手足汗出等之证，而后以大承气下之，其法严正致密者也。而此章所举不过下利清水，色纯青，心下痛，口干燥之证，而云急以大承气汤下之者，无乃①失轻重乎？曰：太阳病不解，入少阴之地，则为阴证，此为少阴病也。又太阳病不解，入少阴之地，不为阴证而为阳证，亦为少阴病也，以其地位为少阴故也。而其为少阴者，常也。为阳证者，变也。知常而不知变，则穷矣！故举此一章以示应变之法也。不止少阴也，太阴、厥阴亦然。夫太阳病不解，其人见身重，腹满，短气，谵语，潮热，手足汗出等之证，则为阳明病也。又太阳病不解，其人见下利清水，色纯青，心下痛，口干燥之证，则为少阴病也。何则？其热所入之地异，则其见其证亦如此不同也，是以其见其证如此异故。彼为阳明病，此为少阴病也。虽则彼为阳明病，此为少阴病，然其毒热则一也，皆所以一大承气汤下之也。若夫猪苓汤章亦明少阴病水气证，不止真武汤已，其变证有阳病也。又问曰：此一章上云急下之。急也者，断然行之，不顾虑之辞也。下云宜大承气汤，宜也者，审谛众证，权其宜之义也。何其言之上下相反也？曰：下利清水，色纯青，心下必痛，口干燥之证，

① 无乃：难道不是。

表热入少阴，煎熬津液者，须臾迟疑，则恐将至大剧，故云急下之也。然其证但下利清水，色纯青，心下必痛，口干燥已，则与阳明病身重，腹满，短气，谵语，潮热，手足汗出证，确乎可征胃实者，迥乎不同也。于是，若误下之，则取大灾也。故就众证中，审谛下利清水，色纯青，心下必痛，口干燥为本证，当下之宜，而后以大承气汤下之也。故云宜大承气汤也，是作者之所难其言，故作上下相反之辞，以示其义也。

　　○少阴病，六七日，腹胀不大便者，急下之，宜大承气汤。腹胀，不大便者，阳明之常证，与前一章津液煎熬者不同也。且以腹胀，不大便一证，云急下之者，疏漏甚矣。

　　少阴病，脉沉者，急温之，宜四逆汤。此章云少阴病脉沉，而不举证候，又云急温之，又受之于阳证之后，又以总结少阴一篇者，明少阴病虚寒为本，四逆汤为少阴之本药也。言凡少阴病，其初证，不问寒与热，不问上与下，又不问深与浅、阳与阴，苟服汤药之后，少阴证不解，脉仍沉者，其证为深也，将至大剧也。故见此脉者，不必问诸证，权时宜，急作此汤与之。不得从常例，故云急温之也。急也者，恐将至大剧之言也。宜也者，权时宜之辞也。

　　上三章，始一章举少阴病阳证者，以接黄连阿胶汤及猪肤汤也。次一章举阳证极剧者，以总结少阴之客病也。终一章举脉沉者，以总结少阴之主病也。又白虎汤结《太阳篇》，四逆汤结《少阴篇》者，所以明阴阳二证之大本也。

　　少阴病总称之虚寒证也。然细别之，浅深不同也。麻黄附子细辛汤、麻黄附子甘草汤之证者，其地位浅而在表者也。附子汤之证者，深一等者也，而俱无里证者也。桃花汤证者，里而在下焦。吴茱萸汤证者，里而在中上二焦，而俱无表证者也。

白通汤证者，表里寒凝而少阴之正证也，而未至虚夺者也。白通加猪胆汁汤证者，见虚夺者也。通脉四逆汤证者，少阴之剧证，至此而极，其阳将夺，所谓虚寒证也。真武汤证者，阴寒而有水气者也，比前二证，则浅二三等者也。四逆汤证者，总少阴一体，而包括诸证者也。故少阴之证，虽千殊万异，然无出于四逆汤也。故细别之，则有表者，有里者，有表里并者，有上焉者，有下焉者，有寒凝，有虚寒，有水气，有脓血，然而总称之，则一归虚寒矣。是所以少阴病以虚寒为本也。

〇少阴病，饮食入口则吐，心中温温欲吐，复不能吐。始得之，手足寒，脉弦迟者，此胸中实，不可下也，当吐之。若膈上有寒饮，干呕者，不可吐也，当温之，宜四逆汤。此章后证云寒饮干呕者，不可吐者是也！然则前证胸中实者，亦为寒饮审矣，而吐之何？为杜撰矣。

〇少阴病，下利，脉微涩，呕而汗出，必数更衣，反少者，当温其上，灸之。此章不举方剂而用灸法，非本编之例。又云更衣，非本编之字例也。

此篇正文凡十九章，分为四节。首节四章，其始一章举少阴病总目章，以总管全篇诸章，以明必有此证而后为少阴病也。次二章举少阴病初证最在表者，以明其治法，与太阳之表证大异也。终一章举前证寒变为热，入于心胸中者，以结此一节，并以为下文阳证之地也。第二节五章，始二章举少阴表证之正，与首节相照，以明表证正变之治法也。次二章举寒毒在于下焦者。终一章举寒毒在于中焦者。此一节于少阴篇为寒实证也，不若下节之虚寒而多变证也。第三节六章，始一章举太阳病不解，热毒攻上焦者。次一章举类证，以明咽痛特证之治法，于是少阴病三焦之治法全备，以为一小结矣。次一章至于此，始举少阴病下利纯寒者。次章举前证进剧而稍变者。此二章为少阴之本证也。次章举水气证，以明少阴病不唯一寒，其证因又有如此者也。终一章举虚寒外热上攻者，以明前是诸证，至虚寒极剧，则皆管系于通脉四逆汤也，于是为一大结矣。第四节四章，始一章举水气证，以应真武汤章，并遥接黄连阿胶汤及猪苓汤章，以起少阴病阳证也。次一章举阳证极剧者。此三证自太阳转入者，而少阴病一大变证也。前既结少阴病本证，此章结少阴病变证也。于是备少阴病阴阳二证之治法，犹《太阳篇》备阴阳之治法也，以明《伤寒论》虽建六部分阴阳，然至其病有变证则其治法变化无方也。终一章，举脉沉者以明少阴病自始至此，虽证治多也。然以虚寒为本证，以四逆汤为本药，以收结全篇也。而此脉沉者，呼应首节脉沉者，是篇法紧密处也。

卷之十

厥阴病篇

厥之为言蹶也，蹶然犹卒然也。凡厥阴之为病，阳热之极剧，卒然变为阴证虚寒者也。虽则为虚寒，而以本阳热卒然成阴证之故，其热则攻胸中。又以其病之延久故，内既为虚寒之证，客气上逆而冲心，与表热攻心胸者相合，遂至四肢厥冷者也。凡成阴证者，非一朝一夕之故。唯于厥阴乎，阳热之极，卒然成虚寒者也。至其原因，则亦所不论，斥其见证，故名之曰厥阴，此作者之本志①也。

厥阴之为病，消渴，表热入于心胸中也。气上撞心，内有虚寒之证，而客气攻撞心也。心中疼热，寒热相搏也。饥而不欲食，饥也者，腹中虚寒也。不欲食者，寒热二气在心胸中故也。食则吐，心中寒热二气相搏之所为也。●宋本、成本俱作吐蛔，《金匮要略》无"蛔"字。按此证与吐蛔证大异，疑二本误。故今从《金匮》，删"蛔"字。下之利不止。阴证虚寒，故下之利不止也，此厥阴之总目章也。故举此数证，以征厥阴病之地位，因使学者由其病之地位，以知其变之所来，而临机应变，以施其治也。若致厥寒，未致厥寒，其证苟由此途而来，皆为厥阴病也。夫厥阴病，阳热之极剧，而其热攻心胸者，与内有阴证，而虚寒之客气撞心者相合也。故厥阴之证，不独虚寒而已，又有客热也。故厥阴之治法，主和热也，主和心胸也，主拯其虚寒也，此其大概也。故厥阴之治法，非下之者，非吐

---

① 本志：历来的意愿或志向。

之者，非发其汗者。于其病也，亦非发热者，亦非喜下利者。见其厥者，其证急剧也。非厥而热，热而复厥者之类，如此者是缓病也，与厥阴急剧之证异也。

○厥阴中风，脉微浮为欲愈，不浮为未愈。云厥阴中风，非本编之例也。说见上。

○厥阴病欲解时，从丑至卯上。说见上。

○厥阴病，渴欲饮水者，少少与之愈。厥阴病，渴欲饮水者，白虎汤之证也，岂冷水所能愈乎？

○诸四逆厥者，不可下之，虚家亦然。诸者，凡众也。云诸四逆厥者，总少阴厥阴而言之也。厥阴除热厥之外，上热下寒，少阴之纯寒，皆虚夺之证，其不可下，不待言也，又岂有别所谓虚家乎？

○伤寒先厥，后发热而利者，必自止，见厥复利。阴阳消长之论，肤浅不足取。

○伤寒始发热六日，厥反九日而利。凡厥利者，当不能食，今反能食者，恐为除中。食以索饼，不发热者，知胃气尚在，必愈，恐暴热来出而复去也。后三日脉之，其热续在者，期之旦日夜半愈。所以然者，本发热六日，厥反九日，复发热三日，并前六日，亦为九日，与厥相应，故期之旦日夜半愈。后三日脉之，而脉数，其热不罢者，此为热气有余，必发痈脓也。

本编所谓厥阴病，其证凡四焉：其一则毒热在于心胸，虚寒在于腹中，而上为消渴，下为厥寒，其证甚急剧也；其二则热结在里，表里俱热，上为渴，下为厥，亦其证虽剧也，以为纯热故，不如上证之上下异寒热者也。其三则内有久寒，而卒然为厥阴者也。其四则本寒下者，因误逆而为厥阴者也。而今此章所论，阴进则厥而为阴病，阳进则热而为阳病，阴阳平均则其病即愈者也。由此观之，其为病因在于身中之阴阳往复，而不在于外来之寒热。其愈亦在于阴阳往复，而不在于医疗也，是其建论与本编之义大异也。夫本编之所论，皆本于风寒，是以为阳证、为阴证，皆病为之也。故证候可握，方法可施，而其治中肯綮①，则其病长愈，非厥热往复者，况不药而愈者乎？若夫内伤诸病，寒热往来者，即《素问》所谓"阳胜则热，阴胜则寒"者，而与此章之义同，而不在于外来之寒热也。然其病诸证众多，则未可以"足厥"一证为厥阴也。

○伤寒脉迟六七日，而反与黄芩汤彻其热。脉迟为寒，今与黄芩汤，复除其热，腹中应冷，当不能食，今反能食，此名除中，必死。此章举脉不举证，而徒论逆治者，无益于学者也。且此证少阴，而非厥阴也。

○伤寒先厥后发热，下利必自止，而反汗出，咽中痛者，其喉为痹。发热无汗，而利必自止，若不止，必便脓血，便脓血，其喉不痹。云便脓血，其喉不痹者，阴阳上下往复之说也。

○伤寒一二日至四五日，厥者必发热，前热者后必厥，厥深者热亦深，厥微者热亦微。厥应下之，而反发汗者，必口伤烂赤。此章热结在里之轻证，而白虎汤之所主也。而云厥应下之者，不知本编之治例也。且此证而汗之则促命期，岂唯口伤烂赤乎？又厥阴之热，身热，而非发热也。

○伤寒病，厥五日，热亦五日，设六日当复厥，不厥者自愈。厥终不过五日，以热五日，故知自愈。说见上。

○凡厥者，阴阳气不相顺接，便为厥。厥者，手足逆冷者是也。是注释之文，不足取。

---

① 肯綮：原为"肯紧"，据文义改。

○伤寒脉微而厥，至七八日肤冷，其人躁无暂安时者，此为脏厥，非蛔厥也。蛔厥者，其人当吐蛔。令病者静，而复时烦者，此为脏寒，蛔上入膈，故烦，须臾复止，得食而呕，又烦者，蛔闻食臭出，其人当自吐蛔。蛔厥者，乌梅丸主之。又主久利方。云此为脏厥者，少阴病而非厥阴也。且以脏论者，非本编之例也。又蛔厥之证，腹中虚寒，而心胸中烦，则似厥阴。然虚寒纯证，则亦少阴而非厥阴也。

○伤寒热少厥微，指头寒，默默不欲食，烦躁，数日小便利，色白者，此热除也。欲得食，其病为愈。若厥而呕，胸胁烦满者，其后必便血。伤寒热少厥微，指头寒，默默不欲食，小便利色白者，此熟①除也。欲得食，其病为愈者，是轻证也。而中间云烦躁者，从何所得来乎？且若厥而呕，胸胁烦满者，何以征其后必便血乎？

○病者手足厥冷，言我不结胸，小腹满，按之痛者，此冷结在膀胱关元也。是少阴而非厥阴也。

○伤寒发热四日，厥反三日，复热四日，厥少热多者，其病当愈。四日至七日，热不除者，必便脓血。

○伤寒厥四日，热反三日，复厥五日，其病为进。寒多热少，阳气退，故为进也。上二章，亦阴阳消长之说已。

○伤寒六七日，脉微，手足厥冷，烦躁，灸厥阴，厥不还者，死。是少阴而非厥阴也。且不举方剂而用灸法，非本编之例也。

○伤寒发热，下利厥逆，躁不得卧者，死。

○伤寒发热，下利至甚，厥不止者，死。

---

① 熟：疑"热"字之误。

○伤寒六七日不利，便发热而利，其人汗出不止者，死。有阴无阳故也。

○伤寒五六日，不结胸，腹濡，脉虚复厥者，不可下，此为亡血，下之死。

○发热而厥，七日下利者，为难治。

○伤寒脉促，手足厥逆者，可灸之。上六章，发热、亡血、脉促、可灸等，皆不知厥阴之证治也。且徒举死证，不举治法，不足取。

伤寒脉滑是阳热既极，而至阴分之地位之脉也。而厥者，手足厥逆也。里有热也，此法语也。言伤寒手足厥逆，则似是阴证。然今其脉滑则非阴证也，是阳热既极，而在阴分之地位之所为也。白虎汤主之。太阳病白虎汤章云：表有热，里有寒，此谓极热深袭而至其里阴之地位也，此所以其寒热极于心中也。虽其寒热极于心中，然其寒未胜热，故未见阴证，而见其热乘寒之滑脉，故以白虎汤攻之也，是未见厥阴之正证也。手足厥寒，脉细欲绝者，当归四逆汤主之。至于此，阳热之极，遂蘧然为虚寒，手足厥寒，滑脉变细欲绝，于是毒热在心中为消渴，虚寒在腹中，客气上撞心，与毒热攻心中者相合为疼，是为厥阴之本证也。其治法不和其热，唯温其虚寒，和攻其心中者，以当归四逆汤主之也。若其人若也者，更端之辞也，以明非自白虎汤之证至厥阴，而凡属阴证者之至厥阴也。内有久寒者，宜当归四逆加吴茱萸生姜汤。是本腹中有久寒者，蘧然为厥寒，脉细欲绝，客气上撞心者，亦为厥阴病也。然此证与少阴病有疑途，故云宜当归四逆加吴茱萸生姜汤也。宜也者，权其宜，姑与此汤，观其后证之辞也。若与当归四逆加吴茱萸生姜汤，其证益剧，厥逆无脉，干呕，烦者，非复厥阴，是少阴也，白通加猪胆汁汤主之也。○旧本，"手足"上及"若"上，发圈分章者非也。以"若"字可征焉，故今合为一章也。

○当归四逆汤方

当归三两　桂枝三两　芍药三两　细辛三两　甘草二两　通草二两　大枣二十五枚

上七味，以水八升，煮取三升，去滓，温服一升，日三服。上当归四逆汤，后人之所杜撰也。手足厥寒，脉细欲绝者，岂此方之所能对乎？本编之方，四逆汤加当归者也。

○大汗出，热不去，内拘急，四肢痛，又下利厥逆而恶寒者，四逆汤主之。

○大汗，若大下利，而厥冷者，四逆汤主之。上二章，少阴而非厥阴也。然方证相对，有益于治法也。

○病人手足厥冷，脉乍紧者，邪结在胸中，心下满而烦，饥不能食者，病在胸中，当须吐之，宜瓜蒂散。病人手足厥冷，脉乍紧者，是有本证本脉而后变来者，故以"乍"字示之也。心中满而烦，饥不能食者，亦不可有初证如此者，必汗下后之变证也。此证本编以为栀子豉汤之证，可以见矣。而不举冒首，不说本证，突然云云者，不足据以为治法也。且手足厥冷，脉乍紧者，恐少阴之变证，而用吐方者，危矣哉！

○伤寒厥而心下悸者，宜先治水，当服茯苓甘草汤，却治其厥。不尔，水渍入胃，必作利也。是阴证而有水气者，真武汤或茯苓四逆汤之证也。而云宜先治水，却治其厥者，不知本编治例之先后也。何则？人以阳气为有生之本，故阳虚则百证涌出，不复可治也。故凡百病，苟有阴证，则先治之，而后治余证，是仲景氏之心诀也。况厥而心下悸者，的然阴证水气，用附剂则一举两得者也。而今用茯苓甘草汤，而云先治水者，吾未信之也。

○伤寒六七日，大下后，寸脉沉而迟，手足厥逆，下部脉不至，咽喉不利，唾脓血，泄利不止者，为难治，麻黄升麻汤主之。云寸脉及下部脉者，非本编之义也。又云泄利者，非本编之字例也。

○麻黄升麻汤方

麻黄二两半　升麻一两一分　当归一两一分　知母十八铢　黄芩十八铢　萎蕤十八铢　芍药六铢　天门冬六铢　桂枝六铢　茯苓六铢　甘草六铢　石膏六铢　白术六铢　干姜六铢

上十四味，以水一斗，先煮麻黄一两沸，去上沫，内诸药，煮取三升，去滓，分温三服。相去如炊三斗米顷令尽，汗出愈。上麻黄升麻汤方，出于后人者也。且云汗出愈者，妄甚！

○伤寒四五日，腹中痛，若转气下趣①少腹者，此欲自利也。是太阴病，而非厥阴也。且议论肤浅，不足取。

伤寒本自寒下，其人腹中本有寒冷而下利也。医复吐下之，本有寒而下利者，当与温药也。而医以寒药吐而复下之，是为大逆也，故云复也。复也者，甚之辞也。寒格更逆吐下，逆者，迎也。言其人本有寒而下利，而医复吐下，是以腹中之寒与吐下之寒药，相扞格②不容。上为吐，下为下，是寒格迎吐下也。若食入口则吐，以寒格而迎为吐下，故逆气上冲。上则稍变热，下则愈虚寒，是以两气在心胸中。故食入口则吐，而不容也。干姜黄连黄芩人参汤主之。是因误逆，而上热下寒，遂为厥阴病。然未见心中疼热，消渴，厥逆等之证，其病缓也，故干姜

---

① 趣（qū 区）：向，趋向。宋本《伤寒论》作"趋"。

② 扞（hàn 汉）格：互相抵触。

黄连黄芩人参汤主之也。

干姜黄连黄芩人参汤方

干姜三两　黄连三两　黄芩三两　人参三两

上四味，以水六升，煮取二升，去滓，分温再服。

○下利，有微热而渴，脉弱者，令自愈。

○下利，脉数，有微热汗出，令自愈，设复紧为未解。上二章，太阳病而非厥阴也。且肤浅，不足取。

○下利，手足厥冷，无脉者，灸之不温，若脉不还，反微喘者，死。是少阴而非厥阴也。又肤浅，不足取。

○少阴负趺阳者，为顺也。五行家之说已。

○下利，寸脉反浮数，尺中自涩者，必清脓血。太阳病而非厥阴。且脉分尺寸者，非本义也。

○下利清谷，不可攻表，汗出必胀满。下利清谷而发汗，则何但胀满乎？且少阴而非厥阴也。

○下利，脉沉弦者，下重也；脉大者，为未止；脉微弱数者，为欲自止，虽发热，不死。是太阳病也。且以脉论证，非本编之义也。

○下利，脉沉而迟，其人面少赤，身有微热，下利清谷者，必郁冒汗出而解，病人必微厥。所以然者，其面戴阳，下虚故也。是少阴病，下利清谷，里寒外热，通脉四逆汤之所主。而其证大剧，生死分于反掌者也。而今云汗出而解，病人必微厥者，非窅不知本编之治例。一过且不为者，卤莽杜撰，不足论也。

○下利，脉数而渴者，令自愈。设不差，必清脓血，以有热故也。是太阳病也。且肤浅，不足取。

○下利后脉绝，手足厥冷，晬时脉还，手足温者生，脉不还者死。生死之断，其易如此，五尺童子亦可为也。

○伤寒下利，日十余行，脉反实者死。脉证不对，所以为死也。且少阴而非厥阴也。

○下利清谷，里寒外热，汗出而厥者，通脉四逆汤主之。此章之义，本编已悉之也。

○热利下重者，白头翁汤主之。是太阳病，而非厥阴也。且云热利下重者，非本编之字例也。

○白头翁汤方

白头翁二两　黄连三两　黄柏三两　秦皮三两

上四味，以水七升，煮取二升，去滓，温服一升，不愈，更服一升。

○下利腹胀满，身体疼痛者，先温其里，乃攻其表，温里宜四逆汤，攻表宜桂枝汤。剽窃《太阳篇》下利清谷章者也。

○下利欲饮水者，以有热故也，白头翁汤主之。是太阳病而非厥阴也。

○下利谵语者，有燥屎也，宜小承气汤。阳明病而非厥阴也。

○下利后更烦，按之心下濡者，为虚烦也，宜栀子豉汤。栀子豉汤证，太阳篇已悉之也。

○呕家有痈脓者，不可治呕，脓尽自愈。有呕则不容食，而待脓尽，则恐墓草将生也，是辙鲋①之说已。

○呕而脉弱，小便复利，身有微热，见厥者难治，四逆汤主之。不举本证而论变证，非本编之例也。且少阴非厥阴也。

---

①　辙鲋（zhéfù 哲父）：本意指处于困境、急需援助之人。此指不切实际之说。语出《庄子·外物》。

○干呕吐涎沫，头痛者，吴茱萸汤主之。此章不举脉论，则不可知阴阳也。假令是阴证，则少阴而非厥阴也。

○呕而发热者，小柴胡汤主之。剽窃小柴胡汤章者也。

○伤寒大吐大下之，极虚，复极汗出者，其人外气怫郁，复与之水，以发其汗，因得哕，所以然者，胃中寒冷故也。既极虚，复极汗出者，安有外气怫郁乎？又既极汗出，谁复与水发其汗者乎？妄言已。

○伤寒哕而腹满，视其前后，知何部不利，利之则愈。腹满者，阳明而非厥阴也。若以为厥阴，则又不可利之也，是不知本编之例也。

上正文三章为一篇。始章举厥阴病之总目也。中章举阳热而厥者，与阳热极而为厥阴之本证者与自久寒而至厥阴者也。终章举自误逆至厥阴者也。虽仅仅三章，于厥阴证治无所遗漏矣，学者能由此道可得无穷之规则也。虽然此篇正文才三章，而伪文之多至五十余章，乃何以证其皆为伪章也？夫仲景氏设六部之例，《太阳篇》《少阴篇》阴阳之大本，而他四部旁支也。而阳病变化多，阴病变化少，故《太阳篇》五十八章，《少阴篇》十八章也。《阳明篇》旁支中之特病而多变者，故又十章也。少阳病多关涉于太阳病，太阴病、厥阴病多管系于少阴病，故少阳、太阴二篇各二章，而《厥阴篇》三章也，是于篇法为允当矣。若《厥阴篇》特多，则于篇法为不合也。由此观之，其为伪章昭昭明矣。况其与本编抵捂①者，具论各章下，学者察焉。呜乎！去仲景氏千数百年，静斋先生出，其道再明于世，可谓天也！是予之所以汲汲此举也。若一二同志扩而充

---

① 抵捂：指矛盾的状态。

之，以与天下后世共之，岂唯予之幸！抑生民之幸也矣！

真武汤方<small>此二方脱于上，故出于此。</small>

茯苓<small>三两</small>　芍药<small>三两</small>　生姜<small>三两</small>　白术<small>二两</small>　附子

上五味，以水八升，煮取三升，去滓，温服七合，日三服。○加减法：若咳者，加五味子半升、干姜、细辛各一两；若小便利者，去茯苓；若下利者，去芍药，加干姜二两；若呕者，去附子，加干姜，足前成半斤。加减法出于后人者也，说见前。

○乌梅丸方

乌梅<small>三百枚</small>　细辛<small>六两</small>　干姜<small>十两</small>　黄连<small>十六两</small>　当归<small>四两</small>
附子<small>六两</small>　蜀椒<small>四两</small>　桂枝<small>六两</small>　人参<small>六两</small>　黄柏<small>六两</small>

上十味，异捣筛，合治之，以苦酒渍乌梅一宿，去核，蒸之五斗米下，饭熟捣成泥，和药令相得，内臼中，与蜜杵二千下，丸如梧桐子大，先食饮服十丸，日三服，稍加至二十丸。禁生冷、滑物、臭食等。

校注后记

一、作者

本书由日本人斋宫静斋原著，浅野徽补注而成。斋宫静斋（1728—1778），日本亨保（1716—1736）至安永（1772—1781）年间人，又称斋必简，字大礼，安艺人（今日本广岛一带）。著作丰，涉猎广。除本书之外，尚现存有《初学作文法》（1768），《大学小传》（年代不详）。浅野徽（1728—?），日本亨保至约宽政（1789—1801）年间人，字元甫，尾张人（今名古屋一带）。业医，精于《伤寒论》研究，著作丰。除本书之外，现尚存有《伤寒论国字辨》11卷（1794）、《校正伤寒论》10卷（1797）。

依浅野徽序，静斋先生作注103章而故（止于宋本《伤寒论》第229条），弟子花孟一等修遗业而出册，名《伤寒论微辞辨》。后浅野徽通过笔记发现错误甚多，于是综合笔记，分注各章，并将所谓的伪章部分也作了注解。名之为《伤寒论特解》，成书于日本宽政二年（1790）。

二、版本

据《中国中医古籍总目》，《伤寒论特解》有两种版本：皇都书林风庄龙卫门刻本和尾阳东壁堂刻本，分别藏于中国医学科学院、北京大学、中国中医科学院、上海中医药大学等图书馆。今实地考察和比较，可以确定它们实际上是同一版本：日本宽政二年（1790）拙庵藏版。

不同藏地的内容差别仅限于装订顺序的不同等极细微的差别。如上海中医药大学馆藏本中，浅野徽的儿子浅野弼的跋附在最后一册正文结束后，而早稻田大学图书馆藏本在前（但在千利诸成的序之后，均为宽政二年戌孟春1790年）。有些混乱的是，浅野徽的序撰于宽政己酉仲冬（己酉即宽政元年，1789年底—1790年初之间），并附于他俩的序跋之后。另外，上海中医药大学馆藏本中尚存一扉页，其上有"养老先生补注"字样，结合全书内容来看，这位养老先生似乎就是浅野徽本人。不管怎样，全书的正文部分是完全相同的。鉴于早稻田大学馆藏本字迹清晰，页面干净，故选择之作为底本。

早稻田大学拙庵藏版的《伤寒论特解》宽18厘米，高25.5厘米，每半页18行。凡属《伤寒论》原文者，每字大而黑体阳文，占两行。全书六册共十卷：第一册60页，第二册45页，第三册57页，第四册60页，第五册43页，第六册48页。前五册书末均有半页广告，第六册五页半是尾阳东壁堂制本略目录。书中除"早稻田大学图书"印章外，尚有其他印章两枚："明治四十年（1907）四月廿六日采购"和"冈氏弄藏"。

三、内容特点、学术思想及影响

全书以六部代替六经概念，以阴阳变化解释、分析和总结各部、各章（条）、类证、类方之间的联系和区别，但鲜有具体病证、方药的深入阐述。

1. 本书载录六经病证的主要条文，其中卷一至卷五为太阳病证治，卷六为阳明病证治，卷七为少阳病证治，卷八为太阴病证治，卷九为少阴病证治，卷十为厥阴病证治，而删宋本《伤寒论》中的辨脉法、平脉法、伤寒例、辨痉湿暍脉证、辨霍乱病脉证并治、辨阴阳易差病脉证并治、辨不可发汗病脉证并治、辨可发汗病脉证并治、辨发汗后病脉证并治、辨不可吐、辨可吐、辨不可下病脉证并治、辨可下病脉证并治、辨发汗吐下后病脉证并治等内容。

2. 本书研究方法独特而实用，集按方、按法、按证、按病等于一炉，论述细致入微，条理清晰，概念明确，归类合理，重点内容反复强化。例如太阳病包括太阳病、中风和伤寒，而太阳病又具体细分为正太阳病、浮太阳病、中太阳病、深太阳病四类；中风又细分为浮中风、中中风、深中风、疑中风、伏中风五类；伤寒又细分为正伤寒、浅伤寒、深伤寒、伏伤寒、阳脉伤寒、阴脉伤寒六类。均有明确的定义和界限，具有可读性和可操作性。

3. 学术质疑精神在本书中得到了充分展现。由于年代久远及《伤寒论》传承方面的原因，许多内容可能并非张仲景本意。本书作者对许多内容提出质疑。

《伤寒论特解》在学术思想有较大突破，内容新颖，甚至有些思想颠覆我国传统学说。中医药古往今来，很少有批评前贤者，至少中医药的发展是没有站在前人的肩膀上，其学术思想是某种程度上的简单堆积——缺乏批判性继承！这样就造成了中医药的负担越来越沉重，学术价值也就越发被稀释。《伤寒论特解》是站在批判前贤的基础上（主要是批判金元医家），用一种创造性思维和分析方法，对仲景《伤寒论》作了诠释。例如：作者明确指出深中风者无汗，而阳脉伤寒和阴脉伤寒均有汗出。除此之外，作者还指出"中风亦有汗出者，亦有无汗者，其汗出者为常证，其无汗者为变证也"，"伤寒亦有汗出者，亦有无汗者，其无汗者为常证，其汗出者为变证也"，乃作者临证之心得。这些比单纯的"中风有汗用桂枝，伤寒无汗用麻黄"的千古训律要实用得多，实际上也是完全符合《伤寒论》精神和事实的。再如白虎汤证的解释非常有见地，云"凡白虎汤之地位，在阴阳两证之交者也，阳热既极而至阴分之地位者也"，这反映了白虎汤证的本质特征——很好地解释了白虎汤证类出现手足逆冷的情况，也说明在某些情况下可以用回阳救逆之法。

诚然，原作者的注释也有值得商榷的地方，甚至将《伤寒论》的许多条文列为伪章确属臆断成分，并无实据。

《伤寒论特解》尽管在学术思想方面有较大的突破，但令人非常遗憾的是其内容并没有融会日本汉方医古方派的学术精华。日本汉方医学主要流派有后世方派和古方派等。后世方派以《内经》为基础，尊重金元医家的学术思想。古方派排斥《内经》，独尊《伤寒论》。尽管《伤寒论特解》全书洋溢着作者们对张仲景的敬仰之情，但缺少对仲景学术思想的内在规律性探讨。日本汉方医学古方派的代表人物吉益东洞（1702—1773）与作者斋宫静斋、浅野徽先生不但同乡，而且生活年代也有重叠。吉益东洞的《药徵》《建殊录》《类聚方》等著作的内容与《伤寒论特解》的学术思想并无交集。前者的学术思想性更为言简意赅，可操作性、可理解性更强，深刻影响着"明治维新"以来日本汉方医学的发展方向。

日本汉方医学的发展轨迹是受我国中医药学术思想大潮的影响。在后世方派形成之前，《太平惠民和剂局方》在日本占主导地位，正是受中国金元时期医家学术之风影响，医学分化，《局方》一统天下的局面受到强烈的冲击。明清时期，尤其是"康乾盛世"，所谓的《伤寒论》研究大家多出现在江南这一带，受吴地海运交流频繁的影响，日本汉方医学古方派的兴起正当其时。从本质上来说，《伤寒论特解》也算是日本汉方医学古方派之一支，因为它抛弃了刘完素、张从正、李杲、朱丹溪等金元的学术思想。某种程度上，它也是自成一家之言。有兴趣的读者，可以细读部分内容，应当是会有所收获的。

总 书 目

I

本 草

V